河出文庫

感染地図

歴史を変えた未知の病原体

S・ジョンソン
矢野真千子 訳

河出書房新社

目次

◎

私の人生における大切な女性たちに捧ぐ
公衆衛生の最前線で力を尽くしてくれた母と女きょうだいたちに
ヘンリー・ホワイトヘッドを引き合わせてくれたアレクサに
そして何年も昔に、私をロンドンに誘《いざな》ってくれたメイムに……

感染地図

歴史を変えた未知の病原体

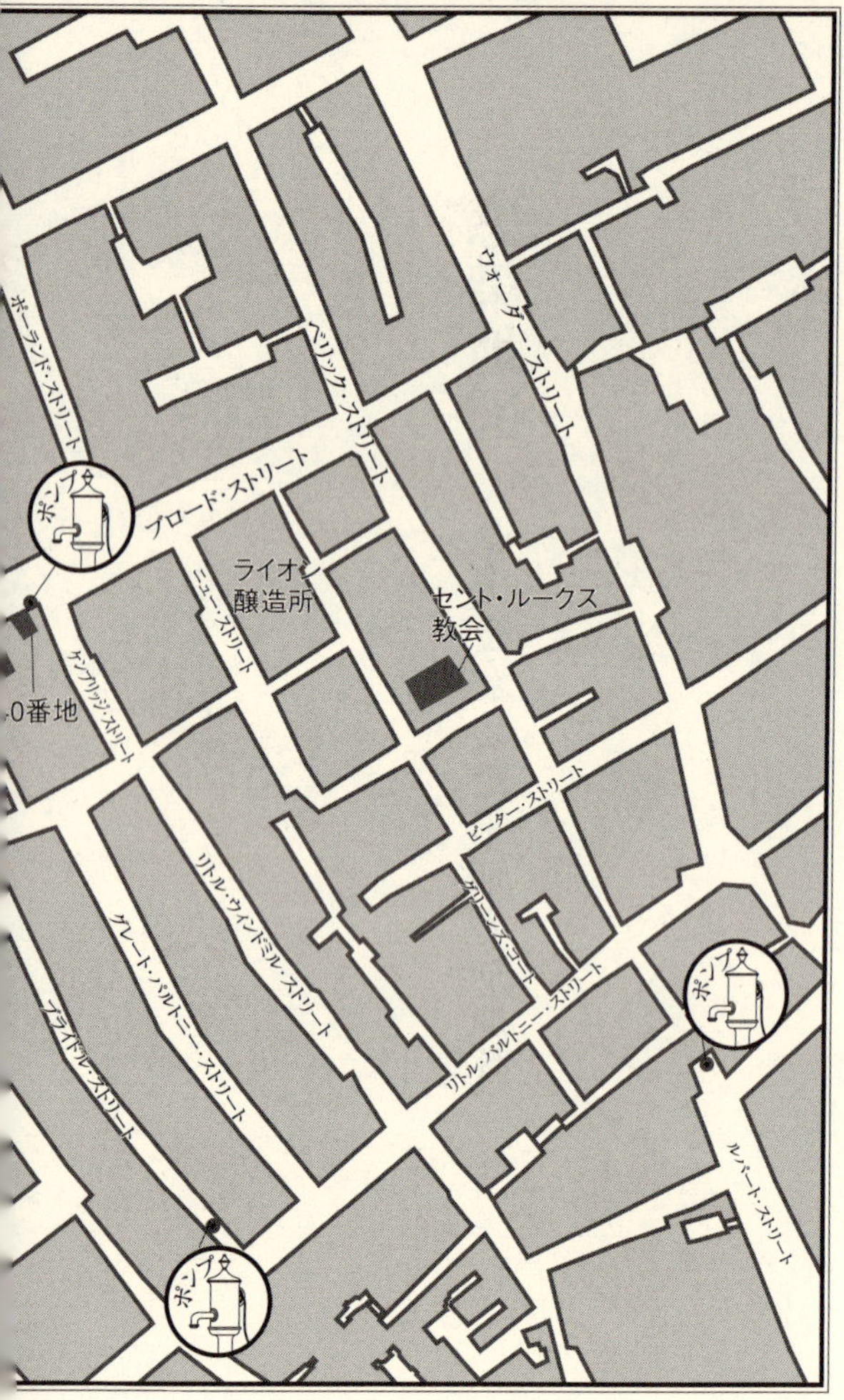
ウォーダー・ストリート
ベリック・ストリート
ポーランド・ストリート
ブロード・ストリート
ポンプ
ライオン
醸造所
ニュー・ストリート
セント・ルークス
教会
ケンブリッジ・ストリート
0番地
ピーター・ストリート
グリーンズ・コート
リトル・ウィンドミル・ストリート
グレート・パルトニー・ストリート
リトル・パルトニー・ストリート
ポンプ
ブライドル・ストリート
ルパート・ストリート
ポンプ

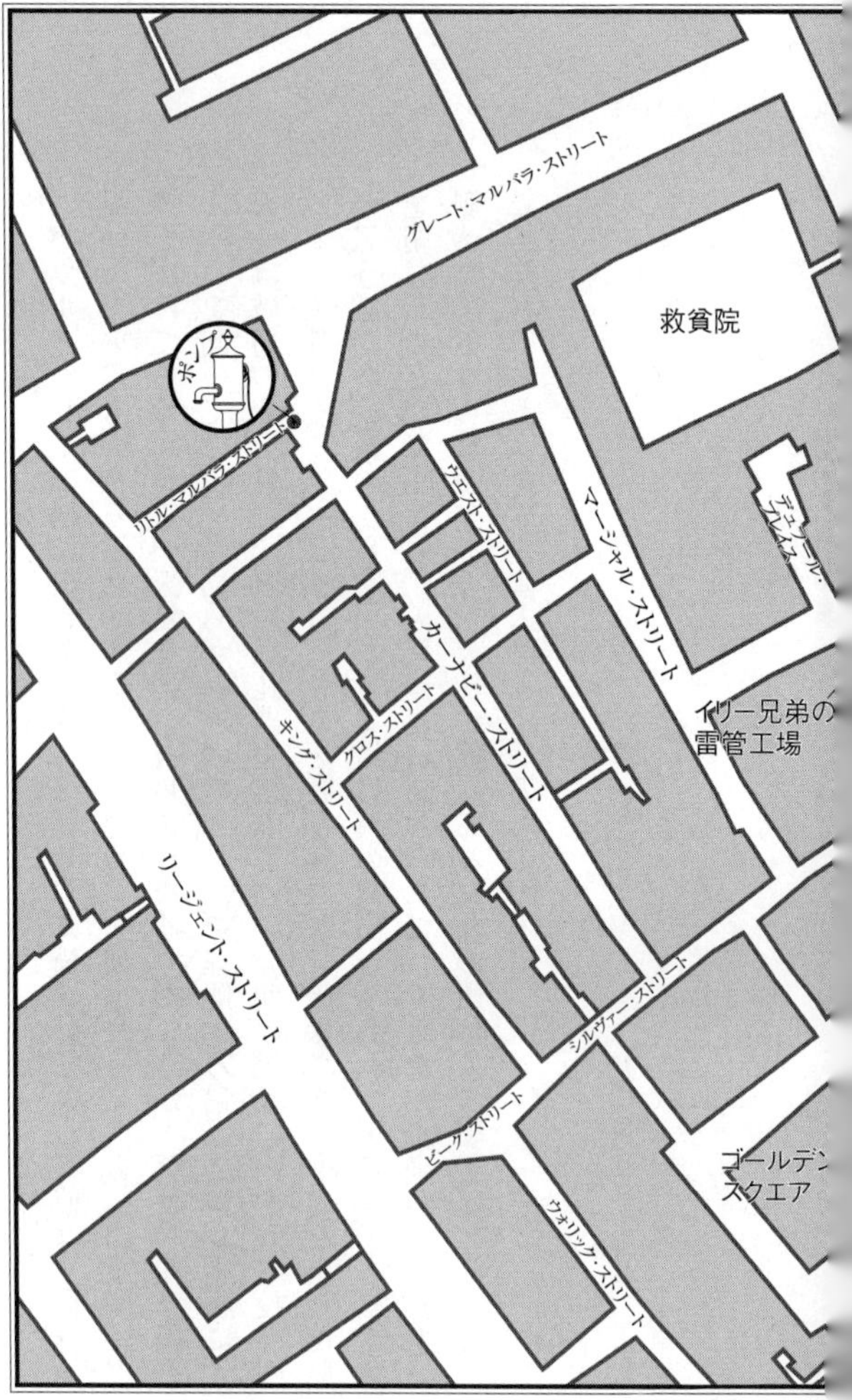
グレート・マルバラ・ストリート
救貧院
ポンプ
リトル・マルバラ・ストリート
ウエスト・ストリート
マーシャル・ストリート
カーナビー・ストリート
クロス・ストリート
キング・ストリート
イリー兄弟の
雷管工場
リージェント・ストリート
シルヴァー・ストリート
ピーク・ストリート
ゴールデン
スクエア
ウォリック・ストリート

パウル・クレーの絵『アンゲルス・ノヴス』に描かれている天使は、自身が見つめているものから遠ざかろうとしている。天使は目を見開き、口を開け、翼を広げている。歴史の天使を描いたらこうなるのだろうか。天使の顔は過去のほうを向いている。私たちが一連のできごとを理解する過去という場所に、天使は破局のみを見る。破局は瓦礫《がれき》を積み上げ、天使の足元に向かって投げつける。天使はそこにとどまり、死者を呼び起こし、破壊されたものを戻したいと思う。だが、楽園から吹いてくる嵐に翼の自由を奪われた天使は、もはや翼を閉じることができない。天使は嵐にあおられて、やむなく未来へと、背中の側へと遠ざけられる。一方、天使の前にある瓦礫の山は天に届くほど高くなる。この嵐は、われわれが進歩と呼んでいるものである。

——ヴァルター・ベンヤミン『歴史哲学テーゼ』より

はじめに

この物語には、致死的な細菌と、超成長する都市、そして天賦《てんぷ》の才をもった二人の男という四つの主役が登場する。百五十年前のある一週間、底知れぬ恐怖と苦痛に見舞われた、ロンドンのブロード・ストリートで、この四つの主役たちは交差した。

この本はその交差のようすを、さまざまなスケールで眺めようと試みたものだ。顕微鏡でしか見えない微生物の王国から、悲劇と勇気と友情にあふれる人間界から、考え方やイデオロギーという文化の領域から、そして無秩序に広がる大都会ロンドンそのものの視点から。この本は、そうしたさまざまなベクトルの交差点が無数に存在する地図の話、知覚で把握できないことを道理で説明するために作られた地図の話である。また、時代を支配している誤った考え方が新しい考え方に入れ替わる転換期に、どのような波瀾《はらん》が起きるのかを知るための事例研究でもある。だが何よりもこの本は、私たちが享受している現代生活の方向性を定めた決定的な瞬間のひとつとなった、激動の一週間を検証するためのものである。

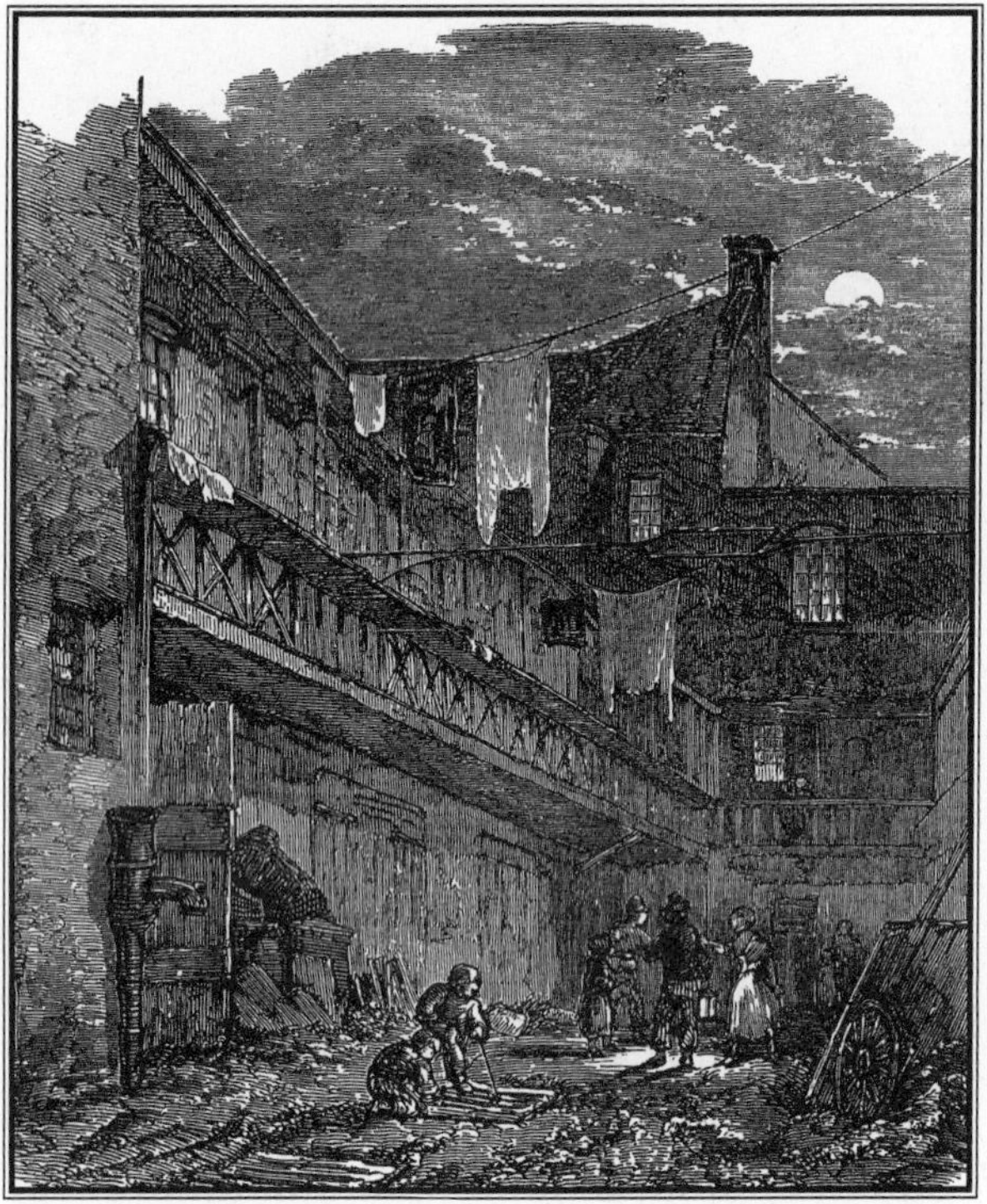

八月二十八日　月曜日
下肥屋《しもごえや》

一八五四年の八月、ロンドンはごみ漁《あさ》りたちの街だった。骨拾い、ぼろ集め、犬糞集め、どぶさらい、泥ひばり、下水狩り、燃えがら屋、下肥屋《しもごえや》、脂かす乞《ご》い、川底さらい、河岸受け……この業種の呼び名を並べれば、まるで珍獣動物園の目録だ。みなロンドンの最下層階級で、少なくとも十万人が従事していた。この人数の多さは尋常ではなく、彼らだけで独立して市を作ったならイギリスで五番目に大きな都市になっただろう。しかし従事者の数以上に驚かされるのは、彼らの仕事の多様さと厳格さだ。早起きしてテムズ川沿いを散歩したなら、干潮で顔を出した汚泥《おでい》の中を進む人影を目にするはずだ。すその長い別珍の外套をはおって、大きなポケットを水際《みずぎわ》で拾い集めた銅貨で膨らませた珍妙な人影を。その「川底さらい」は、胸にくくりつけたランタンの灯りをたよりに夜明け前の川の中を、八フィートの長さの竿《さお》で足元の状態を確認しながら前進し、ぬかるみにはまりこんだときにはその竿で支えながら身を引き出す。手にした竿とコートの胸元から漏れ出る不気味なランタンの光は、彼らのシルエットを魔界のコインを求めて川べりをうろつく案山子《かかし》のように浮かび上がらせる。そばには「泥ひばり」がひかえている(1)。たいていはまだ子どもで、ぼろを身にまとい、川底さらいが価値なしと判断して見捨てた石炭塊や古い木材、ロープの切れ端などを拾わせてもらっている。

川から上に目をやると、(2)街路で犬の糞を集める者や、あらゆる動物の死骸から骨を拾い集める者がいる。地面の下では網の目のように張りめぐらされた地下道で、「下水狩り」が大都会の汚水を黙々とすくっている。一か月か二か月に一度、ケロシンランプの火がトンネル内にたまったメタンガスに引火して、不幸な魂は地下十二フィートの汚水溝に葬られる。

ごみ漁りたちは、言うならば廃物と死の世界に住んでいた。かのチャールズ・ディケンズは最後の長編『我らが共通の友』の冒頭で、川底さらいの父娘がテムズ川に横たわる死体につまずいた際、その死体からうやうやしく硬貨を頂戴する場面を描いている。「死した者が属する世界とは、いかに？(3)」と、金《かね》をくすねたところを仲間の川底さらいから見咎《みとが》められた父は、弁舌巧みに問うた。「あの世なり。この金が属する世界はいかに？　この世なり」。ディケンズはこのせりふに、そこが死者と生者の入り交じる場所であることを暗示した。大都会のせわしない経済活動は亡霊たちにさえ、現世の地位と金銭価値に相応する階級をあたえていた。「骨拾い」たちの几帳面な日課は、ヘンリー・メイヒューが一八四四年に著した『ロンドンの労働と貧民』からうかがい知れる。

骨拾いは七時間から九時間かけて街を巡回する。歩く距離は二十～三十マイル、背負う荷は半ハンドレッドウェイト(4)〔約二十五キログラム〕。帰宅は夏季で午後十一時ごろ、冬季は深夜一時か二時だ。帰宅後は集めたものを仕分けする。まずは骨だけ別にして、古い金属があれば（運よく拾えればの話だが）それも選《え》り分ける。残りのごみやぼろは白っぽいものから黒っぽいものまで汚れに応じて数種類の山にし、麻布や袋布の切れ端を見つけたときにはそれもひとまとめにしておく。仕分けのすんだものは、ぼろぎれ屋か中古船具卸売り商のところに運び、わずかばかりの現金に換える。白っぽいぼろぎれなら、汚れの程度にもよるが重量一ポンドあたり二ペンスから三ペンス。だが、きれいな白いぼろぎれが拾えることはめったになく、たいていはすでに汚れているため、色つきのぼろぎれと合わせて重量五ポンドあたり二ペンスで引き取ってもらうことになる。

現代の産業空洞化した都市でもホームレスが廃品を集めてまわっている姿をよく見かけるが、いまのホームレスにはかつての骨拾いたちにあったプロ意識のようなものは見当たらない。それには二つの理由がある。まず、最低賃金と社会保障を考えると、ごみ漁りで生計を立てるというのは経済的に割が合わない。ちなみにいまでもメキシコ・シティのように賃金が一向に上がらない場所なら、ごみ漁りはまだ職業として成り立っている。つぎに、現代はたいていの都市で清掃回収機構が整っているため、骨拾いの需要そのものがなくなってしまった。現代のアメリカでヴィクトリア時代の骨拾いに相当するのは、スーパーマーケットの外をうろついてアルミ缶を集めている連中くらいだろう。といってもその連中も、あくまで清掃回収機構の中で分け前にあずかっているにすぎない。一方、一八五四年のロンドンは、エリザベス朝のままの都市社会基盤の上に、間に合わせの増築をくり返して膨らんだヴィクトリア朝メトロポリスだった。この首都は現在の水準から考えてもあまりに巨大で、円周三十マイルの内側に二百五十万人がひしめきあって暮らしていた。廃棄物処理施設や公衆衛生行政、上下水道の分離など、都市問題に対処するのに不可欠な制度はまだ考案されていなかった。

だからといってそのままにはしておけない、何とかしなければいけないものがあった。計画外にどんどん出てくる産物、いや、有機体なら当然出てくる排泄物だ。こうして都市に有機性廃棄物が増えてくると、それを使い回す闇市場が生まれ、やがて産業に組みこまれていった。専門業者が現れて、それぞれが特定の品を集めて公的な市場のふさわしい場所に提供した。骨拾いは集めた骨を骨茹で屋に売り、犬糞集めはそれを皮なめし屋に売り、皮なめし屋は、動物の毛を取り除くために一週間浸していた革製品の石灰をその犬の糞で落とした。この工程は、ある皮なめし屋に言わせれば、「全製造過程でいちばんやりたくない仕事」(5)だという。

私たちはつい、こうしたごみ漁りたちを哀れに思ってしまう。そして、排泄物を集めることでかろうじて生計を立てているような人が大勢いる社会構造に憤りを感じてしまう。このような感情が出てくるのは当然で、事実、ディケンズやメイヒューなど当時の多くの社会批判派も同様の反応を示した。しかし私たちは一方で、当時のごみ漁りたちに尊敬と感嘆のまなざしを向ける。お上《かみ》が計画や調整をしているわけでもなく、だれかが教えているわけでもないのに、都市の二百万人が出す廃棄物を処理し分別するという全工程を、この最下層のごみ漁りたちはまとめ上げていたのだから。メイヒューの『ロンドンの労働と貧民』は、虐げられた人びとの暮らしを詳細に記録したことで有名ではあるが、単なる記録に終わらずに、この人びとが社会に不可欠な役割を担っていたことを浮き彫りにしたところに価値がある。「都会の廃棄物を除去す

いたのだ。

ることは、社会機構の最重要課題のひとつであろう」と彼は書いている。そう、ヴィクトリア時代のロンドンのごみ漁りたちは、廃棄物を取り除くだけでなく再利用《リサイクル》していたのだ。(6)

生物のリサイクル活動

廃棄物リサイクルというと、私たちはたいてい調味料の瓶や清涼飲料水の缶を分別収集する青いビニール袋を連想して、環境問題の高まりから最近になってできた概念だと思いがちだ。しかし、この概念は太古の昔から存在している。四千年前のクレタ島のクノッソスでは堆肥用のコンポストが使われていたし、中世時代のローマの町の多くは古代の建造物の残骸を建材として再利用して建てられている。現在は観光客のメッカとなっているローマのコロッセオも、そのころは採石場のようなものだった。(7)人糞を肥料に回すという有機性廃棄物リサイクルも、急成長する中世ヨーロッパの町では重要な役割を果たしていた。人が集まり寄り合って暮らすようになると、それを維持するのに相応のエネルギーの投入が必要になる。まずは食料の供給を確保しなければならない。中世の時代には幹線道路やコンテナ輸送は存在しなかったから、町の人口は周囲で生産できる食料の量で決まった。そこの土地で五千人分の食料しか生産できなければ、町の人口は五千人が上限となる。だが、中世の町は有機性廃棄物を土地に戻して耕すことで土地の生産性を高め、人口の上限を延ばした。人口が増えると廃棄物も増える。それがまた、肥沃な土壌を増やす。このフィードバックの環《わ》は、それまで漁師がほそぼそと暮らしていただけの北海沿岸の沼地をヨーロッパ一生産性の高い農地に変えた。今日でも、オランダは世界一人口密度が高い国だ。

廃棄物リサイクルは、人間が作り出した都市生活のエコシステムにしろ、微生物の生命活動にしろ、あらゆる有機的な組織活動につきものの特徴のひとつだといえる。私たちの骨もまた、何億年も前の自然淘汰が選んだリサイクル計画の結果なのだ。すべての有核生物は老廃物としてカルシウムを作り出す。生物はカンブリア紀にはすでに、そうした余分なカルシウムを蓄積して利用する道を見出していた。貝殻にしたり、歯にしたり、骨にしたりと。あなたが直立歩行できるのは、不要になった廃棄物を再生利用するという進化があみだした解決策のおかげなのだ。

地球上の多様な生態系は廃棄物リサイクルなしには生まれない。熱帯雨林の生態系は太陽エネルギーの消費量が少ないことで知られているが、それはさまざまな生物がそれぞれ隙間《ニッチ》から栄養を取り合って、エネルギーが熱帯雨林内でうまく循環しているからだ。熱帯雨林の生態系が多様だというのは、単に棲息する生き物の種が多いという意味だけではない。エネルギーの摂取と廃棄物の処理が、さまざまな生き物の組み合わせの中で効率よく循環しているという意味でもある。知ってのとおり、生物というものはエネルギー源を外から得て、そのエネルギーを体内で消費して廃棄物を出す。熱帯雨林の環境内では、ある生物の廃棄物が別の生物のエネルギー源となるのだ。なお、熱帯雨林を伐採して開墾するのは近視眼的で愚策であるという主張の論拠のひとつは、この方策が効率的なエコシステムを非効率的な人工システムに変えてしまうという点にある。ジャングル内の生態系のエネルギー循環は無駄なくおこなわれており、利用可能な栄養分は森林の床、つまり土壌に届く前に利用されつくしているため、その土壌は農地にするには貧弱なのだ。

サンゴ礁もみごとな廃棄物運用をしている。サンゴは褐虫藻《かっちゅうそう》という小さな藻《も》と共生している。この藻は光合成で二酸化炭素を酸素に換え、サンゴはその酸素を自身の代謝サイクルに利用する。私たち人間は好気性の生物なので酸素が廃棄物だとは考えもしないが、藻にとって、酸素は植物の代謝作用でできてしまった「かす」にすぎない。一方、サンゴは二酸化炭素と硝酸塩、リン酸塩を廃棄物として出すが、これはすべて藻の成長を助ける成分となる。この緊密な廃棄物リサイクル連鎖のおかげでサンゴ礁は、本来なら栄養分が乏しい熱帯の海域において多様な海洋生物の棲み処《か》となっている。海の都市といってもいい。

生物が密集して棲むのにはさまざまな理由がある。エンゼルフィッシュがたくさんいる海も、クモザルがたくさんいる森も、人間の住む都市も、その種にとってそこが棲みやすい場所なのだ。しかしそうした密集棲息地も、廃棄物リサイクルの効率的なシステムがなければ長くは存続しない。そしてリサイクル作業の大半は、熱帯雨林であれ都市であれ、微生物レベルでおこなわれている。細菌が腐敗プロセスを受けもっていなければ、地球は何億年も前からの死体で埋め尽くされ、大気は金星の地表のように酸性になっていて、とても生命維持には適さない環境になっていただろう。もし、とんでもない毒性をもつウイルスが出現して地球上の哺乳類が一掃されてしまったとしても、哺乳類以外の生き物はほとんど影響を受けずに生き続けるだろう。だが、細菌が一夜にしていなくなってしまったら(8)、地球上のすべての生き物は数年以内にいなくなる。

ヴィクトリア時代のロンドンの人びとは、微生物の「ごみ漁り」たちが働いているところを目で見ることはできなかった。ふつうの人はもちろん科学者のほとんども、この世界には目に見えない微生物がひしめきあっていることや、それぞれが生存と繁殖を追求していることなど知りもしなかった。しかし、別の感覚器官をとおして感じることはできた。嗅覚だ。この時代のロンドンを描写した文献で(9)、この街の悪臭について書かれていないものはないと言っていい。悪臭の一部は産業用の燃料をもやすところから出ていたとはいえ、それ以外のほとんどの不快なにおいは——このいたたまれないにおいこそが、公衆衛生の社会基盤を整備する原動力となったのだが——有機物を分解する細菌の昼夜を分かたない労働から発生していた。下水の地下道の沼気《メタン》はそれ自体が、何百万という微生物がこつこつと人間の屎尿を有機燃料《バイオマス》に再生する工場で、その過程で不要になったものをさまざまなガスとして大気に放出していた。ときおり地下で起きる激しい爆発は、「下水狩り」対「細菌」という二種類のごみ漁りの衝突のようなものだった。体の大きさこそちがうものの、この二者はおなじ縄張りで戦いをくり広げていたのだから。

しかし、川底さらいや泥ひばり、骨拾いがそれぞれの日課に精を出していた一八五四年の晩夏、ロンドンは新たな、そしてこれまでよりずっと恐ろしい、「人間」対「細菌」の死闘を迎えようとしていた。この戦いは、収束するまでにこの街の歴史に類を見ない惨状を引き起こすことになるのだった。

人糞の山

ロンドンのごみ漁りたちの闇市場には彼らなりの階級階層があり、そのほぼ頂点に位置していたのが下肥屋だった。メアリー・ポピンズでおなじみの愛すべき煙突掃除夫がそうだったように、下肥屋も合法的な経済のすれすれのところで自営の請負業者として働いていた。だが、下肥屋の仕事は泥ひばりや川底さらいのそれと比べてはるかに不快なものだった。ロンドンの自邸や貸家の家主はあふれそうになった汚水溜めの中身を取り除くために下肥屋を雇った。人の排泄物を集めるというのは敬うべき職業で、中世の時代には「熊手使い」「肥やし屋さん」とも呼ばれて、市街地の人糞を回収して城壁外の農民に売り払いながら、ロンドンを一大首都に成長させるのに貢献した。のちの世には、排泄物から抽出した窒素を火薬製造に再利用する技術を思いつく起業家まで現れている。ともかく「熊手使い」とその子孫はそこそこいい稼ぎをしていたが、その仕事は死の危険と背中合わせだった。一三二六年、熊手使いのリチャードという名の不運な男は汚水溜めに落ちて、糞尿に溺れて死んだという[10]。

十九世紀になるころには、下肥屋の仕事は振り付けの決まった舞踏劇のようなところにまで進化していた。彼らは午前零時から五時の深夜シフトを四人でチームを組んでこなす。縄担当と穴担当が一人ずつ、そして運搬担当が二人だ。チームは汚水溜めの端にランタンを固定してから床板または蓋代わりの石をはがすが、場合によってはつるはしで掘り起こす。あらわになった汚水溜めの中で、人糞がこんもりとしていれば、縄担当と穴担当はまずそれをたらいですくい出す。堆積物が減ってくると、この二人ははしごで中に降りて、穴担当が下のほうにある人糞をたらいですくう。縄担当はそのたらいを引き上げて外にいる運搬担当に手渡し、運搬担当はその中身を荷車にあける。下肥屋はジンを一本差し出されて労をねぎらわれるのが慣例となっていた。ある下肥屋はメイヒューにこう語っている。「二軒まわれば一軒でたいていジンにありつけたよ。待てよ、三軒のうち二軒だったかな。いやいや、四軒まわれば三軒でジンを頂戴したように思うね」

仕事はつらかったが報酬はよかった。それはいまにして思えば、よすぎた。地理的に他国から侵略される脅威が少なかったロンドンは、市街地をローマ時代の城壁の外側に野放図に広げていった。ちなみに、十九世紀ヨーロッパの大都市という点で双璧をなすパリでは、ほぼおなじ人口がロンドンの半分の面積につめこまれている。たまる一方の人糞をいまや十マイルも離れてしまった農地まで運び出してくれる下肥屋の需要は高まり、その賃金も上昇した。ヴィクトリア時代になるころには、下肥屋は汚水溜め一か所につき一シリングとっていて、平均的な熟練工の二倍は稼いでいた。多くのロンドン市民にとって、汚物を取り除くための金銭コストは放置した場合の環境コストを超えてしまい、それは、本人が汚水溜めのすぐ上に住んでいるわけではない貸家の家主にとってはなおさらだった。一八四〇年代に改修中の二軒の家の調査を依頼された土木技師が作成した報告書は、当時の一般的な状況をよく示している。「両家の地下室はすべて三フィートもの人糞で埋まっており、汚水溜めからあふれ出た内容物はこの地下室のおかげで何年間も放置できたようだ……一方の家の廊下を抜けた中庭も、深さ六インチほどの便所からあふれ出た汚物でいっぱいになっていて、それをレンガのブロックでせき止めて、かろうじて人が通れるようになっていた」。別の

(11)

報告書には、イーストエンドの中心地であるスピタルフィールズにあった汚物集積所の光景が記されている。「小さな家一軒ほどの高さの人糞の山と、[12]汚水溜めの中身をあけることのできる人工池があった。投げこまれた汚水はそこで自然に乾くのを待つだけで、その工程を早めるために池の水は何度もかき回された」。メイヒューもこうした異様な光景を、一八四九年の「モーニング・クロニクル」紙に書いている。その記事は、同年のコレラ大流行の基点となった場所を調査したものだった。

ロンドンの件《くだん》の通りを歩いた[13]……十七年前、この通りの一番地からコレラが出現して番地を駆け上るように猛烈に広がったが、今年は通りの反対側から発生して、番地を下るように伝染した。悪臭を放つ水路の土手を通ると、日光が水面を帯状に細く照らしていた。明るい日差しを受けたところは濃い緑茶のような色をしていて、影になっているところは黒い大理石のように見えた――実際、泥まじりの水というより水っぽい泥という表現のほうがふさわしいのだが。ここがこのあたりの貧しい住人が飲み水を得る唯一の水源だと聞かされた。背筋を凍らせながら見渡すと、その水路には周囲の排水や下水が流れこんでいた。男女共用の扉のない便所が水路に覆いかぶさるように設置されている。バケツから水路に汚物があけられるときのしぶきの音がときおり聞こえた。浮浪者の少年がそこで水浴びをしていたが、その足の白さがまぶしいほどのコントラストを生み出していた。この恐ろしさをまだ信じられずに突っ立っていたとき、小さな子どもが向こうからやってきて、ロープをくくりつけた空き缶を水路に下ろして水をすくい上げ、足元に置いたバケツに中身を移すという作業をくり返しはじめた。水路に面した家々のバルコニーにはおなじ型のたらいがずらりと並んでいる。住民はそこにバケツから汲んできた水をうつし、一日か二日そのままにして汚物と害毒と病気の粒子である固形物を沈殿させ、上澄みをすくいとるのだという。子どもが水路の水をかき混ぜないようにとそっと空き缶を下ろしていると、別の人がやってきて、屎尿が入ったバケツの中身をあけた。

ヴィクトリア時代のロンドンには、クリスタルパレスにトラファルガー・スクエア、新築のウェストミンスター宮殿と、絵葉書向けの驚嘆すべき光景には事欠かなかった。と同時に、屎尿をためた人工池に一軒家ほどの高さに積まれた人糞の山といった、別の意味で驚嘆すべき光景もあふれていた。

下肥屋の賃金高騰だけが排泄物の洪水を生んだわけではない。水洗トイレの人気が事態を悪化させた。水で流すという装置そのものは、十六世紀末にジョン・ハリントン卿がリッチモンド宮殿にいたエリザベス女王のために考案していた。だが実際に人気に火がついたのは、時計職人アレクサンダー・カミングスと家具師ジョセフ・ブラーマがハリントン卿の改良型でそれぞれ別の特許をとった十八世紀末以降だ。ブラーマは金持ちの家に水洗トイレを設置する事業を起こして自分も金持ちになった。ある調査によると、水洗トイレの設置は一八二四年から一八四四年のあいだに十倍にも増えたという。もうひとつ、ジョージ・ジェニングスという製造業者が一八五一年の万博のときにハイドパークに水洗公衆トイレを設置したことも、人気を後押しした。推定八十二万七千人の来場客がそのトイレを利用した。訪れた客は万博会場で世界の文化と最新技術に驚嘆しながら、それ以上に、汚物を流してくれるトイレにはじめて座るという体験に感動したにちがいない。(14)

水洗トイレは生活の質という点では格段の快適さをもたらしたが、市の汚水問題を悪化させた。下水道が整備されていない状態で設置された水洗トイレは、その排水をすでに存在していた汚水溜めにただ流しこむだけだったので、汚水溜めはすぐにいっぱいになり、くり返し周囲にあふれ出た。ある試算によると、平均的なロンドンの一世帯が使う水は一八五〇年には一日百六十ガロンだったのが、水洗トイレの普及により一八五六年には一日二百四十四ガロンにまで増えたらしい。

とはいえ、ロンドンの廃棄物の累積問題を危機的なところまで追いこんだ最大の原因は、なによりも過去五十年間に三倍近く膨れあがった人口だった。十八世紀から十九世紀になったときせいぜい百万人だったロンドンの人口は、一八五一年の人口調査で二百四十万人、地球上最大規模となっていたのだ。これだけの爆発的な人口増加には、現代の都市整備機構でさえ追いつかないだろう。インフラ基盤がないままの九十平方マイルをいきなり二百万にまで増えた人間が共有していれば——膨大な数の生き物が、かぎられた棲息地に廃棄物を放置し続ければ——大惨事が起きるのは時間の問題で、それも一度や二度ではなく、そのたびに被害が大きくなる惨事が永続的に引き起こされるのは当然のことだった。熊手使いのリチャードが汚水溜めに落ちて溺死した五百年後、ロンドンは街全体がゆっくりと汚水溜めに沈みこもうとしていたのだ。

文明と野蛮

生きた人間の集中は必然的に死体の急増を引き起こした。一八四〇年代前半、二十三歳のプロイセン人だったフリードリッヒ・エンゲルスは実業家の父のために各地の市場調査に乗り出した。そして、そのとき見聞きしたものがのちの都市社会学と科学的社会主義運動の古典的文献の着想となったという。これはエンゲルスがロンドンでの体験を綴ったものだ。

貧者の死体は畜生の屍骸と変わらぬ運命をたどる。(15) セント・ブライドの湿地帯の一角はチャールズ二世の時代より貧者用の共同墓地になっていて、いたるところ人骨が積み上がっている。亡骸《なきがら》は毎週水曜に深さ十四フィートの穴に投げこまれる。聖職者がおざなりな祈りの言葉を述べるや、穴に軽く土がかけられる。翌週の水曜になるとふたたび穴が開けられ、その穴がいっぱいになるまで埋葬がくり返される。周囲一体には腐敗臭が漂っている。

イズリントンにある私設墓地は、三千体を収容するよう設計された場所に八万体もの死体をつめこんでいた。そこで働いていた墓掘男は「タイムズ」紙に、「腐肉に膝《ひざ》までつかり[16]、骸《むくろ》の上を飛び越えながら、新しくやってきた仏《ほとけ》をかろうじて押しこめる空間をさがす毎日だった」と語っている。

ディケンズは『荒涼館』のはじめのほうで、アヘン中毒で死んだ謎の代書人を葬る場面を描いているが、そこは同書でもっとも有名で、また強い感情がこめられたシーンとなっている。

> 塀で囲まれた教区墓地は[17]悪疫と汚染の巣窟《そうくつ》で、ここから広がる病魔は、いまなおこの世にとどまる我らの兄弟姉妹をあの世へとひきずりこむ……この墓地は鉄門に通じる細い小径をのぞけば四方を家に囲まれていて、あらゆる生の悪が死のとなりで活動し、あらゆる死の毒が生のとなりで活動していた。ここで我らが兄弟は地下

一、二フィートのところに下ろされ、腐敗の土を撒かれ、腐敗の中で復活し、亡霊となって多くの病床に現れ復讐する。そしてこの国で文明と野蛮が平然と共存していたことを、のちの世に伝える恥ずべき証人となる。

この最後の文章を読むと、二十世紀における大戦での大量殺人や強制収容所のテーラー主義的管理法を理解するのに使われた修辞学的様式の誕生を見ることができる。社会理論家のヴァルター・ベンヤミンは『歴史哲学テーゼ』の中で、ヨーロッパ(18)に広がるファシズムを、ディケンズの文章を少し変えた「野蛮の記録をともなわない文明の記録はない」という表現を使って批判した。

文明と野蛮の対立の起源は、城壁をめぐらした都市の起源とおなじほど古い。城壁と門ができたと同時に、野蛮人はそこに突入する図式ができたのだから。エンゲルスとディケンズはそこに新しいひねりを加えた。文明の進展は不可避的に廃棄物を生み、野蛮を生む。野蛮は、光り輝く尖塔や礼儀正しい社会の教養ある思考を作り出す文明の代謝作用として必然的に生じるのだ、と。その野蛮は門を突き破ったりはしなかった。野蛮は門の中で自然発生していた。マルクスはこの洞察を取り上げ、それをヘーゲルの弁証法に包んで、二十世紀を変容させた。だが、この考え方そのものはある種の生の体験から生まれたものだ——実体験、と活動家たちは依然としてそう言いたがるが。ともかくこうした考え方の一部は、死と生をともに汚す場所に人間が埋められているのを実際に目にしたところからきていた。

しかしディケンズもエンゲルスも、彼らの思考のよりどころをある感覚にたよっていたのは誤りだった。埋葬地の光景がどれだけ恐ろしくても、死体そのものは病気を広めたりはしない。悪臭はもちろん不快だが、悪臭が病気を人にうつすわけではない。腐敗した大量の死体を目にすれば、正気ではいられないだろうし個人の尊厳も傷つけられる。だが、そこから放たれるにおいが健康被害を引き起こす「公衆衛生リスク」になるわけではないのだ。ヴィクトリア時代のロンドンで、悪臭のせいで死んだ者は一人としていない。当時、何万人もの命が奪われたのは、悪臭への恐怖のために視界が曇って真の危険を見過ごしたり、またそのために誤った機構改正を進めたりした人たちがいたからだ。こうした間違いに陥っていたのはなにもディケンズとエンゲルスだけではない。フローレンス・ナイチンゲールも社会改革者のエドウィン・チャドウィックも、医学誌「ランセット」の編集長も、ヴィクトリア女王さえも、医学や行政にたずさわる人びとが全員誤解していたのだ。知識の歴史はいつも、画期的なアイディアや概念上の飛躍にばかり焦点をあてる。ところが人間の誤解や偏見という暗黒大陸を探検しようという人は少ない。多くの聡明な人びとがこれだけ長いあいだ、なぜそんな馬鹿なことを信じていたのか？　矛盾する証拠は目の前に山のようにあるのに、なぜそれが見えなかったのか？　こうした疑問もまた、知識社会学——過誤社会学とでも言うべきだろうか——の分野で研究されるべきテーマだろう。

死の汚染という恐怖はときとして何世紀も続くことがある。一六六五年のロンドンでの大ペストのさなかに、クレイヴン伯爵はロンドン中心地の西側の、ソーホー・フィールドと呼ばれる郊外の土地を一区画購入した。彼は「ペストに苦しむ貧しい人と惨めな人を受け入れるため」の三十六軒の小さな家を建てて、残りの土地は共同墓地として使った。毎晩、荷車がやってきて、何十体もの死体が地中にあけられた。推定によれば、数か月で四千体を超えるペストの死者が埋められたという。近所の住人はそこを「クレイヴン伯爵のペスト・フィールド」あるいは略して「クレイヴン・フィールド」と呼んだ。その後およそ六十年間、この場所にはだれも建物をたてようとはしなかった。しかしついに、死体から病気がうつるかもしれないという見えない恐怖よりも、ロンドンの容赦ない住宅不足[19]という現実が打ち勝って、かつてのペスト・フィールドは洒落たゴールデン・スクエアとなり、貴族や新教徒移民が住む場所となった。骸骨たちは都市の喧騒の真下でもう一世紀のあいだ静かに眠らせてもらえた。その魂たちは、別の疫病がゴールデン・スクエアで発生した一八五四年の晩夏にふたたび揺り起こされることになるとも知らずに。

ソーホーの変遷

クレイヴン・フィールドのことはともかく、大ペストから数十年後のソーホーはロンドンの一大高級住宅街となった。一六九〇年代にはおよそ百の爵位のある家柄がそこに住んだ。一七一七年には皇太子夫妻がソーホーのレスター・ハウスに居を構えた。ゴールデン・スクエアの広場は優美なジョージ王朝様式のタウンハウスがとり囲む、数区画南のピカデリー・サーカスの喧騒を逃れられる心休まる場所となった。しかし十八世紀半ばになると、上流階級はさらに西に移ってメイフェアに広々とした屋敷やタウンハウスを建てた。一七四〇年には爵位のある家柄は二十しか残っていなかった。新しい種類のソーホー族が現れるようになった。なかでも有名なのは一七五七年にブロード・ストリート二十八番地に生まれた洋品商の息子、ウィリアム・ブレイクだ。彼は神童とも問題児とも呼ばれながら、やがてイギリスを代表する詩人、画家になった。ブレイクは二十代後半にソーホーに戻り、亡き父の洋品店のとなりに版画店を開いた。彼の兄も道をはさんだ向かいの[20]二十九番地にパン屋を開き、ブレイク一族は数年のうちにブロード・ストリートに小帝国を築くまでになった。

芸術家肌と起業家精神の入り交じった雰囲気は、この界隈を数世代にわたって支配した。都市の産業化が急速に進み、上流階級が抜けていくにつれて、ソーホーは荒れてきた。家主は古いタウンハウスを階ごとに貸し出す共同住宅《フラット》に変え、建物のあいだにあった中庭はがらくた置き場や馬屋や安普請《やすぶしん》の増築部屋となった。ディケンズはそんなようすを『ニコラス・ニクルビー』に描いている。

ロンドンのゴールデン・スクエア[21]があるあたりの一角には、色あせ荒れ果てた街路と、数年前にはまごつきながら見つめ合っていたであろう二つの不規則な背の高い小さな家の列がある。煙突が陰惨と憂鬱を助長しているように見える。その先には煙突以外に何も見えるものはない……家の大きさから判断するに、そこにはかつては現在の居住者よりも裕福な人たちが住んでいたと思われるが、いまや階ごと、部屋ごとに週単位で貸し出され、建物内のすべてのドアに表札と呼び鈴がついている。日よけや窓掛けもそれぞれの住人が勝手に安物をつけているため、窓の見た目もちぐはぐだ。戸口はあらゆるサイズの便器――腕に抱いた赤ん坊用の半パイントの壺《つぼ》から、成長しきった少女用の半ガロンの缶まで――でふさがれていて、通り抜けるのもやっとの状態になっている。

ソーホー西側のベリック・ストリートの小管区は、一八五一年にはエーカーあたりの住人が四百三十二人という、グレーターロンドンを構成する百三十五の小管区のうち人口密度が最大の地区だった（現代のニューヨーク、マンハッタンの高層住宅街でも、エーカーあたり百軒しかない）。ソーホーのセント・ジェームズ教区にはエーカーあたり三十軒の家があった。なお、ケンジントンのエーカーあたりの家の数は二軒だった。

しかし、混雑と不衛生さが増してきたにもかかわらず、あるいはだからこそ、この界隈は創造性を生む地盤となった。この時代にソーホーに住んだ詩人、音楽家、彫刻家、哲学者の名前をアルファベット順に並べたなら、啓蒙期イギリス文化史の教科書の索引のようになるだろう。エドマンド・バーク、ファニー・バーニー、パーシー・シェリー、ウィリアム・ホガース……みな、人生のどこかの時点でソーホーに住んでいる。レオポルト・モーツァルトは一七六四年に、八歳の天才の息子のヴォルフガングを訪ねて留守にするあいだ、フリス・ストリートの部屋を借りている。フランツ・リストとリヒャルト・ワーグナーも、一八三九年から一八四〇年にかけてのロンドン訪問時にこのあたりに滞在した。

「新しいアイディアには古い建物がいる」と、都市研究家のジェイン・ジェイコブズは書いたが、産業革命の夜明けごろのソーホーにはこの言葉がまさにあてはまった。一世紀前に裕福な層から見捨てられ崩壊しつつあった殻《から》の中を、理想派や個性派、急進派が埋めていったのだ。芸術家や反体制者が朽ちゆく建物を占有し、むしろその衰えを堪能するというのは現代でこそよく見聞きする現象だが、ブレイクやホガース、シェリーがソーホーに居を構えた当時、これは都市集落の新しい傾向だった。彼らは不潔さに顔をそむけるのではなく、むしろそこからエネルギーを得ていた。一八五〇年代前半に書かれたディーン・ストリートの典型的な住まいについての説明をここに紹介しよう。

その屋根裏部屋は[22]、通りを眺めることのできる居間と奥の寝室の二部屋しかなかった。まともな家具はどこにもない。どれも壊れているか破れているかで、指ほどの厚さの埃がここかしこにたまり、何もかもが無秩序である……この貸し部屋の中に足を踏み入れた瞬間は、充満しているタバコと石炭の煙で視界がかすみ、洞穴の中にいるように手探りで進まなければならないが、少しして目が慣れてくると部屋の中に置いてあるものが見えてくる。どれも汚く、埃まみれで、恐ろしくて腰をおろす気になどなれない。

この二部屋続きの屋根裏部屋には七人が暮らしていた。プロイセンから移住してきた夫と妻、その子ども四人とメイドが一人だ（このメイドは掃除嫌いと見受けられる）。夫はこの狭苦しく汚らしい居住環境のために生産性を妨げられることはなかったようだが、彼が大英博物館の閲覧室に入り浸っていた理由はなんとなくわかる。その夫とは、三十代だった急進論者のカール・マルクスだ。

　マルクスがソーホーにやってきたころ、このあたりは、一階が小店舗になった二～四階建ての住宅が並ぶ中にときおり中規模の商業施設が組み合わさるという、今日の都市計画の専門家が理想とするような「複合都市」となっていた。ただし、当時のソーホーには食肉加工場や製造工場、ボイラーなど現代の複合都市には見当たらない店も混じっていたが。このあたりの住人は現代の先進国の基準で見れば貧しく、ほとんど極貧に近かったが、ヴィクトリア時代の基準からすれば低収入労働者の下層階級と起業家精神あふれる中流階級の混成だった（もちろん「泥ひばり」の基準から見れば、かなり豊かだということになる）。だがソーホーは、ロンドンのウェストエンドでは異質な場所だった。メイフェアとケンジントンという富裕層の住宅街に囲まれた、猥《わい》雑《ざつ》な「島」になっていたのだ。

　この経済階級的な孤立状態は、ソーホー周辺の街路の物理的な配置から生み出された。ソーホーの西の境界は道幅の広い大通り、白い建物前面が輝くリージェント・ストリートだ。リージェント・ストリートの西側は上流階級の住むメイフェアで、現在もなお高級感あふれる地区であり続けている。しかしどういうわけか、リージェント・ストリートの絶え間ない往来と活気は、ソーホー側の路地や裏通りからは感じることができない。というのも、このあたりからリージェント・ストリートに直接出られる道がほとんどないからだ。このあたりを歩いていると、なにやらバリケードが築かれていて、すぐそこにあるはずのお洒落な大通りにはたどり着けないような感覚に見舞われる。実際のところ、ジョン・ナッシュがメリルボーン公園と、カールトンハウスにあるリージェント王子の新居を結ぶリージェント・ストリートを設計したとき、彼はこの大通りを上流階級のメイフェアと労働者階級のソーホーの「防疫緩衝地帯」にするつもりだった。ナッシュはその意図をはばかることなく語っている。「高貴な人びとの住む街路と職工や商人がざわめく路地を新しい大通りで完全に分離するのが目的だ……新しい大通りは西側の高級住宅街の通りとはすべてつなげるが、東側の汚い通りには直接つながらないようにしたい」

この社会地勢図は一八五四年の晩夏、設計者の意図どおりの威力を発揮したように見えた。ソーホーに恐ろしい災禍がふりかかっているあいだ、周囲はまったく無事だったのだから。ほんの数区画先の裕福な人びとが影響を受けなかったことは、「疫病は堕落と貧困を襲う」というエリート主義的な俗説を裏づけたようにも見えた。もちろん疫病はこれまでも「貧弱な家」と「汚い通り」を荒らしてきたのだから、当時のソーホーを訪れた人ならだれでも、ここならいつ疫病に襲われてもしかたがないと感じたことだろう。貧困と堕落と下賤の三要素が病気をはびこらせる環境を作るのだと、社会的地位が高い人たちは信じていた。だからこそ彼らはバリケードを築いたのだ。

しかしリージェント・ストリートの反対側、バリケードの背後のソーホーの貧弱な家々では、商人や職工が必死で暮らしていた。このあたりは地元経済の原動機のようなもので、家という家の一階はほとんどすべてなんらかの小さな店舗となっていた。とはいえ、並んでいる店の種類は現代のそれとはちがう。食料品店やパン屋のとなりに機械修理の店や義歯工場があった。一八五四年の八月にゴールデン・スクエアの北側のブロード・ストリートを歩いた人は、食料品店、帽子職人の店、パン屋、食料品店、馬具工場、版画屋、金物屋、装飾品屋、雷管工場、古着屋、靴用木型職人の店、そして「ニューカッスル・アポン・タイン」という名のパブの前を通り過ぎることになっただろう。職業別従事者でいうと、仕立て屋の数がいちばん多かった。続いて靴屋と使用人、石工、店主、洋裁師がほぼ同数だった。

四十番地の女児

一八四〇年代の終わりごろのことだ。トマス・ルイスという警官(23)とその妻サラがブロード・ストリート四十番地、パブのとなりに越してきた。四十番地は当初、一家族と数人の下僕やメイドが住むことを想定して建てられた十一部屋ある家だったが、ルイス家が越してきたときは合計二十人が暮らしていた。当時のロンドンでは一部屋に平均五人が住んでいたというから、ここは余裕があるほうだったといえる。ルイス夫妻には小さな男の子がいて、三人で四十番地の家の居間で暮らしはじめたが、病弱な男の子は生後十か月で死んでしまった。一八五四年三月、サラ・ルイスは女の子を出産した。二番目の子は死んだ兄よりも丈夫そうだった。サラは幼子に母乳をやることができなかったので、すりつぶした米とミルクを哺乳瓶であたえていた。女の子は二か月のときに一時的に具合が悪くなったが、その後は順調で元気に夏を過ごした。

この女の子については、詳細が歴史の風にあおられて散り散りになったからだろうが、はっきりしない点がいくつかある。まず、名前がわからない。生後六か月にもなっていなかったこの赤ん坊が、どのような経緯で一八五四年八月末にコレラをうつされたのかもわかっていない。ロンドンでは二十か月ほど前からこの病気の火の手がぱらぱらと上がっていた。その前に疫病が大流行したのは一八四八年から四九年にかけて、ちょうどヨーロッパ各地で革命が起こっていたときだ。ちなみに疫病と政情不安はおなじ周期で現れるという長い歴史がある。ただし、一八五四年のコレラのほとんどはテムズ川の南側で発生していた。ゴールデン・スクエアのあたりは基本的に免れていたのである。

八月の二十八日、すべてが変わった。街の住民たちが暑い夏の夜に最後の一眠りをむさぼろうとしていた午前六時ごろ、ルイス家の赤ん坊は嘔吐と、鼻を突くようなにおいのする水っぽい緑色の下痢便を出しはじめた。母親のサラは数区画先のバーナーズ・ストリートで開業医をしていたウィリアム・ロジャーズに往診を頼んだ。医者が来るのを待っているあいだ、サラは汚れたおしめを生ぬるいバケツの水につけて洗った。赤ん坊がほんの数分眠ったときを見計らって、サラ・ルイスはブロード・ストリート四十番地の地下室に行き、家の正面側にあった汚水溜めにバケツの水をあけた。

　これがはじまりだった。

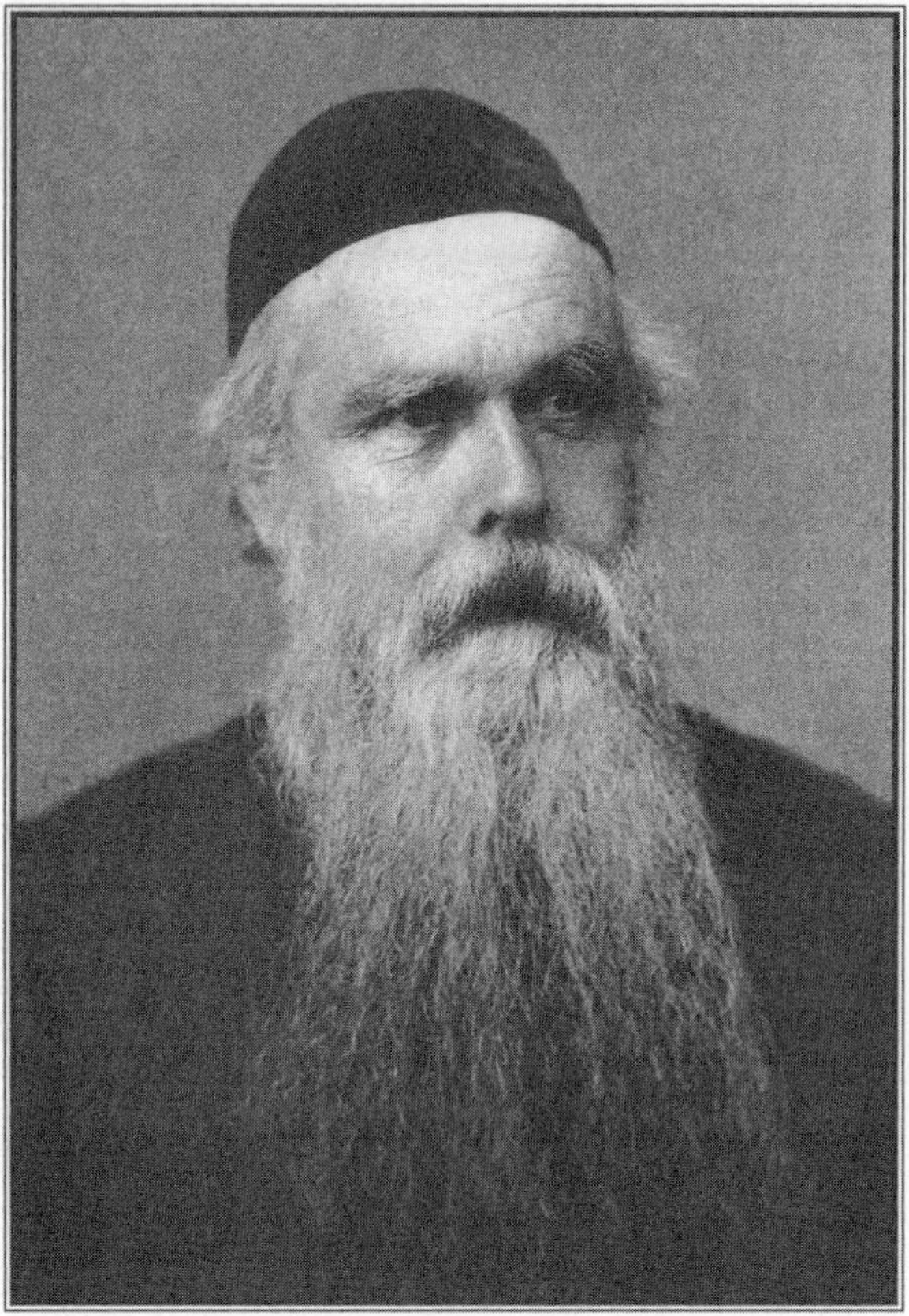

ヘンリー・ホワイトヘッド

九月二日　土曜日
目はくぼみ、唇は濃い青色に

ルイス家の赤ん坊の具合が悪くなってからの二日間、ゴールデン・スクエア界隈にはいつもと変わらぬ喧騒《けんそう》が続いていた。東にあるソーホー・スクエアの近くでは、ヘンリー・ホワイトヘッドという人づき合いのいい副牧師が下宿屋で弟と共同生活をしていた。彼は部屋を出て、ベリック・ストリートにある奉仕先、セント・ルークス教会に向かって朝のそぞろ歩きをしていた。二十八歳のホワイトヘッドはラムズゲートの海岸沿いの町に生まれ、父が校長をしているチャタム・ハウスという一流パブリック・スクールで育ち、作文の課程で首位をとるなど優秀な成績をおさめた。その後オックスフォードのリンカーン・カレッジに進み、社交性と慈悲心というその後の彼の人生を形作る人格を育んだ。彼は知識人が集まる居酒屋の常連となり、友人数名と夕食を囲んだり、パイプをくゆらせたり、夜遅くまで噂話や政治論、倫理論を語り合ったりして楽しんだ。彼は大学時代のことを尋ねられると決まって、私の知識のもとは本ではなく友人である、と答えたものだ。

ホワイトヘッドはオックスフォードを出るころには英国教会に入る決意を固めていて、数年後にロンドンで聖職に就いた。彼は聖職をみずからの使命と心得ながらも、そのために居酒屋通いを減らすことはなく、フリート・ストリートあたりの「ザ・コック」「ザ・チェシャー・チーズ」「ザ・レインボウ」といった由緒ある居酒屋に出入りした。彼の政治観はかなり進歩的だったが、友人たちに言わせると、倫理観は保守的なほうだった。宗教教義はしっかりと身につけたうえで、経験に基づく的確な判断をし、細かいことも記憶に刻みこんだ。型破りな発想にたいしても寛容で、[1]定説や俗説に簡単には染まらなかった。友人たちにはよく「世の中、少数意見のほうがたいてい正しいものだ」と話していたという。

暑気と熱気と

一八五一年、ホワイトヘッドはセント・ルークス教会の副牧師に任命された。彼はこのとき教区牧師に、「この教区の人びとは称賛よりも承認を求めている」と言い聞かされた。ホワイトヘッドはセント・ルークス教会で、ベリック・ストリート貧民街の伝道師のような活動をしていて、この混沌とした地域ではなじみの顔となった。彼と同年代に生きたある人物が、当時のセント・ルークス周辺の光景と騒音をこう書き残している。

リージェント・ストリートを通っているときには、[2]この大通りと裏手の路地が距離的にとても近いのにもかかわらず、「気づかない巨人と気づかれない小人」が隔てられていることなど考えもしない。だが、気づかれない貧民街であるソーホーの入り口のビーク・ストリートにあえて分け入ると、そこには驚きがある。ロンドンの貧者を研究している学生なら、興味津々と言ったところだろう。辻馬車は行商人の手押し車にじゃまされて急停止する。旦那《だんな》、ほんとにベリック・ストリートのセント・ルークスに行くんですかい、と尋ねられてあなたがそうだと態度で示すと、丁重に、だがきっぱりと、そこまでたどり着くのは来週になりまさあな、と言われる。あなたも、それが嘘ではないとわかる。なにしろこの細い道には行商人たちの露店と手押し車がびっしり連なっている。猫の餌を売る者、魚を売る者、肉屋、果物屋、おもちゃ屋、古い布や骨を売る者が、横にいる者に負けまいと大声を張り上げている。「極上の肉だよ、肉、肉、買っていきなよ、ちょいと、そこの旦那、買っとくれ、たのむよ買っとくれ、おおい、こっち、こっち、仔牛ならこっちだ、仔牛だよ、今日の仔牛は上物だよ、今日の買い得品だよ、まいどあり、まいどあり、魚はおまけだ、熟したさくらんぼだ」。だが、あなたの目的地はベリック・ストリートのセント・ルークス教会だ。黒ずんだ、家屋半分ゴシック建築半分の窓の薄暗い列が目に入ってくる。門のかかった門の反対側で、男がうなぎの皮をはいでいる。とつぜん叫び声が聞こえる。そしてあなたは、細長い生き物が運命に逆らって男の手から滑り出て、人ごみの中に消えていったのを知る。

八月の終わりの暑さと湿気にあっては、ソーホーの汚水溜めや下水、工場や炉から立ちのぼる悪臭は避けようがなかった。においの一部は、都会のど真ん中だというのにあちこちにいる家畜から出ていた。現代人がヴィクトリア時代のロンドンにタイムトラベルして、街路のいたるところで馬と馬糞を見たとしても、それほど驚くこともないだろうが、ゴールデン・スクエアのような住宅密集地で多くの家畜が飼われている光景には目を丸くするのではあるまいか。まぎれもない家畜の群れが、ごくふつうに街なかにいるのだ。スミスフィールドの家畜市場は、週に二日、三万頭の羊を売りさばく。ソーホーの端にあるマーシャル・ストリートの食肉加工場は一日に平均五頭の雄牛と七頭の羊を殺し、動物の血と汚物を街路の側溝に流していた。きちんとした納屋などない環境で、本来は人間のための住居だったところが牛小屋にされ、一部屋に二十五頭から三十頭の牛がつめこまれていた。巻き上げ機で屋根裏部屋に運ばれ、[3]乳を搾るとき以外は暗がりに押しこめられている牛もいた。

　ペットまで大量にいた。シルヴァー・ストリート三十八番地の上階に住んでいた男は、一部屋で二十七匹の犬を飼っていた。彼は、さぞかし大量だったであろう犬の排泄物を屋根の上に運び、容赦ない夏の太陽で焼いた。おなじ通りに住んでいた雑役婦は、一部屋に十七匹の犬と猫とウサギを飼っていた。

　人の数もまた窒息しそうなほどに多かった。ホワイトヘッドはある一家を訪問し、大勢の家族がこんなに狭い場所でどうやって暮らしているのか尋ねたことがある。その家の女は「ああ、あの紳士が真ん中にこないうちは、そんなに悪かないですよ」と答えて、床の中央を指さした。そこにはその紳士とやらがやってきたときに[4]占有する場所の境界線が、チョークで引かれていたという。

　ヘンリー・ホワイトヘッドの朝の通勤は寄り道と立ち話だらけだった。職工がひいきにしているコーヒーハウスで足を止め、教区民の家を訪ね、教会から数分のところにあるセント・ジェームズ救貧院の中に入った。この救貧院には五百人の貧困者が収容されていて、一日中きつい労役をさせられていた。[5]ホワイトヘッドはイリー兄弟が経営する工場にも立ち寄った。この工場では百五十人の従業員が、十九世紀最大の軍事的な発明品のひとつ、どんな天候でも火薬に点火できる装置「雷管」を製造している。以前の火打ち石式《フリント》の発火装置は、ほんの少し雨が降っただけでも使えなかったのだ。数か月前にクリミア戦争が勃発したため、イリー兄弟の雷管工場は活況を呈していた。

ブロード・ストリートのライオン醸造所では七十人の労働者が、仕事にとりかかる前に賃金の一部として現物支給されるビールをすっていた。ブロード・ストリート四十番地のルイス家の上階に住んでいる仕立て屋——ミスター・Gとしかわかっていない——は、ときおり妻の手を借りながら商売に励んでいた。歩道では、修理屋や製造業者、行商人、露天商などロンドンの路上労働者でも「上の階層」に位置する者たちがひしめきあって、暦《こよみ》、焼き菓子、かぎタバコ、生きたリスまで、あらゆるものを道行く人に売りつけていた。ヘンリー・ホワイトヘッドはこうした商売人たちの名前もほとんど覚えていて、毎日歩道を歩きながら声をかけていた。いちばん多い話題はおそらく、暑さのことだっただろう。気温はここのところ連日三十度を超えていて、八月半ばから一滴の雨も降っていなかった。そのほかの話題ではクリミア戦争や新しい公衆衛生局長ベンジャミン・ホールについてのニュースがあった。ベンジャミン・ホールは前任者のエドウィン・チャドウィックの大胆な公衆衛生政策を続行すると公約していた。ロンドンでは数週間前に、ディケンズがイギリス北部の炭鉱町を舞台にした中編小説『ハード・タイムズ』の最終回を、連載していた雑誌「ハウスホールド・ワーズ」に発表したところだったので、その話も人びとの口にのぼった。そしてもちろん、だれそれが結婚するだの、失業しただの、孫が生まれただのという教区民たちの日常にまつわる話題があった。しかし、その運命的な週の最初の三日間にかわした会話をすべて思い返してみても、コレラのコの字も出なかったとホワイトヘッドは記憶している。

もし、その週のブロード・ストリートの空中撮影フィルムを早回しして眺めたなら、ほとんどの活動は都会の喧騒にまみれた無秩序なものに見えただろう。ディケンズが「騒音と熱気、傲慢さと偏屈とうぬぼれが[6]……いつもの混沌を作り出している」と『リトル・ドリット』の最後に書いたように。だがこの大混乱の中にも、ある種のパターンが存在した。たとえばヴィクトリア時代のラッシュアワーに対応して増減する街路の往来。それは夜明けとともに集まってきて膨張し、日暮れとともに消散する。人の流れが日々の礼拝にセント・ルークスに吸いこまれていく。商売熱心な売り子のまわりには行列が延びる。そしてルイス家の赤ん坊が苦しんでいたブロード・ストリート四十番地のすぐ前には、歩道の一か所に、入れ替わり立ち替わり一日中、人がやってくる場所があった。

人びとがそこに来る目的は、水だ。

清涼な井戸水

ブロード・ストリートのポンプは昔から、きれいな水を得られると評判だった。深さ二十五フィートまで掘られたこの井戸は、ロンドンの土地を人工的に嵩上《かさあ》げするのに使われていた十フィートのごみや瓦礫《がれき》の層と、ハイドパークまで延びている砂利層を貫通し、地下水がしみこんでいる砂と粘土の水脈に達していた。ソーホーの住人の多くは、たとえルパート・ストリートやリトル・マルバラ・ストリートの井戸のほうが近くても、数区画余分に歩いてブロード・ストリートの清涼な水を求めた。ここの水は周囲の井戸水より冷たく、わずかに炭酸の風味がした。このためブロード・ストリートの水は、それを常飲する人の分布を複雑にしていた。おなじ通りにあるコーヒーハウスは、その水でコーヒーを淹《い》れていた。周囲の小さな店の多くは、ブロード・ストリートの水と発泡性の粉末を混ぜた「シャーベット」という名の菓子を売っていた。ゴールデン・スクエアのパブはこの水で酒を割っていた。

ゴールデン・スクエアから別の場所に引っ越していった人まで、ブロード・ストリートの井戸水の味を懐かしがった。雷管工場の創始者の未亡人、つまりイリー兄弟の母スザンナは、夫の死後にハムステッドに隠居したが、息子たちに定期的にブロード・ストリートの水をつめた瓶を荷車で届けさせていた。また、イリー兄弟の工場ではこの井戸水を二つの大きな桶にいつもためておいて、仕事中に従業員が飲めるようにしていた。八月末のこの時期、気温は日陰でも二十七度あり、こもった熱気を追いやってくれる風はなかった。冷たい井戸水を求める人はつぎからつぎへとやってきた。

一八五四年八月の暑苦しい時期にゴールデン・スクエア界隈の人がどんな飲水習慣をしていたか、現在の私たちはかなり詳しく知っている。イリー兄弟が月曜日に水の瓶を母親に届け、母親はそれをその週の後半に訪ねてきた姪《めい》といっしょに飲んだことも知っている。化学者の父親を訪ねてきた青年が、ウォーダー・ストリートの食堂でプディング菓子を食べながらポンプの水を飲んだことも。ウォーダー・ストリートの友人を訪ねてきた陸軍将校が、夕食をご馳走になってブロード・ストリートの水を飲んだことも。仕立て屋のミスター・Gが、仕事場のすぐ外にあるポンプの水を妻に何度も汲みに行かせたことも。

その週に、さまざまな理由でここの水を飲まなかった人の情報まで私たちは知っている。ライオン醸造所の従業員たちは、工場が仕入れていたニュー・リバー社の水で製造したビールをすすっていた。ある一家は、いつもなら水汲み役をしていた十歳の少女が風邪をひいて寝込んでいたために、数日間水なしで過ごしていた。ブロード・ストリートの水の常飲者だった鳥類学者のジョン・グッドは、土曜日にここの水をグラスに注いだものの、いやなにおいがするといって口をつけなかった。四十番地のトマス・ルイスはポンプの目の前に住んでいながら、この水が嫌いだった。

百五十年も前のありふれた人びとの、一見ありふれた一週間の暮らしの些細な行動が現在まで記録として残っているというのは驚くべきことだ。化学者の息子はプディングをスプーンですくっているとき、彼がいま食べているものがヴィクトリア時代のロンドンのだれかの、ましてや二十一世紀の多くの人びとの関心を引くなど考えもしなかっただろう。病気というものが、とりわけ疫病が、伝統的な歴史を混乱させてしまう理由のひとつはこの点にある。戦争や革命など歴史上の重大事件というものはたいてい、それに参加している人自身に歴史的な瞬間にいることを自覚させている。当事者は自分の判断が数十年後、数世紀後まで記録され、分析されることを知りながら行動する。だが疫病は、ボトムアップ型の歴史を作る。世界を変える大事件であっても、それに参加しているのは大半がありふれた人で、自分の行動が後世まで記録されるなど露ほども考えることなくお決まりの日常を過ごしている。そして、たとえ自分が歴史的な瞬間を生きていると気づいたとしても、そのときはもう遅い。本人が望もうと望むまいと一般庶民がこの特異なジャンルの歴史を作るとすれば、それはその人の死をもって成し遂げられるのだから。

一方、歴史には記録されないこともある。それは、プディングやビールの話よりももっと個人的な体験に基づくこと、この病気についてほとんど何もわかっていなかった時代に人口密集地でコレラにかかった人が何を感じ、何を思うものなのか、ということだ。私たちはあの晩夏の一週間の、数十人にのぼる個人の行動を異常に詳しく知っている。生存者と死者のグラフと表まである。それでもあのコレラ大発生のさなかの、人びとの身体的苦痛と精神的苦悩を知るには歴史の記録だけでは足りない。想像力でおぎなうしかないのだ。

ブロード・ストリート四十番地の仕立て屋ミスター・Gは、水曜日のどの時点かで胸がむかむかし、腹がごろごろとしはじめたはずだ。最初の症状というのは軽い食中毒とまったく区別はつかない。だが、常日頃《つねひごろ》からこうした身体症状を経験していれば、ある種の予感のようなものがはたらくかもしれない。腹部の不快感が四十八時間後の死亡につながる可能性が大きかった時代にあなたがそれを感じたとしたら、どう思うだろう。冷蔵庫などなく、不潔な水しか手に入らず、ビールや蒸留酒、コーヒーを過剰摂取するという当時の食生活や衛生状態を考えると、コレラでなくとも消化器系がおかしくなる機会はいくらでもあっただろう。腹痛や下痢のたびに命の危険を感じながら生きるというのは、どのような感じがするのだろう。

人びとはつねに恐怖とともに生きてきたし、ロンドンはペストの大流行や大火を忘れてはいなかった。しかしロンドン子にとってコレラは、産業化と世界をつなぐ海運網が発達した時代に生まれた新たな脅威だった。一八三一年以前のイギリスに、コレラはなかった。少なくとも記録には残っていない。コレラそのものは古代から存在した。紀元前五〇〇年ごろのサンスクリットの文献にも、脱水症状を起こして死ぬ病気の記述がある。ヒポクラテスはそれらしき症状の治療に白いバイケイソウの花を処方したとある。それでもこの病気は、少なくとも二千年のあいだは基本的にインドとアジアに閉じこめられていた。ロンドン子がコレラという病気の存在をはじめて知ったのは一七八一年、インドのガンジャムの駐留地で集団発生して五百人以上のイギリス兵が倒れたときだ。二年後、インドのハリドワールで二万人の巡礼者が集団感染して死ぬというニュースがイギリスの紙面に流れた。一八一七年、トルコからペルシア、シンガポール、日本にかけて「激症のコレラが吹き荒れた」(7)と、「タイムズ」紙は記録している。このときはアメリカにまで広がり、一八二〇年にやっとおさまった。そのときイギリスは無事だったが、当時の識者たる人びとは、それを大英帝国の民族的優位性に結びつけて得意がったものだ。

しかし、これは前哨戦にすぎなかった。一八二九年、コレラはアジア、ロシア、アメリカへ本格的な侵攻をはじめた。一八三一年の夏には、ロンドンから三十マイル南東のメドウェイ川に停泊していた数艘の船団で集団感染が起きた。内地で最初の症例が出たのはその年の十月、サンダーランドの北東部の町で、イギリス国内でコレラに倒れた初のイギリス人はウィリアム・スプロートといった。翌年の二月八日、ジョン・ジェームズというロンドン子が首都初の犠牲者となった。このときの集団感染は、収束する一八三三年までにイングランドとウェールズで二万人を超える死者を出した。一回目の大流行のあと、コレラは数年おきにめらめらと燃え上がってはそのたびに数百人の魂を墓場に送り、またしばらくどこかに隠れた。見えなくなったからといって安心はできなかった。一八四八年から四九年にかけての(8)集団感染はイングランドとウェールズの五万人の命を奪った。

こうした歴史のすべてが悪夢のようにミスター・Gにのしかかったにちがいない。彼の具合は木曜になってさらに悪化した。彼はおそらく夜中に嘔吐しはじめ、筋肉の痙攣《けいれん》と腹部の痛みを経験したことだろう。ある時点で、激しい喉の渇きに襲われただろう。だがこうした症状はどれも、ひどいというほどのものではなかったかもしれない。それよりも何よりも凶暴で明白な症状があったのだから。それは、小さな白い粒子が混じっているように見える以外は特別な色もにおいもない、大量の水が肛門から排出されるという症状だ。当時の医者はこれを「米とぎ汁様便」と名づけた。米のとぎ汁のような便が出はじめたら、数時間のうちにほぼ死ぬと考えられた。

ミスター・Gは身体的苦痛と闘いながらも、みずからの運命を鮮明に意識していたことだろう。コレラ特有の呪いのひとつは、病人は病状が末期になるまで意識がはっきりしていて、痛みも死期もしっかり感じながら死んでいくということだ。「タイムズ」紙はこの状態を数年前に特集記事でこう報じている。「体液が急速に噴出して、(9)体は空っぽに、ぐったりと動かぬ物体になりはてる……だが、生命装置が停止してしまっても頭の中は冴えきっている――生気のない瞳の奥でまだ光り輝いている魂は、おのれの屍《しかばね》を先に見ることになる」

金曜になるとミスター・Gの脈は打っているのかいないのかわからないくらいに弱り、乾燥した青い革のような皮膚が顔を覆っていたことだろう。彼の状態は、一八三一年のウィリアム・スプロート(10)についての記述とほとんどおなじだったと思われる。「顔の皮膚は縮み、目はくぼみ、唇は濃い青色、肘から下と膝から下も濃い青色で、爪は鉛色だった」

こうしたことはほとんどが推測であるが、ひとつだけはっきりわかっていることがある。それは金曜の午後一時、ルイス家の赤ん坊が静かに苦しんでいるころ、おとなりのミスター・Gの心臓は止まったということだ。コレラの症状が出てから二十四時間しかたっていなかった。それから数時間以内にソーホーの住人がさらに十数人死んだ。

細菌とは

ミスター・Gの症状について医学的な説明がなされた文献は存在しない。だが、それから百五十年たったいまなら、彼の健康な体が一日か二日でしなびた青い死体になったのはどういうことだったのか、説明することができる。コレラは細菌の一種で、DNAの鎖が入っただけの原核細胞からなる単細胞生物だ。原核細胞には真核細胞にあるような細胞小器官《オルガネラ》や細胞核がない。一方、ウイルスは単なる裸のDNAの鎖であって、宿主となる有機体に感染しなければ生き延びることも増殖することもできない。細菌はウイルスよりは複雑な微生物と位置づけられる。細菌は、数の多さからいっても地球上でもっとも成功した生物といえる。あなたの皮膚には一センチ平方あたり十万個ほどの細菌がいて、バケツ一杯の表土には数十億単位の細菌がいる。体長百万分の一メートルという極小サイズにもかかわらず、細菌は生物量《バイオマス》という点で最大規模の生物だという専門家もいる。

数以上に驚きなのは、細菌の生存形態がじつに多様だということだ。動植物や菌類など、より複雑な真核細胞でできている生き物はすべて、光合成と酸素呼吸という二種類の基本的な代謝機構にたよって生存している。クジラもクロゴケグモもアカスギの巨木も、多細胞生物は見た目もふるまいも多様だが、生存するための根源的なしくみは日光をとらえるか酸素を吸うかの二つに一つしかない。一方、細菌には、生存のためのしくみそのものに多様性がある。大気から窒素を吸収したり、硫黄からエネルギーを抽出したり、深海火山のわき立つ熱湯の中で生き延びたり、大腸菌のように人間の大腸に数百万単位で棲みついたりしている。細菌が開拓してくれた「代謝革命」がなかったら、地球にはそもそも私たちが呼吸するための空気も存在しなかっただろう。細菌は、ヘビ毒のようなごく一部の特殊な化合物を除く生き物のあらゆる分子を分解できるため、地球にとって不可欠のエネルギー提供者であり、またリサイクル業者でもある。スティーヴン・ジェイ・グールドが著書『フルハウス』(11)に書いているように、「恐竜の時代」や「人類の時代」は博物館のテーマとしては目玉になるが、現実には、地球には「細菌《バクテリア》の時代」という途方もなく長い時代が存在している。それこそ、地球がまだ原始スープだったときから現在にいたるまで。人間を含む残りの生き物はすべて、あとからの付け足しにすぎない。

コレラ菌の作用

コレラはコレラ菌によって引き起こされる病気だ。この細菌を電子顕微鏡で見ると、水に浮かんでいるピーナッツのように見える。湾曲した楕円形の本体に鞭毛《べんもう》という細いしっぽのようなものがついていて、この鞭毛がモーターボートの船外機のように動いて菌を移動させる。コレラ菌はそれ単体では人間に害をおよぼさない。百万個から一億個のコレラ菌が体内に入ってきて、さらに胃液の酸性度が弱くてコレラ菌を殺しきれなかった場合に、「感染」する。細菌の棲む微小世界《ミクロコスモス》における数量の尺度などすぐに理解できない私たちは、百万個と聞いただけで、そんなものが体内に偶然入ってくるはずはないと思ってしまいがちだ。でも、私たちがこの目で細菌の存在を確認できるとすれば、一ミリリットルあたり一千万個以上の細菌がいなければならない（一ミリリットルとは、コップ一杯の水のおよそ〇・四パーセントである）。ということはコップ一杯の水の中には、[12]たとえその水が一点の曇りもなく澄んでいるように見えていても、二億個のコレラ菌が知らないうちに入っている可能性があるのだ。

　コレラ菌に触れても、それだけでは病気にはならない。口から摂取してはじめて脅威となる。コレラ菌の目的地は私たちの小腸だ。そこで二方面の攻撃をはじめる。まず、ＴＣＰ線毛というタンパクがコレラ菌の増殖速度を急激に高める。コレラ菌はどんどん増殖して緻密に織ったマットのように固まり、そのマットが何百層も重なって小腸の壁を覆う。菌は爆発的に増殖しながら小腸細胞に毒素を注入する。このコレラ毒は、体内の水分バランスを保つという小腸の重要な代謝機能を壊す。小腸壁には二種類の細胞が並んでいる。ひとつは水を吸収してそれを体内に手渡す細胞で、もうひとつは余分な水分を排出する細胞だ。健康な状態だと小腸での水分吸収量は排出量より多いが、コレラ菌の攻撃にあうとそのバランスが逆転する。コレラ毒が細胞に作用して、大量の水を吐き出すように仕向けるのだ。最悪の場合、数時間のうちに体重の三十パーセントもの水分が出てしまう。一説には、コレラという名称はギリシャ語の

「雨どい」が語源だとされている。おそらく豪雨のときの雨どいを流れる水のようすがコレラになったときの下痢の症状と似ているからだろう。排出される液体の中には小腸の上皮細胞の薄片が混じっている。「米とぎ汁様便」という表現は、この薄片が白い粒子に見えるところからきているのだ。そしてこの液体の中には大量のコレラ菌も含まれている。コレラに感染すると最悪二十リットルもの水分が出ていくが、そこには一ミリリットルあたりおよそ一億個のコレラ菌がいる。

つまり、たまたま百万個のコレラ菌を飲みこんでしまったら、三〜四日のうちに一兆個の新しいコレラ菌を作り出すことになる。この微生物は人間の体を工場に変えて、自分たちを百万倍に増殖させているのだ。その工場が数日で機能しなくなっても気にしない。そのころにはたいてい、近くの別の工場で増産している。

コレラに感染した人の直接の死因を特定するのはむずかしい。人間の体は水分に依存しているので、短時間に大量の水分が抜けてしまえばほとんどの生命維持機構ははたらかなくなってしまう。脱水症状による死というものはある意味、地球上の生き物の原点に逆らうことの結果だ。私たちの祖先は最初、若い惑星の海の中で生まれ、その後一部が陸上に適応するようになったが、人間の体はまだ水生生物だったときの記憶をもっている。すべての動物の受精は液体のある環境でおこなわれるし、胎児は子宮の中で浮遊しているし、人間の血液は海水とほぼおなじ塩分濃度になっている。

「陸上生活に完全に適応した動物は、[13] かつての外部環境を内部に取りこむことでそれを成し遂げた」と、生物学者のリン・マルグリスは書いている。「水生微小生態系と完全に手を切ってしまった動物は存在しない……どれほど高く乾燥した山の頂にいても、どれほど近代化した都会のど真ん中にいても、私たちは海水とおなじ成分の汗をかき、涙を流す」

急激な脱水症状を起こすと、まず体内を循環している血液量が減る。その血液も水分が抜けて濃度が高まる。全体の血液量が減ると、心臓は心拍を速めて血圧を保ち、脳や腎臓など生命維持に不可欠な器官を守ろうとする。救命の優先順位《トリアージ》にしたがって、胆のうや脾臓《ひぞう》など優先度の低い器官から機能が停止してゆく。血管は手足の先から胴体に向かって閉じていき、それがひりひりとした感覚を作り出す。この段階では脳にはまだ十分に血液が送られているので、コレラの犠牲者は自分の体が順々に操業停止していくのをはっきり自覚させられる。

やがて心臓は十分な血圧を保つことができなくなり、血圧低下がはじまる。心拍は狂わんばかりに速くなり、腎臓も必死に水分をためようとする。このころになると意識は少しぼやけてくる。人によっては意識が朦朧《もうろう》としたり気を失ったりする。米のとぎ汁のような下痢は依然として続いている。このころまでにコレラの犠牲者は、およそ二十四時間で体重が十パーセント以上も落ちる。ついに腎臓が機能停止すると、体内はコレラの感染多発を呼び寄せる廃棄物だらけのロンドンの街の縮図のようになる。つまり、血液には老廃物がたまる一方となり、尿毒症が引き起こされるのだ。病人はついに意識不明か昏睡状態になり、生命維持器官はばたばたと閉じる。数時間のうちに病人は死ぬ。

一方、病人の周囲にある、シーツや米とぎ汁様便が入ったバケツや汚水溜めや下水道には、何兆個という新しい生命がいて、つぎの宿主の体内に入るのを待っている。

繁殖の条件

私たちはよく、微生物が「好む」環境という言い方をするが、微生物には自我はもちろん好き嫌いの感情などもあるはずがない。この場合の「好む」環境とは、種としての「好ましい結果が得られる」環境のことをいう。特定の微生物が特定の環境を好むのは、そこでなら効率よく繁殖ができるからだ。ブライアン・シュリンプは濃い塩水を好み、シロアリは腐りかけの木材を好む。ある生き物を「好み」の環境に置いてやるとその種は繁栄し、「好み」の環境から追い出すとその種は衰退する。

こう考えると、コレラ菌が何より好むのは、人間が定期的に他人の排泄物を摂取する環境だということになる。コレラ菌は空気感染しないし、体液の接触でも感染しない。感染できるとすれば、すでに感染した人が激しい下痢により排出した菌を別の人が口の中に入れる——たいていはコレラ菌に汚染された水を飲む——という「糞口感染」以外にない。人間が日常的に排泄物を摂取するような環境に置かれれば、コレラ菌はつぎつぎと小腸をハイジャックして子孫を増やし、大繁殖する。

ただ、人類の歴史の大半の期間において、糞口感染型の病原体の弱みは遠くまで移動できないことだった。文明の夜明け以来、人類はさまざまな文化を築いたが、他人の排泄物を食べるというのはどんな文化、民族でもタブーである。他人の排泄物を食べた人が遠くまで移動して、そこで排泄したものをまた別の人が食べるという可能性がほとんどなかった時代には、コレラは生まれ故郷の海水と淡水が混じったガンジス・デルタの近くにとどまって、プランクトンを食べながら細々と生きながらえるしかなかった。

コレラ感染者のすぐ近くにいる人にうつる可能性はあるにはあった。たとえば汚れた寝具を取り替える際に目に見えないコレラ菌にさわった人が手を洗わないまま食事をすれば、その人の小腸で増殖がはじまるかもしれない。だがこのルートは、コレラの観点からすると効率が悪い。激しい下痢を起こしている患者の便を安易にさわるほど無神経な人はそうそういない。それに、運よく指先に付着したコレラ菌が口の中に入れてもらえるまで生き延びられる保証もない。

こうしてコレラは数千年のあいだひっそりと暮らしていた。繁栄の障害となったのは、他人の排泄物をあえて食べる人はいないという点と、たとえそうしためったにない機会があったとしても、つぎにおなじ機会がいつめぐってくるかわからないという点だった。そのためコレラは、インフルエンザや天然痘のように地域の人口集団にあっというまに広がるということがなかった。

ところが、わずかな感染機会を利用しながらなんとか生き延びる苦労を何千年も重ねてきたコレラ菌に、降ってわいたような幸運が訪れた。人類はかつてないほど密集して都市に住むようになったのだ。四階建てのタウンハウスに五十人、一エーカーに四百人が暮らすようになった。都市は人間の排泄物であふれた。さらに、こうした都市どうしが大帝国と企業の船舶ルートでつながった。アルバート王子は万国博覧会の構想を発表したとき、「私たちはかつてないほどすばらしい時代の転換期に生きている。世界中の人びとがつながるという夢は、もはや夢ではなくなるのだ」と、理想に満ちた言葉を述べた。人類はこうしてつながっていったが、その結果はかならずしも「すばらしい」わけではなかった。デリーの衛生状態がロンドンやパリの衛生状態とつながるようになった。人類だけでなく人類の小腸もつながってしまったのである。

都市化と世界貿易が盛んになるとともに、「混線」が生じるようになった。そう、飲料水に下水が混じるようになったのだ。人の排泄物に含まれる小さな粒子を摂取することが異例ではなく日常の一部になった。コレラ菌にとっては吉報だった。

人口密集地での飲料水汚染は単に人間の小腸を循環するコレラ菌の数を増やしただけでなく、細菌の悪性度も高めた。これは病原体微生物の集団で以前から観察されていた進化原則のひとつだ。細菌やウイルスは人間よりもずっと速いスピードで進化する。細菌の生活環《ライフサイクル》は極端に短い。一個の細菌から数時間のうちに百万個の子孫が作り出されることもある。世代が新しくなるたびに遺伝子も新しく刷新される。現存する遺伝子の新しい組み合わせのこともあれば、成り行きまかせの突然変異のこともあるが。それに比べて人間側の遺伝子の変化は遅いことこのうえない。たったいま生まれたばかりの子どもがその遺伝子を新しい世代に伝えられる年齢にまで成長するには、最低でも十五年かかるのだから。

もうひとつ、細菌には人間にない強力な特性がある。人類を含む多細胞生物は遺伝子の伝達を、親から子へという一方向にしかおこなえない。だが細菌は、ミクロの世界で自由自在に遺伝子暗号《コード》の交換ができる。DNAの鎖の破片が近くを浮遊していれば、それをすぐに細胞内に取り入れて新しい機能にしてしまうのだ。私たちは遺伝といえば、親から子へDNAを伝える垂直伝達のことだと思っているため、この「コードをちょこっと借りてくる」という微生物のふるまいをすぐに理解できないかもしれないが、ウイルスや細菌の棲むミクロの世界では、遺伝子は見境なく移動し、ときに自滅をまねく新しい組み換えをおこない、ときに革新的な組み換えを目にもとまらぬ速さで成し遂げる。リン・マルグリスはこう述べている。「世界中の細菌は遺伝子プールに[15]自由に出入りして自身の遺伝子を組み換え、種全体を適応させてしまう。遺伝子組み換えのスピードは遺伝子変異のスピードよりも速い。地球規模の大きな変化があったとき、真核生物はそれに適応するのに百万年かかるところを、細菌はほんの数年でやってしまう」

このようにして細菌は、環境の変化に対応して驚異的な速度で自身の性質を進化させ、もっとも繁殖しやすい状態に落ち着かせることができるのだ。コレラ菌のような微生物というものは、微妙な「費用便益分析」を迫られる。数時間のうちに何兆個もの自身の複製を作る能力を獲得すれば、短期的な繁殖という点では成功するが、繁殖場所である人間を殺してしまう可能性も高める。人間が死んでしまったら、何兆個もの子孫も死んでしまう。子孫がそのまた子孫を作るためには別の小腸を探さなければならないが、新しい宿主を簡単に見つけることができない環境であれば、いまの宿主を簡単に殺さないほうがいいことになる。つまり、作る子孫の数を減らしてでも宿主をできるだけ長生きさせ、つぎの宿主に乗り移る機会を待ったほうが得策なのだ。

ところが飲料水に下水が混じる都会では、コレラ菌のジレンマはなくなる。つぎの宿主に簡単に乗り移れるから、どんどん子孫を作ってどんどん出て行こうとする。宿主の人間を長く生かしておく必要などない。繁殖力を抑える必要がなくなった細菌は、全エネルギーを繁殖に注ぎこんで暴れまわるというわけだ。

　もちろんこうした戦略は、個々の細菌の知能が展開しているものではない。コレラ菌という種の内部で、ある特性をもった株《かぶ》という集団が他の集団をしだいに駆逐するという方法で、種全体が進化していくのだ。新しい宿主への移動が困難な、つまり感染率が低い環境だと、繁殖力が穏やかな株が種の中で個体数を増やす。感染率が高い環境だと、繁殖力の強い、人間にとって悪性度の高い株が穏やかな株を駆逐する。個々の細菌は費用便益分析などやっていない。だが細菌は、その驚異的な適応能力のおかげで種全体で費用便益分析をしている。個体それぞれの生き死にが、ミクロの世界の「戦略会議」で投じられる票になる。単細胞生物の細菌に知能はないが、種としての「集団知」がはたらいているのである。

　一方、人間には知能があるが、それとて限界はある。人間の体験を通じて把握できる物事には知能を発揮できても、それ以外のこと、たとえば細胞の世界のことまで考えられるわけではない。人びとがロンドンをはじめとする大都市に集まってきたとき、必然的に生まれる有機性廃棄物を集めたり処理したりするしくみを作り上げたとき、河川から飲料水を引いて売ることを思いついたとき、人びとはその目的も手段もしっかり頭で考えて行動した。ところが、そうした行動が目に見えない生き物に決断を強いていることを知らなかった。それが細菌の個体数を増やし、細菌の遺伝子コードまで変えてしまうなど、わかろうはずがなかった。水洗トイレを使うことや私企業の水道会社から高い水を買うことをおぼえたロンドン市民は、より快適で贅沢な生活を享受できるようになったが、知らないうちにコレラ菌のDNAをより危険なものに組み換えていたのだ。

十九世紀の治療

ところで、人類に悲劇をもたらしてきたコレラという病気は、じつはあまりにも単純でローテクな治療法で対処できる。それは水だ。コレラに感染しても、水と電解質を経口または静脈注射で体内に補充するだけで立ち直ることができる。体から抜けた水分をもとに戻しさえすれば、患者は下痢という不快な症状に一時的に苦しみはしても、その後は回復する。このことを意図的に試した研究は過去にたくさんあり、効果は実証済みだ。そんな簡単な治療法なら十九世紀の医者でも思いついたのでは、とあなたは思っていることだろう。大量の水分を放出している患者の治療として、まず失った水分を補うというのはいかにも論理的ではないか。事実、一八三二年、トマス・ラッタというイギリス人医師は(16)イギリス初のコレラが大流行した数か月後にこの治療法を思いつき、患者の静脈に塩分を含ませた水を注射した。ラッタの試みと現代の治療法のちがいは投与量だけだ。完全に回復させるには数リットルの水分補充が必要となる。

悲しいかな、ラッタのひらめきはその後の数十年間に出現した、ありとあらゆる「コレラ治療法」の山に埋もれてしまった。産業革命の波に乗ってさまざまな技術が進歩したヴィクトリア時代だったが、医学だけは科学になりきれないでいた。当時の新聞や医学誌を読むと、さまざまな人が好き勝手に治療法の提案をしていたのがよくわかる。外科医、看護婦、特許薬とやらを売るいかさま師、公衆衛生役人、素人化学者がわれもわれもと「タイムズ」紙や「グローブ」紙に記事を書き、あるいはそうした新聞の個人広告欄を買ってまで、でっちあげの調合薬や怪しげな療法をさも効果があるように宣伝していた。

十九世紀半ばのヴィクトリア時代にこうした状況が生まれたのは、この時代に、医学は未熟なのにマスコミだけが成熟しているというギャップがあったからだ。これまでずっと家族や地域のあいだでしか伝えられてこなかった対処法や民間療法が、新聞の登場とともに公開討論の場にひっぱり出されるようになったのである。さらに、研究者が病気を分析して治療法を見つけ、医者がそうした研究結果に基づく治療法を施すという現代ならあたりまえの医学の役割分担は、ヴィクトリア時代にはまだできていなかった。医学界は育ちつつあった。医学誌「ランセット」の創刊がいい例だ――といってもその権威はいまよりはるかに低かったが。リウマチであれ甲状腺癌であれ

「治療」をするのに学位は必要なかった。一方、新聞には毎日、ときに滑稽でほとんど役に立たない、また証拠がないという点でいかさま師のいんちき療法と変わらない「治療法」があふれかえっていた。もっとも、医学界が無政府状態でいんちき療法が確立されていなかったからこそ、真に力のある人が体制を回避してのし上がることができた時代でもあったのだが。

いんちき療法の氾濫には予期せぬ副作用があった。それはその後一世紀以上も続くことになる修辞的宣伝法、いまでいうところの「メディアのビジネスモデル」の基礎を作ったのだ。十九世紀末までに特許薬メーカーは新聞事業の筆頭広告主となっていて、歴史家トム・スタンデージは「特許薬メーカーは商標と宣伝、スローガン、ロゴの重要性にはじめて気づいた業種で……薬の製造コストそのものはほとんどかからなかったので、そのぶんマーケティングに多額の資金を投じることができた」と分析している。(17) 現代消費社会はイメージに本質以上の付加価値がついていて、マーケティングのメッセージという実体のない燃料がつねに人びとの欲望を焚きつけていると、私たちはいやというほど聞かされているが、そのはじまりは、ただ同然の霊薬に修辞を凝らした治療効果を並べたてていたヴィクトリア時代の新聞記事にあったのだ。

驚くことはないが、特許薬業界は十九世紀最大の厄介な病気の治療薬をあれこれ考えた。一八五四年の各紙の広告欄を読んだ庶民は、こんな薬がたやすく手に入るようになればコレラなど恐れるに足らずと無邪気に信じたかもしれない。

熱とコレラには[18]「サンダーズの抗悪臭液」で病んだ部屋の空気の消毒を。この強力な消毒剤は瞬時に悪臭を消し、部屋の中をさわやかな香りで包みます。——香水師J・T・サンダーズ。オックスフォード・ストリート三一六B番地。その他、あらゆる薬品と香水をご用意しています。価格は一シリング。

現代の私たちならこんな宣伝など一笑に付すだけだろうが、当時の市民はまじめに反応して、この種の高価な治療薬が下層階級の手に届かないことの不公平を訴える投書が相次いだ。

拝啓。近頃、ヒマシ油[19]の価格が高すぎるという今日的な話題にたいする貴紙への投書を興味深く拝見しております……この街で、ある薬剤師が勇気をもって、最高級の常温抽出ヒマシ油を一オンスあたり一ペニーで売る用意があるとの張り紙を壁という壁に掲げたという話を読みますれば、他の者たちもその男に追随するのではないかという希望を感じさせられております。この商品を一オンスあたり三ペンスでなく一ペニーで売っても損はしないという事実を薬剤師自身が腹蔵なく世間に公表したということは、この種の商売人が過去何年もヒマシ油を貧乏人に高く売りつけて濡れ手で粟の大儲けをしていたことの証拠にほかならぬと考える次第でございます。

私たちはこの文章の中に、もうひとつ現代に通じるものを感じる。多国籍製薬会社が暴利をむさぼることへの市民の激怒だ。しかし現代の巨大製薬会社《ビッグ・ファーマ》は、ともかく効くものを売っている。ヒマシ油は、小腸を刺激して下痢を誘発する下剤として昔から使われていたものだ。そのヒマシ油に法外な利益を上乗せして売ることと、慈悲心を発揮して庶民に安く売ることのどちらの罪が重いかは判断しがたい。庶民は少なくとも、ヒマシ油が高価だったおかげで症状を悪化させるような毒を飲まずにすんだのだから。

医学界の権威者が書いた投書も殺到した。この場合は金儲けよりはむしろ、自分たちの考えた治療法を自慢したり、他人の考えた治療法をけなしたりするのが目的だったようだ。一八五四年八月十八日付の「タイムズ」紙には、ロンドン警察の外科医長官G・B・チャイルズがコレラの典型的な症状、下痢にたいする「絶対確実な」治療法を書いて紹介した。

貴紙のコラムに小生が[20]これまで推奨してきたエーテルとアヘンチンキの効用を再度お知らせしたく、また同薬が胃に入ったときの作用機序をご説明したく存じます。もしその効用を確実に証明するものがさらに必要だということでございますれば、そのような懐疑的な方々にはぜひ、お近くのロンドン警察派出所を訪ねて、そこに常備されている薬が何か、警察官たちがどれだけ満足しているかを尋ねていただければご理解いただけるものと存じます……何はともあれ病人には、時間のかかる不確実な工程、つまり消化という工程を必要としない薬を処方すべきと考えます。アヘンの特性の何が貴重かと申しますれば、またそのことが警察官たちに知れ渡っておりますなら、その特性をすぐにでも使うべきと心得ます……これらの療法を貴紙の読者の方々にぜひともお知らせすべく、また公人の一人として公務を遂行すべく、このような投稿をさせていただいた次第にございます。

こうしたもったいぶった書き方はこの分野の典型的な文体なのだが、そのことを差し引いて要点を抽出すれば、この警察のお偉いさんは結局、上へ下へとひっくり返っている腹をなだめるにはヘロインを飲むのがいちばんと日刊紙に書いているのだ。そしてもし読者がそれを信じないのなら、近くの交番に行って自分の目と耳で直接確かめろと言っている。麻薬を使うことの是非はともかく、この言い分には医学的な利点がまったくないわけではない。アヘン乱用の副作用のひとつは便秘になることなのだから。

ともかくコレラの治療法は当時の新聞にかならず出てくる話題、終わりなき論争のテーマだった。ある医師が自分が作ったアマニ油と熱湿布の効用を火曜日に発表すると、別の医師が木曜日にこの治療法を実践したのに死んだ患者のリストを発表するというように。

拝啓。ドクター・ジョンソンの(21)報告によるコレラにヒマシ油を使用することの良好な結果を拝読し、早速、小生は彼の療法を実行に移しましたが、残念ながら失敗に終わっております……

拝啓。貴紙の読者にはどうか、アヘンがコレラ予防に効く、あるいは疫病の流行を食い止めるなどという無責任な投書の内容に影響されないよう、ぜひとも注意を促されたし……

医学界の権威者どうしの紙上論争はやがて、自己風刺の域にまで達してしまった。ブロード・ストリートでコレラが大発生した週の「パンチ」誌は、「医者でさえ意見が分かれているのにだれが判断できるのか」と題する論説を載せた。

大勢の医者が新聞に書きたい放題しているのを読まされるのはもううんざりだ。私たちの朝食テーブルに毎日「けがらわしく不快な話題」を届け、読者の健康と忍耐と神経を危険にさらす新聞の現状をこのままにしておいてよいものか。医者が新聞に書いたコレラの治療法に医者が同意するならまだわかる。だが、ある医者にとって「安全で確実な薬」が別の医者にとって「致死的な毒」で、今日の特効薬が明日の毒薬となるのなら、私たちは医者の指示に従うのは危険きわまりないと言われているようなものである。(22)

医者たちが提唱するコレラの治療法の多様さは、特許薬のメーカーや市民が好き勝手に新聞に投書する意見の多様さと変わりはなかった。たとえば、体の均衡を乱している体液を取り除くことで病気は治るという古代ギリシャ時代から続く「体液説」に基づいて、コレラ患者の血をヒルに吸わせる療法がほどこされることがよくあった。脱水症状のせいで血液の粘度が異常に増しているというのに、さらに血を抜こうというのだ。また、大量の下痢のせいで脱水症状になっているというのに、ヒマシ油などの下剤をあたえてさらに症状を悪化させてしまう医者もたくさんいた。また、ブランデーには脱水作用があるにもかかわらず、それを患者に勧める医者も多かった。どれも病気と変わらないくらい体に悪い治療法だが、コレラにたいしてはとりわけ、コレラ特有の症状である水分の喪失に手を貸すという点で悲惨だった。効果があったように見えた治療法があったとすれば、それはたいてい偽薬《プラセボ》効果だった。そして民間療法と怪しい霊薬とエセ科学的処方薬の洪水の中で、患者はほんとうに必要な手当て、つまり水分の補充をされることはなかった。

あたり一帯に死神が

金曜の朝、死の恐怖の感覚はゴールデン・スクエア界隈の外側にはまだ伝わっていなかった。連日の猛暑はついに途切れ、ロンドンには青く澄んだ空にひんやりとした風が吹きはじめた。「モーニング・クロニクル」紙のコレラについての記事は、クリミア戦争[23]の形勢に重ね合わせた楽観的な調子で書かれていた。「危難の八月からようやく抜け出したいま、当該地における悪疫の衰退と平常化の回復に希望がみられる。コレラが最悪の状態を脱したことに疑いの余地は少なく、我が軍の惨害は範囲と程度の両面で緩和に向かうであろう。やや遅れて襲われた一群もまた、いまや混乱の危機を通り抜けたと思われる」

しかしゴールデン・スクエアに住む人びとにとって、死の恐怖は現実だった。集団発生は木曜深夜の数時間前に新たなピークを迎えた。数時間のうちに数百人がばたばたと発症し、多くの場合、家族全員が暗く窒息しそうな部屋で同時に衰弱していった。

　ブロード・ストリートの大疫病にまつわる話はどれも悲しくつらいが、部屋の中で家族全員が同時に衰弱していくという状況ほど聞くに堪えないものはない。現代の先進国でも家族全員が一度に死ぬことはもちろんあるが、たいていは交通事故や飛行機の墜落、自然災害など数秒か数分のうちに片がつく。ゆっくり苦しみ悶えながら、自分たちの運命をはっきり知りつつ家族全員で死んでいくことほど暗澹たるものはないだろう。今日の世界でも一部の地域でこうした悲劇がまだ日常的に起きているのは、じつに悲しく恥ずかしいことである。

　セント・ルークス教会副牧師の[24]ヘンリー・ホワイトヘッドのいつもの巡回は、一夜にして通夜《つや》回りとなってしまった。夜明けに、四人が死にかけているという家に呼び出された。四人の肌はすでに硬く、青くなっていた。その朝ホワイトヘッドが訪ねた家はどこも似たような状況で、あたり一帯が死神にとりつかれているようだった。彼は正午前にセント・ルークスの別の副牧師と聖書朗読者とすれちがったが、二人からも同様の惨状を聞かされた。

　ホワイトヘッドはグリーンズ・コート裏手のピーター・ストリート沿いの四軒を見回り、そこでこの病気が猛威をふるっているのを確認した。住人の半分がここ二十四時間以内に発症したようだった。グリーンズ・コートの北側に位置する、ピーター・ストリートでいちばん広い家でも十二人の住人全員が死に向かっていた。ところが、グリーンズ・コートの狭苦しく不潔な一帯そのものはおおむね無事のようだった（二百人いた中で、その後死ぬのはたった五人だ）。ホワイトヘッドはそのあたりでいちばん汚い家にも立ち寄ってみたが、不思議なことにそこの住人は全員がぴんぴんしていた。

この対比は鮮烈だった。とくにピーター・ストリートの四軒は一八四九年の地域調査でその清潔さが表彰されていて、グリーンズ・コート一帯は不潔以外の何物でもないとされていたのだから。どうやら住居の不潔さと病気の発生に関連性はないらしい、とホワイトヘッドは気づきはじめた。

こうした分析ができたのは、この若い副牧師の性格によるところが大きい。まず、彼には大混乱のさなかでも失われない冷静さと好奇心があった。さらに定説に疑問をもつ姿勢、少なくとも定説よりも経験に基づく判断を信じる姿勢があった。おまけにこの場合の経験に基づく判断には、彼が付近一帯と住民をじかに知っているという強力な裏づけがある。彼が疫病大流行の初期に不潔さと発症率が一致しないことに気づいたのも、以前からどの家の衛生状態がよくて、どの区画が不潔かを詳しく知っていたからだ。こうしたことを知っていなければ、そもそもこの二つの要素を比べようとも思わなかっただろう。

　その日、ソーホーの街路で疫病拡大の謎を分析しようとしている人間は他にもいた。ソーホー東側のディーン・ストリートに自宅があった軍医ジョン・ロジャーズは、土曜の夜明け前に、それまでの二十四時間に病に伏した患者を全員見舞うスケジュールをこなそうと、ベリック・ストリートを番地の逆順に北上した。ロジャーズはコレラの集団発生をこれまでも見てきていて、すぐにぴんと来た。今回はいつもとちがう、何か例外的なことが起こっている。いままでのコレラ発生時には、これほど短期に集中して襲われることはなかった。何千人もの命が奪われたといっても、数か月、数年かけてのことだ。ところが今回は、一夜にして一家全員がやられるという話を続々と聞かされる。伝播と進行が異常に速い種類のコレラらしい。ついさっきまでぴんぴんしていた人が、十二時間後に死んでいる。

　ロジャーズはベリック・ストリート六番地を通りかかった。そこはロジャーズが仕事がらよく知っているハリソン外科医が住んでいるところだ。ところがその家の前を横切ったとたん、強烈なにおいに襲われ、彼は思わず歩道にかがみこみ、かろうじて嘔吐をこらえた。彼はそのときのことをのちに「ロンドンで、これほど胸くそ悪いにおいを嗅いだことはない」と記している。ロジャーズは気を取りなおして立ち上がり、あたりを見回した。悪臭は、豪雨時に雨水を排水溝に誘導するよう設計された道の脇のマンホールから出ているようだった。彼は逃げるようにその場を立ち去った。あのにおいは六番地の全住民にいきわたっているにちがいないと確信しながら。

数時間後、ロジャーズはハリソン外科医が明け方に死んだという知らせを受けた。彼はそれを聞くなり、「あの穴のにおいにやられおったか！」と叫んだ。そして、周囲で起きている惨事は街の不衛生な状態のせいだと怒った。ベリック・ストリート六番地のほかの七人の住民も週末までにコレラに倒れ、一人を除いて全員死んだ㉕。ブロード・ストリート四十番地に話を戻すと、ルイス家の赤ん坊はその夜、もはや泣く力もなくなっていた。夜が明けた午前中に両親は週の前半にその子を診てもらったウィリアム・ロジャーズを呼んだ。だがロジャーズが到着した午前十一時すぎ、赤ん坊は死んでいた。

その日の午後、ホワイトヘッドはある六人家族を訪ねた。その家族の名前は記録にないため、ここでは仮にウォーターストーンとしておこう。ウォーターストーン家はゴールデン・スクエアのはずれにある一階の三部屋続きの貸し部屋に両親と成人した息子二人、十代の娘二人で暮らしていた。ホワイトヘッドが到着したとき、いつもは朗らかで元気だった若いほうの娘が、苦しく眠れない夜を過ごしたあと意識混濁に陥っていた。彼女は中央の部屋で、二人の兄と、勇敢にも手を貸してくれている隣人一人に囲まれていた。ホワイトヘッドが男たちに静かに話しかけると、少女は意識を取り戻した。

彼女は首をもちあげて、お母さんとお姉さんはどうしてるのかと尋ねた。兄たちは黙っていた。少女は部屋の両横にある二つの閉じた扉に視線を走らせた。言葉で説明してもらう必要はなかった。扉の向こうには棺があることを彼女は知った。父のすすり泣きが聞こえた。父はよろい戸を閉めた隣の部屋の暗がりの中で、死んだ妻の上にうつ伏しているにちがいない。

あたり一帯の家の半分はよろい戸を閉めていた。苦しみを家の中に閉じこめるために、あるいは、何であれ周囲の悪疫が家の中に入ってこないよう遮断するために。外は、不釣合いなほどまぶしい夏の午後で、ベリック・ストリートの北の端には、この通りがコレラに襲われたことを示す黄色い旗が立てられていた。もっともそんな目印は無用だった。通りを見れば、荷車に積まれた死体が運び出されていくのがいやでも目に入るのだから。

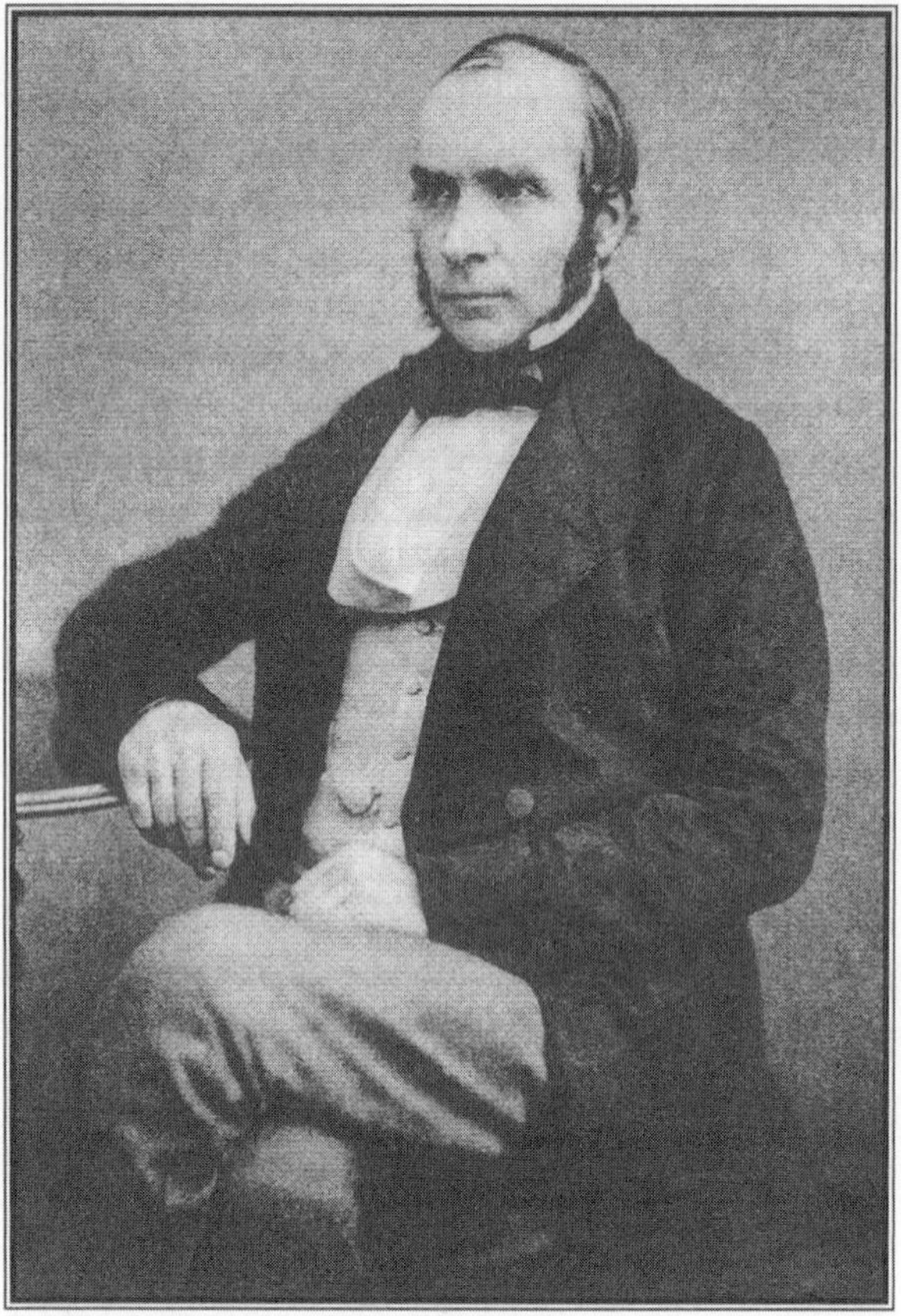

ジョン・スノー

九月三日　日曜日
探偵、現る

　日曜の朝、ソーホーの街路は奇妙な静寂に包まれていた。いつもの露天商たちによる混沌は影も形もなく、住民の多くはここから出て行くか、あるいは扉の内側で身悶えしているかのどちらかだった。過去二十四時間で七十人が死に、数百人がいままさに死の淵をさまよっていた。ブロード・ストリート四十番地の前のポンプには、浮浪者がぱらぱらとやってくるだけだった。路上で見かけるのは、せわしなく巡回する聖職者と医者くらいなものだった。

　疫病発生の話はロンドンの内外に伝わった。数日前にウォーダー・ストリートでプディングを食べた化学者の息子は、日曜にウィルズデンの自宅で死んだ。避難してくる人を受け入れる側は、自分たちの地区がつぎのゴールデン・スクエアになるのではないかと戦々恐々とした。一教区で七十人もの死者が出るなど、いくらなんでも異常だ。これまでにコレラが流行したときも犠牲者の数が最終的にそこまでになることはあったが、それには何か月もかかった。ブロード・ストリートのコレラ菌株は――それがどこから来たものであれ――たった一日で信じられないほどの威力をふるっている。

病死者が出るのはほぼ五区画の範囲内だったとはいえ、ソーホーの残りの地区は厳戒態勢となっていた。多くの人は身のまわりのものを鞄《かばん》につめて郊外やロンドンの他の地区に住む友人、家族のところに向かい、残った者は扉に鍵をかけて窓のよろい戸を閉めた。そして大部分の人は、何が何でもゴールデン・スクエア界隈には足を踏み入れまいとした。

ところが、ここの界隈に詳しい一人の男が、(1)ソーホーの南西、サックヴィル・ストリートの自宅からこの状況を熱心に見つめていた。彼はたそがれ時に家を出ると、人《ひと》気《け》のない通りを抜けて疫病の中心地へと歩いていった。ブロード・ストリート四十番地に到着すると、足を止め、暮れなずむ空の明かりの中で数分間、ポンプを調べた。その井戸水を汲んで瓶に入れ、数秒じっと睨んでから、彼は向きを変えてサックヴィル・ストリートに戻った。

無口な禁酒主義者

ジョン・スノーはそのとき四十一歳。三十代前半以降は仕事でめざましい業績を上げていた。当時の医学界の人間や公衆衛生改良運動家の大半がそれなりの家柄の出身者だったのにたいし、スノーはヨークシャーの労働者の長男として生まれた。真面目で物静かなジョン少年は身分をかえりみず知的な野心をいだき、十四のときにニューカッスル・アポン・タインの外科医の徒弟となった。十七でジョン・フランク・ニュートンの一八一一年の著書『自然への回帰、菜食主義の勧め』を読んで感銘し、すぐに自分も菜食主義者に転向した。(2) それからしばらくして厳格な絶対禁酒者となった。その後死ぬまで、彼は基本的に肉とアルコールを口にしない食生活を貫《つらぬ》いた。

スノーはニューカッスルで徒弟をしているとき、一八三一年にイギリスを襲ったコレラ禍を間近で体験した。近隣のキリングワース炭坑内で起きた集団感染の生存者を手当てしたのだ。若きスノーは炭坑の劣悪な衛生状態を目の当たりにした。坑夫は体を休めるための場所さえあたえられず、食事も排泄も暗く息苦しい坑内の作業場でさせられていた。コレラの流行は自然に広まるものではなく、極貧労働者が強いられている社会的状況から生まれるのではないかという考えが、スノーの脳裏にぼんやりと浮かんだ。その考えは本人もまだ完全に自覚していたわけではなく、ましてや理論などと呼べるものではなかった。それでも彼の頭の中にはその後も残った。

十九世紀前半に医学を目指そうとする若いイギリス人には、大きく分けて三つの進路があった。まずは、薬剤師の徒弟になって修業し、薬剤師協会の免状を得て、医者の処方する薬を調合する資格を得るという道筋だ。いくらか現場経験を積んだあと独立して開業し、おそらくは簡単な外科手術や歯科治療を副業にしながら、効き目不詳の薬を患者にあたえる。もう少し野心が強い若者は医学校で勉強し、王立外科医師会の認可を受けて正式な一般開業医または外科医となり、風邪の治療から手足の切断手術までさまざまな仕事をこなす道を目指す。それよりさらに上には医学博士(3)という大学の学位があり、これを取得した者は外科医や薬剤師より一階級上の「内科医」を名乗れることになる。大学の学位をもっていると民間病院への扉が開かれ、そこで金持ちの後援者と知り合える。

スノーは早くから、田舎の薬屋になるよりずっと上を目指したいという野心を意識していた。一八三五年にヨークに戻ったときには、その地で高まりつつあった禁酒運動に一時傾倒したものの、二十三歳になると十九世紀教養小説の「古典的な道程」をたどる決心をした。すなわち、偉大なる夢をいだく地方青年は名を上げるために大都会に出て行くことにしたのだ。ロンドンまでのスノーの旅路は熱意あふれる若い医者予備軍の典型で、彼は馬に乗ることも馬車を使うこともせず、曲がりくねった二百マイルの道のりを独り歩いた。

　ロンドンに着くとスノーはソーホーに落ち着き、ハンテリアン医学校に入学した。二年以内に薬剤師と外科医の免状を得ると、ゴールデン・スクエアから東に徒歩五分のフリス・ストリート五十四番地で開業した。当時、医者として店《ショップ》を構えるには相当の起業家精神を必要とした。ロンドンの新興中流階級の競争は激烈で、スノーの店の周囲数区画で他に四人の外科医と、ソーホーの反対側のゴールデン・スクエアに一人の内科医が開業していた。これほど多くのライバルが近くにいるにもかかわらず、スノーは自分の店をすぐに軌道にのせた。彼は親しみやすく会話上手な町医者ではなく、患者に接するときも無口で感情を表に出さなかった。それでも彼は優秀な医者で、観察力が鋭く、頭の回転がよく、そして過去の症例にたいする並外れた記憶力をもっていた。彼は当時の迷信やドグマにとらわれることはなかったが、そこはまだヴィクトリア時代のこと、概念上の行きづまりと医療の曲解によって、彼の能力は否応《いやおう》なく制限されていた。顕微鏡でやっと見ることのできる小さな「虫」が病気を広めているという考えは、当時の大半の開業医にとって妖精の存在とおなじくらい「いかにもありそうだがありえない」話にすぎなかった。そしてロンドン警察の外科医長官G・B・チャイルズによる「タイムズ」紙への投書からもわかるように、あらゆる病気にアヘンチンキが恒常的に処方されていた。ヴィクトリア時代の医者の決まり文句はこうだ。アヘンを二、三回飲んで、翌朝、私を呼ぶように。

見るからに社交が苦手なスノーは、仕事以外の時間をみずからの外科技術訓練と、究極の野望に向けての布石作りに費やした。彼は地元の新聞に、当時の医学と公衆衛生にかんする問題への所見を書きはじめたのだ。初の論文は死体の保存に[4]砒《ひ》素《そ》を使用することについてで、一八三九年の「ランセット」誌に掲載された。彼はその後十年間に五十本近くの文献を発表した。テーマは鉛中毒から死産の赤ん坊の蘇生、血管、猩紅熱《しょうこうねつ》、天然痘と多岐にわたっていた。彼は「ランセット」に未成熟な科学を批判する文章をつぎからつぎへと送りつけた。その数のあまりの多さに閉口した編集長はついに、「スノー氏におきましてはその精力を、[5]他人の生産物を批判することよりも、ご自身の生産性を向上させることに注ぐべきと思われます」という遠まわしな苦言を誌上に載せた。

　スノーはもちろん、生産性の高い人間になるつもりでいた。その目標への足がかりとして上級学位の取得を見据えた。一八四三年、彼はロンドン大学で医学士の学位を取った。一年後には難関の医学博士の試験に合格、堂々たるドクター・ジョン・スノーとなった。彼はこの時点ですでに目を見張るような出世物語を成し遂げていた。一介の労働者の息子が開業医として成功した上、研究者と講師という将来まで約束されたのだ。彼はかつての恩師の勧めによりウェストミンスター医師会に加入するや、そこですぐに一目置かれる存在となった。こうした快適な場所に落ち着いた内科医の多くは、金回りのいい客を紹介してもらったり社会的地位を高めたりすることに専心しがちだ。だがスノーはロンドンの上流階級の虚飾にとらわれてはいなかった。彼が何より求めていたのは、疑問にたいする答えであり、また当時の医学界の盲点となっているところを埋めることだった。

スノーはその後の人生を開業医として過ごしながらも野望を失うことなく、さらに名を上げるには診療所の中でぬくぬくとしているだけではだめだと知っていた。そして野望を追求するからには低い目標では満足できなかった。時代のもっとも冷酷な殺し屋と戦う、それこそが自分の使命と心得ていた。しかしコレラと対峙する前に、ジョン・スノーはまず、ヴィクトリア時代の医学で何より欠けていた分野、疼痛《とうつう》管理に狙いを定めた。

麻酔法の確立

ヴィクトリア時代の人びとにとって、外科手術ほど野蛮な身体的苦痛はなかったと言っていいだろう。麻酔というものがまだ存在しなかったこの時代に、副作用などおかまいなしにアヘンかアルコールで気を紛らわさせているあいだにおこなわれる外科手術は、最強最悪の拷問に匹敵した。外科医の腕には何よりスピードが求められた。

手術時間が長引くことは、医者にとっても患者にとっても耐えられなくなることを意味していた。両者の苦悶を最小限にするため、現在なら数時間かかるような手術が三分かそれ以内でおこなわれた。「かぎタバコを一服するあいだに肩の切断手術をやってのける」と吹聴する外科医もいたほどだ。

一八一一年、イギリスの女流作家で長らくソーホーに住んでいたこともあるファニー・バーニーはパリで乳房切除手術を受けた。彼女はその体験を女きょうだいあての手紙に書き残している。鎮痛剤としてワイン・リキュールだけを飲まされた彼女は、七人の医者が彼女の家の中に組み立てた仮設手術室に押しこめられた。そこには圧定布と包帯、そしてぎらぎらと光る外科道具が用意されていた。間に合わせのベッドに横たわった彼女の顔に、医者は軽くハンカチをかぶせた。「残忍なナイフが胸に突き立てられて、(6)静脈と動脈、肉、神経を切り裂いていくとき、私は叫ばずにはいられませんでした。切断されているあいだずっと叫び続けていましたから、その大音響で自分の鼓膜が破れなかったのが不思議なくらいです。あまりの激痛……ナイフが胸骨にささり、骨がえぐられるのを感じました。言語に絶する責め苦の中で、手術は進められたのです」。彼女は気を失う直前に主治医の顔を見た。「私とおなじくまっ青で、皮膚には血管が浮き出ていました。彼の顔に浮かんでいたもの、それは悲しみと不安、そして恐怖です」

一八四六年十月、アメリカはボストンのマサチューセッツ総合病院で、ウィリアム・モートンという歯科医がエーテルのガスを麻酔に使った初の公開治療をした。その噂はすぐに大西洋を越え、十二月の半ばにはロンドンの歯科医ジェームズ・ロビンソンが自分の患者にエーテルを使いはじめ、それを数人の医学関係者の立会いのもとでおこなった。十二月二十八日、彼はふたたび完璧な抜歯を実演した。それを見守る立会い人の中に、観察力鋭く物静かなジョン・スノーが混じっていた。

新年になるとエーテルをめぐる興奮は医学界から一般の新聞雑誌に飛び火した。「パンチ」誌は、文句や愚痴ばかり言っている妻にはエーテルを一吹きするといいという揶揄《やゆ》をこめた論説を掲載した。しかし、この奇跡の麻酔剤は実際に患者相手に使うとなるとあてにならなかった。ある患者には完璧に効く。手術中ずっと眠りについていて、終わって数分後に目覚めたときには何の記憶もなく、痛みの感覚を大幅に抑えることができた。一方、うまく眠りに落ちなかったり、手術の最中に目が覚めてしまったりする患者がいた。そして、二度と目覚めない患者も少なからずいた。

スノーはこのエーテルの信頼性のなさを用量の問題だと推測し、その最適な用量を割り出すための実験に乗り出した。黎明期には室温など考慮されないまま使われていたエーテルだったが、スノーは以前の研究から気体の濃度が温度により大きく変動することを知っていた。事実、寒い部屋でエーテルを嗅がされた患者は、暖炉の火のあるあたたかい部屋でエーテルを嗅がされた患者よりもずっと少ない用量で効果が出る。スノーは一月半ばには、「エーテル蒸気の強度算出表」をまとめた。気温が華氏二十度上がるごとに、用量は二倍近くにするというものだ。「メディカル・タイムズ」誌は一月末に、スノーが作ったこの表を発表した。

スノーはエーテルの特性を数値で割り出したデータを集めると同時に、ダニエル・ファーガソンという外科器具製作者と共同で、エーテルを嗅ぐ量を調節できる吸入器を作った。このアイディアは有名なジュリアス・ジェフリーのエーテル蒸気吸入器に採用された。器具中央にある金属製コイルにガスを通すと、ガスは患者の口に達するまでに金属に長くさらされる。器具自体を湯であたためておくと、その湯の温度が金属製コイルに伝わり、ひいてはエーテルガスの温度となる。医者が管理しなければならないのは湯の温度だけで、あとは器具がやってくれる。エーテルの温度管理ができるようになると、医者は適正用量をほぼ確実に決められるようになった。スノーはこの器具を、一八四七年一月二十三日にウェストミンスター医師会で初公開した。

このころのスノーの生産性は、エーテル麻酔法という概念自体が三か月前までなかったことを考えるとまさに驚異的だった。エーテル法をはじめて目にしてから二週間以内に気体の基本的特性を見出しただけでなく、それを使うための最先端の医療機器まで作ってしまったのだから。といっても、この時点で彼の麻酔研究はまだ入り口にすぎなかった。その後数か月をかけて彼はエーテル麻酔法の生物学、すなわち、最初にガスが肺に入り、血流に乗り、神経を麻痺させるという作用を追いかけた。一八四七年の後半にもうひとつの麻酔法、クロロホルム法が登場して医学界がそちらに関心を移したときも、スノーはその特性の研究に没頭した。そして一八四八年末に、『外科手術におけるエーテル蒸気吸入について』と題する麻酔の理論と実践にかんする研究論文を発表する。

　スノーはこの新興分野で好スタートを切ったわけだが、その研究をほとんどすべて自宅でおこなっていた。彼はフリス・ストリートの自宅に小さな動物園を作って、鳥やカエル、ネズミ、魚を飼っており、そうした動物相手にエーテルやクロロホルムの用量を変えては反応を観察していた。診療行為を実験データの材料にもしたが、それ以上に自分自身を実験台にした。絶対禁酒主義者で当代随一の医学精神をもったスノーが一人黙々とエーテルとクロロホルムの実験に没頭するというのは、なにやら滑稽で多分に皮肉めいてもいる。彼はロウソクの灯りだけをたよりに、ゲコゲコと鳴いて飛び跳ねるカエルたちの中にぽつんと座る。最新式の吸入器をいじって数分後、彼は口金を自分の顔に固定してガスを放つ。数秒で彼の頭は机に突っ伏す。[7] そして数分後、彼は目覚め、時計を見て意識を失っていた時間を計る。彼はペンを取り、そのデータを記録するのだ。

統合的な思想家

エーテルとクロロホルムに通じていたことは、スノーをロンドン医学界の新しい階層に導いた。この街で一番人気の麻酔医となった彼は年に数百件の手術を補助した。一八五〇年代になると、医者たちは出産時の陣痛緩和にクロロホルムを勧めるようになった。ヴィクトリア女王は一八五三年に八人目の子どもを出産したとき、科学心旺盛なアルバート王子にうながされてクロロホルムを試すことにした。女王が麻酔医にだれを指名したかは言うまでもない。スノーはそのときのことを、自身の症例記録にいつもよりやや詳しく記している。もちろん、あくまで専門家らしい文体で。

四月七日木曜日(8)。分娩室にて女王にクロロホルムを処方。日曜より軽い痛みが続いているとのこと。今朝九時ごろドクター・ロコックが呼ばれた際には強い痛みがはじまっており、彼は子宮口が少ししか拡張していないのを確認する。私は十時すぎにサー・ジェームズ・クラークから連絡を受け、宮殿に赴く。そしてサー・ジェームズとドクター・ファーガソン、ドクター・ロコックとともに女王の近くの居室で十二時まで待機。女王の居室の時計が十二時二十分を指したとき、私は畳んだハンカチに〇・九ミリリットル程度の少量のクロロホルムを垂らして、痛がる女王に嗅がせる。クロロホルムの処方を開始したのは分娩第一期がほぼ終わるころである。女王陛下はこれにより苦痛から大いに解放され、子宮収縮時の痛みをほとんど感じなくなり、収縮期と収縮期のあいだは完全に安らいでいた。クロロホルムが意識を失うほどまでに効くことは一度もなかった。ドクター・ロコックは、クロロホルムを使用すると痛みと痛みの間隔が延びて、そのため出産が遅れると考えていた。新生児は部屋の時計で一時十三分（予定時刻の三分前）に誕生。クロロホルム吸引時間は五十三分。すぐに胎盤が出てきて、女王はにこやかにクロロホルムへの満足の意をあらわした。

スノーの麻酔研究は、彼の社会的地位を下層階級出身の外科医からヴィクトリア朝ロンドンの頂点へと引き上げた。しかし、彼の研究が成し遂げたもっとも象徴的なことは、社会階層を越えたことよりも、彼の精神が「知識階層」を楽々と越えたことのほうだろう。スノーは真に統合的《コンシリエント》な思想家だった。統合《コンシリエンス》とは、ケンブリッジの哲学者ウィリアム・ヒューエルが一八四〇年代に提唱し、最近になってハーヴァードの生物学者[9]E・O・ウィルソンが大衆に広めた概念だ。ヒューエルは、「帰納の統合は、ある分野の事実から得られた帰納が別の分野の事実から得られた帰納と一致したときに起こる。したがって、統合はそれが起こる理論が真実かどうかを試すものとなる」

と書いている。スノーの研究はつねに異なる分野に橋を架けるものだった。彼は当時まだ実用的な科学として確立していなかった複数の分野を、ある分野の調査データを使って別の分野の現象を予測するという方法で統合した。エーテルとクロロホルムの研究においては、彼は気体の分子特性から、肺の細胞と血流との相互作用や、その特性が体全体を循環するしくみ、生物学的変化によってもたらされる心理的効果にまで橋を渡した。彼はさらに自然界を超えて、麻酔吸入器という器具の技術設計にまで入りこんだ。スノーは個人や孤立した現象に興味はなかった。異なる分野をつなぐ鎖やネットワークに関心があったのだ。彼の思考は分子から細胞へ、脳へ、機械へと自由に行き来した。(10) こうした統合的な研究姿勢があったから、彼は幼少期にある科学分野の謎を短期間に明らかにしていったのだ。

やがて、彼のエーテルとクロロホルムへの知的探究は天井にぶち当たった。この研究は個人を対象にするという時点でその先に広がっていかなかった。個人相手ではなくもっと大きな、都市や社会や集団という網目状の世界に歩を進めようとした彼にとって、麻酔研究はもはや過去のものだった。女王のそばに仕えるという道もあったはずだが、彼の野心に国家的統合は入っていなかった。

コレラがすべてを変えた。

コレラの伝播法

ジョン・スノーの関心が一八四〇年代後半にどのような経緯でコレラに向かったのか、そこのところはよくわかっていない。ただ、誠実な医者で勤勉な研究者であれば、コレラの災禍は無視できないものだっただろう。麻酔医として直接、患者を診ていたとも考えられる。初期の麻酔医の中にはクロロホルムを万能薬のように信じてコレラの治療にも使うことを推進していた人がいたから、スノーもそれを試していた可能性はある。そうでなくても、過去十年でイギリス最大規模の被害をもたらした一九四八年から四九年にかけてのコレラ禍は、医学界に属する者にこの課題を意識させないはずはなかった。患者の治療と知的な追究にとりつかれていたスノーのような男にとって、コレラは究極の挑戦相手だっただろう。

コレラの感染ルートについては諸説あったが、一八四八年の時点で、その論争はおおむね二つの陣営に分かれていた。伝染説と瘴気《しょうき》説だ。当時、伝染というのは「人を介してうつる」という概念で、瘴気は「病毒を含んだ悪臭」のことを指す概念だった。コレラは風邪のように人から人へとうつる病気のようでもあり、不衛生な場所の悪臭を吸った人がなる病気のようでもあった。一八三〇年代前半にこの病気が大陸から地続きでないイギリスにはじめて飛び火したときは、まずは伝染だと思われた。「この毒は風や土、大気の状態[11]と無関係に進行し、海をも越える。この毒を媒介しているのは人間しか考えられない」と、「ランセット」誌の論説は一八三一年に述べている。だが医者や科学者の大半は、病気のもとは毒を含んだ空気の中にあり、人を介して広がるものではないと信じていた。このころのアメリカの医者の発言を調べた統計によると、伝染説の支持率は五パーセント未満だった。

一八四〇年代後半になると、瘴気説はもっとずっと高名な支持者を得た。公衆衛生局長のエドウィン・チャドウィックと人口統計学の第一人者ウィリアム・ファー、そしてその他大勢の公僕や議員たちだ。民間伝承や迷信も瘴気説に味方した。貧民街の不潔な空気はたいていの病気のもとだと広く信じられていたのだ。コレラの感染ルートの謎についてはだれも明白な答えを出せなかったが、瘴気説は他のどんな理論よりも優勢だった。一八三二年のイギリス上陸以降、コレラについて論じられた一般向け科学記事は無数にあるが、そのどれを探しても、汚染された水を通じて広まると推論した者は一人もいなかった。伝染説でさえ、水を介して人から人へとうつるという可能性を見落としていた。

スノーがコレラ研究のために探偵のようなことをはじめたのには、一八四八年の大流行時の詳細な報告が発表されたことがきっかけになった。そのころイギリスでは数年間、コレラはなりをひそめていた。一方大陸では、ハンブルクを含む各地で集団発生していた。その年の九月、数日前にハンブルクを出港したドイツの汽船エルベ号がロンドンに入港した。そしてヨハン・ハーノルドという乗組員がホースリーダウンにある間貸し屋に泊まった。九月二十二日、彼はコレラに倒れ数時間後に死んだ。数日後、ブレンキンソップという男がおなじ部屋に泊まり、九月三十日に病気になった。コレラは一週間以内に周囲一帯に広がり、さらにイギリス国内に広がった。二年後に収束するまでに[12]五万人の命が奪われた。

スノーはすぐに、この一連の事象は瘴気説を支持する人びとに大きな挑戦をしていることに気づいた。この偶然を瘴気説で説明するには荷が重すぎると直感したのだ。二件のコレラがおなじ部屋から一週間の間隔をあけて出たというのは、宿泊者を害するような悪い空気が一週間後もまだその部屋にたまっていたと信じさえすれば、瘴気説で説明できないことはない。一方で、病気が蔓延している都市からやってきた人間が到着したその日に、たまたまその部屋が人間を殺すほど強い毒気で満たされるというのは信じがたい話だ。スノーはのちに、こう書いている。「ハンブルクから来た船員ヨハン・ハーノルドその人が、ここ数年発生していなかったアジア型コレラの症例がロンドンで出た唯一の部屋に泊まったブレンキンソップの病気のもとになったのは疑いようがないではないか？　もしコレラがある状況において伝播するなら、他の状況においても伝播するという確実な見込みにつながるのではないか？　つまり、似た原因があれば似た影響が出るのではないか?」

だがスノーは、伝染説の弱さにも気づいていた。ハーノルドとブレンキンソップの二人をともに看病した医者は、米とぎ汁様便の段階にあった患者とおなじ部屋で何時間も過ごしたにもかかわらず、病気にはなっていないのだ。コレラは人と人との接近だけでうつるわけではないことは明らかだった。事実、この病気のもっとも不可思議な点は、何軒かの家を通り越して数区画先の家に現れることだった。ホースリーダウンの界隈とその後のロンドンへの疫病の拡大は、ハーノルドが泊まった間貸し屋から数軒先の家からはじまったものだ。死にかけている患者とおなじ部屋にいても感染しないことがある。一方で、感染者に接近していないのに、単に近くに住んでいるというだけで感染することがある。スノーはコレラの謎を解く鍵は、この相反する二つの事象をつなぐものにあると理解した。

スノーがその謎を一八四八年のコレラ集団発生以降の数か月のあいだに解いたのかどうかは、それはいまもって不明である。あるいはもっと前から——外科医の徒弟としてキリングワースの坑夫を看ているときに——なんとなく感じていて、それが彼の脳裏でくすぶっていたのかもしれない。ともかくホースリーダウンでの大発生の数週間後、コレラがホースリーダウンを越えてロンドンの街へと死の行進をはじめるころ、スノーは調査に乗り出した。コレラの犠牲者の米とぎ汁様便を調べた化学者に面会し、ホースリーダウン当局の水道、下水道の担当者に情報を手紙で要請し、一八三二年の大流行時の報告を丹念に読んだ。そして一八四九年の半ばには、自説を公表するのに十分な自信を得ていた。スノーの説とは、コレラは被害者が摂取した未確認媒体によって引き起こされる病気であり、患者の排泄物に直接接触するか、それ以上に考えられるのは、排泄物で汚染された飲料水を通じて伝染する、というものだった。コレラは「伝染」性の病気だが、天然痘のような伝染病とは種類がちがう。コレラを防ぐには衛生状態の改善がきわめて重要だが、不衛生な空気そのものは病気とは無関係だ。コレラは空気とともに吸いこんでなるものではなく、飲みこんでうつる病気だ。

　スノーが飲料水媒介説を打ち立てるのに土台にしたのは実地調査と統計調査の二種類の研究である。それは両方とも、五年後のブロード・ストリートのコレラ禍研究でも使われることになった。一八四九年七月下旬、ホースリーダウンのトマス・ストリートの貧民街に住んでいた十二人がコレラにやられたとき、スノーは現地を徹底的に調べて大量の証拠を集めた。十二人は全員、サリー・ビルという一続きの建物に住んでいて、その中庭にある井戸を共同で使っていた。汚水用の排水溝が建物の前を走っていて、中庭の端にある蓋《ふた》のない下水管につながっているのだが、その下水管には大きなひび割れがいくつか入っていて、汚水が簡単に井戸水に混じるようになっていた。そして夏の嵐のときには中庭全体が悪臭のする水であふれる。ここならコレラになった人が一人でもいれば、サリー・ビルの住民全体にすぐに広がる。

ここの建物の配置は、いわゆる対照研究にうってつけだった。サリー・ビルはトラスコッツ・コートという別の中庭に面した数軒の家と背中合わせに建っている。裏側にあたるこの数軒もサリー・ビルに劣らず不潔な状態で、やはり貧しい労働者階級の家族が暮らしていた。環境としてはおなじ条件で、飲料水の水源だけが異なる。サリー・ビルで十二人が死んだ二週間に、すぐ裏側のトラスコッツ・コートでは一人しか死ななかった。コレラの感染ルートが瘴気なら、なぜ背中合わせの場所で片方がもう片方の十倍もの犠牲者を生むのだろう？

このときの調査は、スノーの実地研究技能の高さをよく示している。感染パターンや衛生習慣、建物の構造など細部をしっかり観察すると同時に、市全域の統計を鳥瞰的に眺めることを忘れなかった。彼は市に飲料水を提供しているさまざまな会社の公文書情報を集め、そこから注目すべき事実を引き出した。テムズ川の南側に住んでいるロンドン市民はほぼ全員が、ロンドン中心部を横切るテムズ川を源《みなもと》とする水を飲んでいる。一方、川の北側の市民の飲み水はさまざまなところから来ていた。ある会社は都心から離れたハマースミスよりさらに上流のテムズ川から水を引いていた。ある会社は北のハートフォードシャーにあるニュー川から、ある会社はリー川から、というように。しかし、サウス・ロンドン・ウォーター・ワークス社は、街の下水が流れこんでいるまさにそのテムズ川から取水していた。ロンドンの腸管にあたるテムズ川で増殖していたものが何であれ、それはロンドン南部の人びとの飲料水に通じていたのだ。スノーの仮説が正しければ、テムズ川の南に住む人は北に住む人よりずっとコレラにかかりやすいということになる。

スノーはつぎに、ロンドンの戸籍本署長官ウィリアム・ファーがまとめて表にしたコレラの死者を調べた。そこで彼が見つけたものは、飲料水媒介説で予測したパターンと重なった。一八四八年から四九年にかけてのコレラ禍の死者七千四百六十六人中、四千一人がテムズ川の南にいた。人口比に直すと千人あたり八人が死んでいることになり、その割合は中心部の三倍も高かった。ロンドン西部や北部の郊外での死者は千人あたり一人しかいない。瘴気論者ならこの現象を、川の南側の労働者階級が住むところは空気が汚いからだと片づけるかもしれないが、スノーは、市の中でもっとも貧しく人口が密集しているイーストエンド地区でさえテムズ南岸の半分の死亡率しかない点に注目した。

街路と中庭の規模で眺めた場合も、都市全体の規模で眺めた場合も、おなじパターンが浮かび上がった。コレラの被害の大きさは水源によって分かれる。もし瘴気説が正しいなら、それに沿った分かれ方をするはずでは？　一軒の建物を壊滅させながらそのとなりの建物を無傷のままにするのはなぜなのか？　貧民街の衛生状態という点でイーストエンド地区よりまだましなテムズ南岸に二倍もの死者が出るのはどういうわけか？

こうしてまとめ上げた仮説を、スノーは一八四九年の前半に二つの方法で発表した。まずは医学界の同業者に向けて『コレラの伝播様式について』と題する三十一ページの研究論文を自費出版し、そしてもう少し広範な読者層に向けて書いた記事を「ロンドン・メディカル・ガゼット」誌に投稿した。その後、ウィリアム・バッドという地方の医者がコレラは水を介して伝染するという似たような結論の小論文を発表している。ただしバッドのほうは、空気が原因である可能性も捨てきれない症例がかなりあると留保をしており、また、コレラの原因媒体を、汚染された水の中で増えるカビの一種だと誤って指摘していた。ちなみにバッドは、やはり飲料水媒介型の感染症である腸チフスの観察所見を発表したことのほうで有名になっている。(13) コレラの理論にかんしては、発表が一か月早く、またカビや瘴気説の可能性といった誤りを含んでいない点でスノーに軍配が上がった。

スノーが発表した説への反応は、肯定的でありながら懐疑的でもあった。ある論文審査員は「ロンドン・メディカル・ガゼット」誌に、「コレラ伝播の謎に挑戦したドクター・スノーの努力に謝意を表したい」と書きながらも、「スノー氏の説の正しさを裏づける証拠は何もないため確信はもてない」としている。ロンドン南部が他の地区よりコレラの被害を受けやすいことはわかったが、その差が水に起因していると結論づける理由はないというのだ。ロンドン南部には特別な病毒を含む空気が充満しているのかもしれない。あるいは、コレラは人と人とが直接接触することで広がる病気で、単にロンドン南部で人びとの接触機会が多かっただけなのかもしれない。もし最初の犠牲者がイーストエンドで出ていれば、ロンドン南部よりイーストエンドのほうが死者率は高くなっていたかもしれない。スノーは水源とコレラの相関関係を示して見せたが、原因を特定したわけではなかったのだ。

「ガゼット」誌は、スノーの仮説を確かめるにはつぎのような筋書きが必要だろうとする提案をした。

この件で「決定的実験」となるのは[14]、これまでコレラが発生していない離れた地区に疑わしき水を運び、その水を使った人が病気になり使わなかった人が免れるかどうかを調べることであろう。

ずいぶん乱暴な提案だが、スノーはそれを五年間あたためていた。スノーは一方で麻酔医として評判を高めながら、コレラが発生するたびに詳細を追いかけ、自説を証明できる筋書きを探し続けた。調べ、考え、待った。五年後にゴールデン・スクエア

——スノーが診療所兼自宅を移した先のサックヴィル・ストリートから十区画も離れていない広場——でコレラが集団発生したとき、彼の側の準備はすでにできていた。これほど短時間に大勢の犠牲者が出るということは、大勢の人が使っていた水源が汚染されていたにちがいない。病気が猛威をふるっているあいだにその水のサンプルを手に入れなければ。こうして彼はソーホーへ、荒れ狂う獣《けもの》の腹の中へ、歩を向けた。

汚染された水は見た目にいかにも濁っているはずだとスノーは思っていた。ところがブロード・ストリートの水は、意外にもきれいに透きとおっていた。彼は他の井戸水、ウォリック・ストリートやビゴ・ストリート、ブライドル・ストリート、リトル・マルバラ・ストリートの井戸水のサンプルも採取した。リトル・マルバラ・ストリートの水は最悪だった。彼がサンプルを採っているあいだ、通りかかった数人の住民がわざわざ、そこの水はひどいから飲まないほうがいいと注意までしてくれた。実際に、地元住民の多くは数区画余分に歩いてでも、ブロード・ストリートの水を汲みに行くのだという。

スノーはサックヴィル・ストリートの自宅に戻ると、自分の推理を最初から考え直してみた。ひょっとするとブロード・ストリートの井戸は容疑者でも何でもないのかもしれない。他の井戸が真犯人かもしれない。あるいは別の要素が絡んでいるのかもしれない。彼はその夜、遅くまで起きて井戸水のサンプルを分析し、記録をとった。

今回の大疫病はかならずや自説を証明する機会になると彼は信じていた。あとは正しい証拠を見つけて、それをどう示すかだけだと思っていた。スノーはこの日、ソーホーで希望の心をもっていた唯一の人間だっただろう。

このときスノーは気づいていなかったが、「ロンドン・メディカル・ガゼット」で五年前に提案された「決定的実験」が、このころブロード・ストリートから数マイル離れた緑豊かなハムステッドで進行していた。週の前半にソーホーに住む息子たちから届けられたブロード・ストリートの井戸水を飲んだスザンナ・イリーが病に倒れていたのである。彼女は土曜に死んだ。その彼女を訪ねていた姪《めい》も、イズリントンの自宅に戻ってから発病して日曜に死んだ。スノーが井戸水のサンプルを顕微鏡で覗いているころ、スザンナ・イリーのメイドは死の淵をさまよっていた。

ハムステッドでは過去数週間、一件のコレラも報告されていなかったというのに。

水の中には何が？

その日の夕方、ヘンリー・ホワイトヘッドはおそらくジョン・スノーとどこかですれ違っていたことだろう。若い副牧師は一日中このあたりを見舞って歩き、夕暮れ後もそれを続けていた。ホワイトヘッドはこの日の朝、希望を感じていた。前日までの街路の混乱が静まり、疫病の勢いが峠を越したように見えたからだ。最初に訪れた数軒でいい知らせを受けたからでもあった。ウォーターストーン家の少女はもち直していた。二日間で妻と娘を亡くして打ちひしがれていた少女の父親は、もう一人の娘が生き延びたことに自分も生きる意欲を取り戻すにちがいない。ホワイトヘッドがそのいい知らせを路上ですれちがった仲間に報告すると、相手もまた幸先のいい知らせを伝えてきた。

しかし、この静けさは見せかけにすぎなかった。街路が平穏だったのは、あまりに多くの苦しみが扉の内側に閉じこめられていたからだ。この日は結局、さらに五十人が死亡した。そして、あいかわらず新規の患者が発生していた。まだまだ警戒は解けなかった。ホワイトヘッドはその日の最後にもう一度ウォーターストーン家を訪ねた。少女は朝見たときよりさらに元気になっていた。ところが隣の部屋で、少女の父親がコレラの初期症状である腹痛に襲われていた。娘が生き延びたことでいくら生きる意欲を取り戻したといっても、この父親の生死は父親自身で決められるものではなかったのだ。

ホワイトヘッドは長い一日を終えてようやく自分の部屋に戻り、グラスに水とブランデーを注ぐと、ウォーターストーン家が住む一階のことに思いをめぐらした。これまでにも何度か耳にした噂で、翌週には新聞にまで書き立てられたことなのだが、死者の数は一階の住人よりも上階の住人のほうが圧倒的に多く出ているというのだ。この噂には社会階層の現実と偏見の両方が映し出されているように思われた。当時のソーホーでは一階に住むのはたいてい家主で、上階は貧しい労働者に貸し出されている。上階に行くほど死者が増えるのは、貧しい人ほど脆弱《ぜいじゃく》で衛生状態も悪いことに比例しているように見える。この考えは、スノーがホースリーダウンの二つの建物を比較したときの見解を思い起こさせる。片方の集団がもう片方の集団より被害を受けやすいとすれば、そこにはそれを分けている条件がある。スノーにとって、その条件とは水だった。今回の噂で、上階か下階かを分けているのは社会階級だった。階級が上の人は下の階に住む。そして階級が上の人ほど病気を追い払いやすい。

だがホワイトヘッドは、過去数日に見聞きしたことをじっくり考えてみて、この噂には信憑性がないことに気づきはじめた。もちろん上階に住む人のほうが多く死んでいる。しかし、そもそも上階に住んでいる人の数のほうが多いのだ。そしてウォーターストーン家がいい例だが、一階の住人も等しく病気に襲われている。ホワイトヘッドは正確な数字まで把握はしていなかったが、過去四十八時間の住人一人あたりの死亡率は一階のほうが高いような気がしていた。これはいまのうちにきちんと調べたほうがよさそうだ。悪疫がゴールデン・スクエア界隈から外側に広がってしまってからでは調べきれなくなる。

十五区画離れたサックヴィル・ストリートで、ジョン・スノーも統計のことを考えていた。彼はすでにウィリアム・ファーに死亡者の数を早めに調べるよう頼んでおいた。死者の分布から見える何かが汚染された水源の特定につながると信じていたのだ。スノーもホワイトヘッドとおなじく、ゴールデン・スクエアの苦しみははじまりにすぎないと思っていた。ウィリアム・ファーが教えてくれる数字がどんなものであれ、それは現地調査を補完してくれるものになるはずだった。待てば待つほど調査はむずかしくなるだろう。証言者はどんどん死んでいくのだから。

スノーとホワイトヘッドはその夜、ともにふだんどおりの過ごし方をしていた。床につく前の最後の時間に、二人はブロード・ストリートの井戸水を相手にした。勤勉な医者はいつものように自宅の実験室にいて、薄暗いロウソクの光の下でその水を分析していた。若い副牧師もいつものように、その水を実験ではなく気晴らしに使っていた。そこにブランデーを垂らして飲むという方法で。

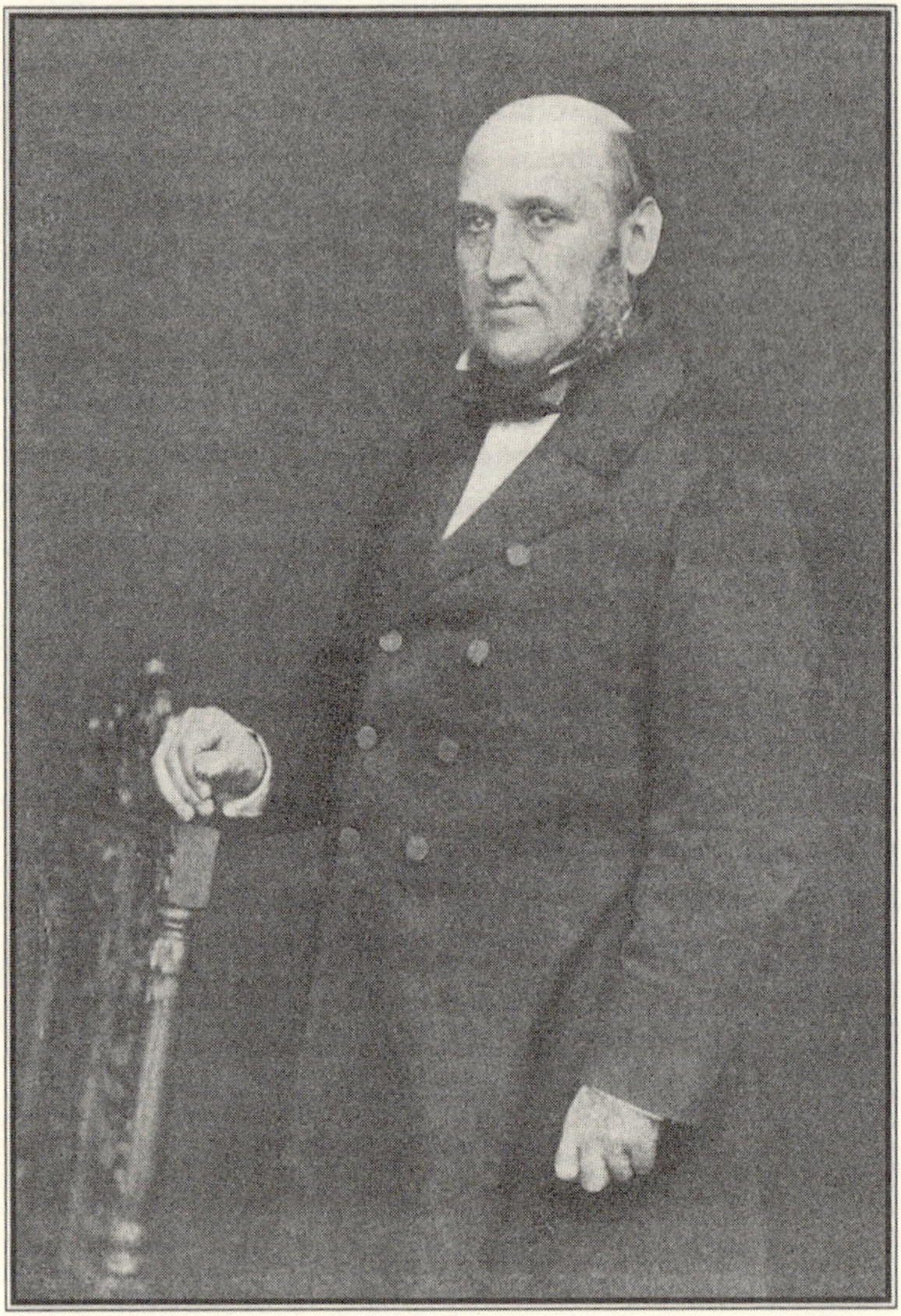

ウィリアム・ファー

肥大化する怪物都市

九月四日　月曜日

月曜のロンドンに昇った晩夏のまぶしい太陽は、ゴーストタウンと化したゴールデン・スクエア周辺の街路を照らし出した。ほとんどの人がすでに病に伏しているか、病人の看護をしているか、逃げ出してしまっていた。週が明けたというのに商店の多くも閉じたままだった。イリー兄弟の工場は陰鬱な空気に包まれていた。三十人近い従業員がコレラにやられ、スザンナ・イリーの死も伝えられたからだ。もちろんイリー兄弟は、自分たちの親孝行が母親の死に関係しているなど思いもしていなかった。最初の犠牲者となった仕立て屋ミスター・Gの妻も、その前の夜に倒れた。

ところが、この惨状の海に奇妙に浮かぶ島がぽつりぽつりとあった。ブロード・ストリートの井戸から百フィートしか離れていないライオン醸造所は、いつもと変わりなく操業していた。八十人いる従業員のうちまだ一人も病気になっていなかった。コレラはあいかわらずこの界隈でもっとも不潔で狭苦しいグリーンズ・コートの貧民街を避けていた。ポーランド・ストリートのセント・ジェームズ救貧院でも、ここに収容されている五百人の赤貧者のうち病気になったのは数人しかいなかった。救貧院の周囲にある比較的恵まれた層の家々では三日間のうちに住民の半分が亡くなったというのに。

生来楽観主義のホワイトヘッドはなんとか希望の種を見つけようとしたが、見つけたと思うたびに、それを打ち消す別の失望に取って代わられた。月曜にウォーターストーン家に戻ってみると、あの陽気で賢い娘——昨夜、もち直したように見えた少女——が夜中にいきなり苦しみ出してそのまま死んでしまったことを知った。わずかに残った家族は、自身も病気に苦しむ父親に、娘の死をなんとか知らせまいとしていた。

ホワイトヘッドは教区民が、この疫病発生は最近になって築かれた新しい下水道のせいではないかと噂しているのを耳にするようになった。下水道建設の際の掘削工事が一六六五年の大ペストのときに埋められた死者たちの眠りを妨害し、付近に悪霊の瘴気《しょうき》が放たれたのではないか、と。二世紀も前の疫病の亡霊がその墓の上に住居を築いた人びとを呪い殺そうとしているなど、科学的にはまったくナンセンスだが、皮肉なことにこの噂は半分正しかった。新しい下水道は疫病発生の原因を作っていた。もちろん下水道工事が墓地の平穏を乱したからではない。下水道ができたせいで飲料水が汚染されるようになったからだ。そう、空気ではなく、水が。

　このような半分迷信半分真実の噂は他にもいろいろソーホーとロンドン全体に広まっていた。というのも、十九世紀半ばのロンドンの情報伝達のしくみが速さと遅さの混じり合った奇妙なものになっていたからだ。郵便制度はひじょうに効率よく機能していた。現在でこそ郵便は「カタツムリ・メール」と揶揄《やゆ》されているが、当時は今日のEメールに匹敵する速さと正確さで機能していた。午前九時に投函した手紙は市内の反対側にいる受取人に正午までには確実に届けられた。手紙が届くのに六時間もかかろうものなら[1]、不平不満の投書が新聞社に殺到したほどだ。このように個人と個人の情報伝達はすばらしく速かったのだが、大量情報伝達《マスコミ》はあまりあてにならなかった。ロンドンの日々のニュースを知るには新聞が唯一の情報源だったにもかかわらず、どういうわけかブロード・ストリートの疫病発生のニュースは主要紙に載るのに四日もかかった。週刊の「オブザーヴァー」紙にはじめて記事が載ったときも、被害の大きさは過小評価されていた。「シルヴァー・ストリート[2]とベリック・ストリートの住民には金曜の夜のことを忘れられないだろう。金曜夜には健康だった七名が、土曜の朝には全員死んでいた。人びとは夜通し医者や薬を求めて走り回った。まるでこの界隈一帯が完全に毒されているかのようであった」

新聞がこの件にかんしておおむね沈黙を守っているあいだ、ソーホーの疫病の話はゴシップ・ネットワークを伝って外に漏れ出て、どんどん大げさになっていった。あの界隈の人は全滅したらしい、新種のコレラは数分で人を死に追いやるらしい、死人が路上に放置されたままになっているらしい、などなど。ゴールデン・スクエアに住まいがあって別の場所に働きに出ている人の多くは、雇用主からすぐさま家を出て避難するよう命じられた。

情報伝達経路は双方向で信頼性に欠けていた。この怪物の腹の中、ソーホーにいる怯える住民たちは、疫病はおなじ勢いでグレーターロンドン全域に広がっているらしい、もう何十万人も死んだらしい、病院はどこも人であふれかえっている、といった話を交換し合った。

もっとも現地の当事者たちは、みながみな絶望的な恐怖に屈していたわけではない。ホワイトヘッドはあたりを巡回しながら、疫病がはやるたびに顔を出す「悪疫は数千人を殺すが恐怖感は数万人を殺す」という古いことわざを思い出していた。だが彼自身は経験上、恐怖に怯える人ほど病気に負けやすいとは思えなかった。「勇敢な人も臆病な人も等しく死んでおり、等しく生き残っている」と彼はのちに書き記している。コレラの犠牲になった怯えた魂とおなじ数だけ、怯えながら生きながらえた者がいる。

日常にある死

恐怖感そのものは病気を拡散させる要素ではなかったが、これは歴史的にみれば都市生活をする人間につきものの感情だった。そもそも都市というものは、外からの脅威を寄せつけないために城壁を築いたり護衛を置いたりすることから生まれた。しかし都市が大きくなるにつれて、脅威は内部で発生するようになった。病気や犯罪、火事、そして道徳の低下など「ソフトな危機」と呼ばれる内面的な脅威が。死は、とりわけ労働者階級では日常茶飯だった。一八四二年の死亡記録を調べた研究によると、平均的な「紳士」の寿命は四十五歳で、平均的な商人は二十代半ばで死んでいたという。労働者階級となるともっと短かった。ロンドン東部のベスナル・グリーンでは、貧困労働者層の平均寿命は十六歳だった。平均寿命がなぜこんなに短いのかというと、子どものうちに死ぬ例があまりに多いからだ。一八四二年の調査によれば[3]、記録されている全死亡者の六十二パーセントは五歳未満の子どもだった。そして死亡率がこれだけ高いにもかかわらず、人口は飛躍的に増えていた。墓地の下も街路の上も子どもであふれていた。この矛盾に満ちた現実が、ディケンズを代表とするヴィクトリア時代の小説に子どもが多く登場する理由の一部なのだろう。ヴィクトリア時代の人びとは、無垢な子どもが都市の害毒にさらされるという概念にひときわ敏感だったのかもしれない。不思議なことに同時期のフランスの小説には、こうした概念はまったく見当たらない。ディケンズは『荒涼館』で浮浪児ジョーを登場させたとき、無意識のうちに当時の小児死亡率を暗示させることをこんなふうに書いている。「ジョーは生きている、すなわち、ジョーはまだ死んでいないということだ。彼らのあいだでトム・オール・アローンズの名で知られる貧民街で、ジョーはまだ死なずにいた。そこはまともな人が足を踏み入れることのない暗く荒れ果てた街路で、朽ちかけの家々は崩壊の度合いがあまりに進むや、幾人かのあつかましい浮浪者に占拠され、のちに彼らの所有物として貸し出されることになる」(4)。ディケンズの記述は都市の貧困の暗い現実を映し出している。このような世界で生きるとは、つねに死神を肩にのせて生きるようなもの。つまり、生きているということは、まだ死んでいないということにすぎなかったのだ。

現代の私たちからすると、ヴィクトリア時代の人びとに絶えずのしかかっていた恐怖感の重さは理解しがたいかもしれない。親きょうだいや祖父母が全員、数日のうちに死んでしまっていきなり一文無しの孤児になるというような恐怖は、今日の私たちにはあまり現実的ではないからだ。しかし十九世紀のコレラ禍のピーク時には、ほんの数週間で千人のロンドン市民がこの世からいなくなっていた。当時のロンドンの面積は現在のニューヨークの四分の一だ。二十日間で四千人のニューヨーカーが殺される「生物テロ」を受けたとしたら、その恐怖とパニックはどれほどのものだろう。コレラが猛威をふるう一八五四年にロンドンに住む人は、そんな脅威に毎週のようにさらされる世界に生きていたのだ。四十八時間以内に家族全員が死んでしまって、その家族の死体の横で子どもが一人うずくまっている光景がごく日常的である世界に。

もっとも疫病の脅威はロンドンにかぎったことではなかった。新聞各紙は疫病が、ヨーロッパの港や交易都市に容赦なく進軍していくようすを報じた。コレラが一八三二年の夏にはじめてアメリカのニューヨーク市に現れたとき、その攻撃は北からだった。フランスの船でやってきてモントリオールで上陸し、一か月かけて商業ルートをたどってニューヨーク北部に到着すると、そこからハドソン川を一直線に下った。新聞は数日おきにコレラの進攻を伝え、七月上旬についに市にやってくると聞くや、市民の半分は郊外に逃げ出した。そのときの交通渋滞は現在の七月四日の独立記念日のロングアイランド・ハイウェイさながらだったという。「ニューヨーク・イヴニング・ポスト」紙はこう報じている。

> あらゆる方角に向かう道という道は、[5] 街から逃げ出そうする人で満載の乗合馬車や貸し馬車、自家用馬車と御者で押し合いへし合いとなった。ポンペイやレッジョの住民が、家々の上に赤い溶岩の雨が降ったとき、あるいは壁が地震で崩れたとき

に、住み慣れた土地から逃げ出したのはこんな状態だったのだろうと思わずにいられない。

コレラへの恐怖感は瘴気説のせいで増幅された。目に見えない悪魔がどこに潜んでいるかわからないという恐怖。それは下水溝のマンホールから、テムズ川沿いの黄ばんだ霧の中から、するりと、ぬうっと現れる。そんな恐怖が支配していた時代に病人を世話するために、あるいは発生源を探すために疫病発生地にとどまった人の勇気は際立つ。息を吸っただけで死ぬかもしれない地区にあえて分け入ろうとする人の勇気も。ジョン・スノーは少なくとも、自分の信ずることに従う勇気をもっていた。自分の理論どおりコレラは水の中にいるのなら、疫病まっ盛りのゴールデン・スクエアに出かけても、そこで水さえ飲まなければ病気になることはない。ホワイトヘッドは何らかの理論に支えられて患者を見回っていたわけではない。だが、彼がブロード・ストリートのコレラ禍について書いたものの中には一行たりとも、自身の死の可能性についての記述は出てこない。

ホワイトヘッドの書き残したものから彼が実際に心の底でどう思っていたのかを引き出すのはむずかしい。ほんとうは恐くてしかたなかったが、信仰心と義務感からやむを得ず行動していたのかもしれない。そしてその本音を書き残すことは彼のプライドが許さなかっただけだとも考えられる。あるいは、心からの信仰心が恐怖心を寄せつけなかったのかもしれない。あるいは単に、日々多くの死に接しているうちにその環境に順応してしまったのかもしれない。

環境への順応という側面はたしかにあったはずだ。そうでなければロンドン市民がこんな危険な時代に冷静さを失わずに生きていけたはずがない。もっとも一部には冷静でいられない人もいただろう。たとえばヴィクトリア時代の小説にはかなりのヒステリー患者が登場している。失神の発作を起こす人も多かったようだが、その原因はコルセットだけではないのかもしれない。9・11テロのあと、大都市に住む人びとに心的外傷ストレス障害の発症が急増したが、これは歴史的に眺めると、過去百年間で都市の安全性が飛躍的に高まったことの裏返しだとわかる。安全があたりまえだと思っていた市民にとって、とつぜんやってきたテロへの恐怖感は非日常的だったからこそ劇的だったのだ。一九七〇年代のニューヨークは犯罪発生率がきわめて高い危険な都市だったが、それでもヴィクトリア時代のロンドンに比べればずっと安全だった。一方、一八四〇年代後半から一八五〇年代にかけてのロンドンでは、数週間で千人単位の人がコレラで死んでいるにもかかわらず、それは新聞の見出しにならないくらい日常的なことだった。当時のロンドン子たちにとって死は、今日の私たちが陥るようなパニックを引き起こすものではなかったのだろう。十九世紀の文献は公になったものも個人的なものも、悲嘆や屈辱、苦役、激怒といった暗い感情に満ちているが、恐怖心という感情は私たちが考えるほど多くは出てこない。

それよりもっと優勢だったのは別の感情だ。こんな状態はもう長くは続くまい、という厭世的な感情。この街は前世紀に謳歌した途方もない成長を一気に帳消しにしそうな臨界点に向かっている、という弁証法的な感情。アンチテーゼを引き起こすテーゼ。ロンドンの成功はついに破壊への折り返し地点に来てしまった。ディケンズの『荒涼館』で書かれているように、アヘン中毒の代書人は亡霊となって復讐しに戻ってくるにちがいない、と。

ロンドンには歴史的に社会批判家を生む土壌があった。その例にたがわず、スコットランドの内科医ジョージ・チェーンは十八世紀末にこんな生々しい文章を書き残している。

無限にある硫黄と瀝青《れきせい》(6)、膨大なるロウソクとランプの獣脂と悪臭のする油、地下にも地上にも充満する臭い息と汗の雲、知力ある動物と知力なき動物の病んだ糞尿。混み合う教会、朽ちゆく死体にあふれる墓地と墓穴、汚水溜め、肉屋、畜舎。そこより発生するよどみ、発酵、あらゆる種類の原子の混合、腐敗物、毒、周囲二十マイルに広がる瘴気。やがて時は、健全なる国家をむしばみ、弱体化させ、崩壊へと導くであろう。

こうした嫌悪感の一部は、当時の都市の混乱と混沌から生まれていた。首都ロンドンが商業とサービスの中心で、北部の工業都市は製造業の中心であるという明確な区別が生まれるのは十九世紀後半以降になる。たとえば十八世紀末、ロンドンにはランカシャーにあったすべての蒸気エンジンより多くの蒸気エンジンがあった。イギリスの製造業の中心地は一八五〇年ごろまでロンドンだったのだ。イリー兄弟の工場が商店や住宅のすぐとなりにあるというのも、一八五四年のロンドンならごくふつうの風景だった。

つぎの吐き気をもよおすような描写からは、巨大な怪物となってしまった有機体、テムズ川沿いに不規則に広がる癌性生命体の姿が浮き上がる。リチャード・フィリップ卿の一八一三年の予測は、経済予測というより医学診断といったほうが似つかわしい。

流入する住民のために家々は[7]ますます隙間なく建ち並ぶようになるだろう。一部地区は物乞いと売春婦に占拠されるか、あるいは過疎化するかもしれない。病害が人体内の萎縮症のように広がり、破壊が破壊を呼び、街全体が死骸にまみれることになるだろう。街の端から端まで瓦礫《がれき》の山となる。こうしたものすべてが肥大化した都市の腐敗を引き起こすだろう。ニネヴェもバビロンもアンティオクもテーベもみな、瓦礫の山となった。ローマ、デルフィ、アレクサンドリアもそうした不可避の運命をたどった。そしてロンドンは近いうちに、同様の運命に屈することになるであろう。

ここから私たちは、現代の先進国の都市とヴィクトリア時代のロンドンのそれぞれの世界観に大きなギャップがあることを思い知らされる。三百万近くもの人口を外周三十マイルの円内に押しこめるというのは、実用本位の観点からいっても無茶としか思えない試みだった。概念としてのメトロポリタン・シティ構想はその時点で何の保証もなかった。ヴィクトリア時代のイギリスの多くの分別ある市民にすれば、この無謀な大構想はいまから百年後に「一時の気の迷い」と証明されてしかるべきものだったにちがいない。そう、怪物とは、自身をも食《くら》うものなのだ。

私たちの多くは今日、この規模の都市の存在に疑問をいだかない。少なくとも、都市そのものの存在にかんしては。私たちの心配はむしろ別のこと、たとえば第三世界の百万都市の貧困やテロの脅威、急速に進む工業化があたえる地球環境への影響などだ。だが数百万、数千万の人間が一か所に集まって暮らすという形態の長期的な存続可能性については何の疑いもなく受け入れている。私たちはそれが可能だということを知っている。それを確実にするにはどうすればいいのかをまだ知らないだけで。

私たちは一八五四年のロンドン子たちがどんな気持ちで日々を過ごしていたのかを考えるとき、この街全体を覆っていたある種の逃れられない疑念のことを心に留めておかなければならない。それは、この街にはひびが入りはじめているという程度のものではなく、こんな大それた都市を作ってしまったことがそもそもの間違いで、近いうちにその罰が下されるのではないかという疑念だ。

集団のふるまい

さて、十九世紀前半のロンドンは悪臭に満ちた破裂寸前の下水管同然だったというのに、なぜ人びとはそれでもこの街に集まってきたのだろうか。もちろん都市のエネルギーや刺激、建築物や公園、コーヒーハウスでの社交や知識人の交流はいつの時代も人びとを引きつける。ワーズワース著『序曲』にも、「まばゆいばかりの商品の列／店また店に掲げられた看板と紋章が／商店主たちの頭上で誇らしげに輝いている」という買い物への賛歌がうたわれているではないか。そして、知識人や貴族がコスモポリタンな趣向を求めて都会に移り住めば、その裏方を受けもつ多数の露天商やどぶさらいや下肥屋も引き寄せられていく。

ロンドンの途方もない成長は――マンチェスターやリーズの成長もそうだったが――個々の人間が意思決定した結果の数の累積だけでは説明できない現象だった。これは当時の傍観者から見れば、街そのものが勝手に膨らんでいるようだった。個人が選んだ結果の集積のはずなのに、大勢の人間の選択が集まるとその全体の決定は、個人のニーズや願望に反するものになるという状況を生み出す。ヴィクトリア時代のイギリス人に世論調査をして、三十マイルの円周内に二百万人で暮らすことを望むかどうか問うたとしたら、全員が「ノー」と回答しただろう。それでもやはり、二百万人はそこに集まってしまうのだ。

この混乱はある本能的な感覚を生じさせる。街そのものが、個々の意思の集合というより明確な独自の意思をもつ一個の生物ではないか、と思わせる感覚だ。病んだ身体をもつ怪物。あるいはワーズワースのいう「平原のアリ塚」(8)という表現のほうが的確かもしれない。アリのコロニーは無計画でありながら複雑な工学技術でアリ塚を作り上げるが、それはまさに人間の作る都市にそっくりだ。ともかく当時の傍観者たちも、集団《マス》のふるまいはしばしば個人の願望の集合とかけ離れたものになってしまうという、現代の私たちがおおむね当然のことと理解している現象に気づきはじめていた。個人の伝記をすべて書く時間があったと仮定して、それを書き出したとしても、ひとつの都市の話を伝えることはできない。集団のふるまいを個人の選択とは別の次元で考えなければならないのだ。都市を全体としてとらえるには一段階上から、つまり鳥瞰的な視点で眺めなければならない。ヘンリー・メイヒューはよく熱気球に乗ってロンドンの街全体を把握しようとしていたというが、そこから見えたのは「あちこちに水平に延びて、(9)視界の届かない先まで広がっている巨大な都市《モンスター・シティ》」でしかなかったという。

ロンドンを怪物や癌性の有機体ととらえる感覚は、悪臭や過密のことだけを指しているわけではなかった。そこには、都市化の過程を人間自身がコントロールできないという不気味さがあった。その意味において、ヴィクトリア時代の人びとは自分たちが理解できる現象はごく一部でしかないという現実を謙虚に受け止めていたのである。都市は街路や市場、建物といったイメージでとらえられがちで、とくに二十世紀には都市イコール高層ビルというイメージができあがったが、突きつめていくと、都市はエネルギーの流れで形作られているものだといえる。狩猟採集社会や初期の農耕社会では、一八五〇年代のロンドンや、ましてや今日のサンパウロのような規模と密度の都市を形成するのはどう望もうが不可能だ。百万の人口を維持するには、市民を食べさせるだけでも——いわんや市民の自家用車や冷蔵庫、公共の地下鉄などまですべて機能させていくためには——莫大な備蓄エネルギーの供給が必要となる。狩猟採集社会の小集団は、自分の足で狩ったり集めたりしてきたエネルギーでその小集団を生き延びさせた。肥沃な三日月地帯の原始的な農民が穀物を栽培するようになると、移動をしなくてもたくさんのエネルギーが手に入って数千人の人口をかかえられるようになり、そしてその過程で、他の霊長類には見られないような密集居住をはじめた。正のフィードバックはすぐに現れた。より多くの人が農場で働けば食料が増え、それでまた働き手の人の数が増えるという循環だ。初期の農業社会はやがて、毎日食料を探さなければならないという問題から解放された階層の人びとを大勢かかえることができる文明を生んだ。都市にはとつぜん「消費者」という種類の人びとが現れた。食料確保という差し迫った問題から解放された彼らは、新技術や新製品、政治、プロスポーツ、有名人ゴシップを追いかけるようになった。

エネルギー流入

これとおなじプロセスが、一七五〇年以降の首都ロンドンの人口爆発を推し進めた。関連する三つの発達が、空前のエネルギーの増加を生み、それを首都に流しこんだ。第一に、農業資本主義の浮上がある。封建時代のイギリスの田舎に不規則に散在していた農業が、合理主義的農業に移行したのである。第二は、産業革命の石炭と蒸気動力によるエネルギーの増産。そして第三は、そのエネルギーが鉄道網によって大量にもち運びできるようになったことだ。これまで何千年ものあいだ、町や市のほとんどはその城壁の外側に広がる自然生態系と否応なしに結びついていた。周囲の農地や森林から取り入れられるエネルギーの範囲でしか人口を支えられず、それ以上の成長は望めなかった。一八五四年のロンドンは、その制約をとうに突き破っていた。周囲の農地はより効率的に運用されるようになり、新しいエネルギーが見つかり、船舶と鉄道が遠くからエネルギーを運んでくれるようになっていたのだから。一八五四年のロンドン子は砂糖入りの[10]一杯の紅茶をすするたびに、広大なグローバル・エネルギー・ネットワークの世話になっていた。西インド諸島のサトウキビ大農場やインドの茶プランテーションで働く人間のエネルギーと、そうした農作物を育てる熱帯地方の太陽エネルギー、貿易船を運ぶ海洋エネルギー、鉄道機関車の蒸気エネルギーに。さらに言えば、ランカシャーの織機を動かした化石燃料も。その織機で作られた織物がイギリスの世界貿易網の財源となった。

大都会は、人為的に造られたものというよりも自然界の有機的な営みととらえたほうがわかりやすかった。それは意図的に建設されたビルというより、春になるといっせいに花が咲く庭に似ている。人間の計画の上に、増大する一方のエネルギー供給と、それとともに現れる自然発生的な事象が付加されていく庭のようなものだ。数十年前、物理学者のアーサー・イベロールは、人間の組織のパターンを理解するには変化するエネルギー状態に反応する分子が作るパターンの社会版を想像するといい、と提唱した。水の分子の集まりは、その組織に注入されるエネルギー量に応じて形態を変える。低エネルギー状態では氷の結晶になり、高エネルギー注入は液体を気体へと変える。ある状態から別の状態への劇的な変化は「相転移」または「分岐」と呼ばれる。イベロールは、人間社会もこれに似た相転移をしながら循環していると思った。社会によってつなぎとめられるエネルギーが増大するにつれて、狩猟採集者の気体のような放浪状態は農業耕作の定住状態になり、さらに城壁を築いた都市という結晶のような密集へと移行した。ローマ帝国では奴隷労働と交通網のおかげで余剰エネルギーの供給が急増したとき、都市のローマは人口百万人以上となり、交通網でつながった数十の町も人口数十万に達していた。ところが帝国が崩壊してエネルギー供給が干上がると、ヨーロッパの都市は数世紀のうちに雲散霧消した。十一世紀の初頭――つぎの偉大なエネルギー革命がやってくる直前――ローマの人口は三万五千にまで落ちこんでいた。絶頂期のじつに三十分の一である。[11]

都市の人口が一世紀前の百万未満から三百万にまで膨れ上がるには、エネルギー供給の増大だけでは足りなかった。地方から都市へすすんで移住する巨大な人口基盤が必要だった。十八世紀から十九世紀初期にかけてのイギリスで起きた農地囲いこみ運動は、開放耕地制を土台とする中世の農業構造を崩壊させて労働力の可動性を大幅に高めた。地方の村落に定住して共有地で耕作をしていた数十万の農民がいきなり生計手段を奪われたのだ。新しく出現した浮動性のある労働者は産業革命のエネルギー源となった。安い労働力がほぼ無尽蔵に都市と炭鉱町に注入された。石炭と人力という二つのエネルギー(12)が近接した場所になかったなら、産業革命は起こらなかっただろう。

産業化時代の新しい都市空間を埋めるのに適した人間が急増した背景には、もうひとつ別の要因があった。紅茶だ。十八世紀の人口増大は、紅茶の大衆化とぴたりと重なる。紅茶の輸入量は十八世紀初頭に六トンだったのが、十九世紀になるころには一万一千トンに伸びた。紅茶は一八五〇年代には労働者階級にも浸透して、主要な飲食品のひとつになっていた。ある機械工は自分の(13)一週間の稼ぎのうち十五パーセント近くを紅茶と砂糖に費やしたと「ペニー・ニューズマン」誌に回答している。その機械工は紅茶の味とカフェインによる軽い覚醒作用にやみつきになっていたのかもしれないが、他のことに溺《おぼ》れるより飲茶に溺れたおかげで健康を保てたのかもしれない。飲茶には二重に飲料水媒介型の病気を予防する効果がある。まずは水を沸かす段階で細菌を殺す。それでも死ななかった細菌は、茶葉を浸す過程で滲み出すタンニン酸で殺せる。十八世紀後半に爆発的に増えた飲茶習慣は、微生物の立場になればホロコーストに等しかった。この時期、赤痢の発生率と子どもの死亡率が激減したことを医師たちは観察している。ちなみに紅茶に含まれる殺菌成分は母乳を通じて乳児にも手渡されるらしい。飲料水媒介型の病気から逃れた(14)飲茶習慣をもつ集団はどんどん増え、新興工業都市の労働要員となり、乱雑に拡大《スプロール》する怪物都市ロンドンを生んだ。都会へのエネルギーの流入と紅茶の味覚の発見、集団としての別次元のふるまいといった複合的な傾向を、単なる歴史の背景だと軽く見てはいけない。もちろん一八五四年の十日間にブロード・ストリートで起きた微生物と人間との衝突は、そうした傾向の結果として起きたものだ。時間や空間のさまざまなスケールで交差した原因と結果の連鎖が導いた悲劇。ブロード・ストリートの大疫病を、二週間で数百人の居住者が井戸水を飲んで死んだ事件、という程度で語ることもできる。だがそれだと、実際に何が起こっていたのかをきちんと伝えることにならない。とくに、なぜそれが起きたのかという要素を伝える可能性を封じてしまう。なぜ、を考えるには話をもっと広げると同時に掘り下げなければならない。都市の発達を鳥瞰的に眺め、また細菌の生活環を微視的に眺めることが必要になる。これらもまた、原因なのだから。

こうした方法でこの大疫病の話を探っていくと、不思議な対称性が見えてくる。なぜなら、都市と細菌はそれぞれ地球上の生命体として両極端な形態をもっているからだ。空から地球を眺めると、この惑星で人間の存在を思い出させる唯一の証拠は私たちが建設した都市でしかない。とくに夜に眺めると、無秩序に配置された脈動する街の灯りの分布が人間集団の存在を教えてくれる。そこに見える分布は政治的な境界とは無関係な、生物としてのヒトの棲息域だ。都市は生命体最大の痕跡《フットプリント》だ。そして微生物は最小の分子複合体《フットプリント》。細菌やウイルスが棲むミクロの世界にズームインしていくと、生物学から化学の世界へと旅することになる。成長と発生、生と死のパターンをもつ有機体は、どんどん拡大して見ていくうちについに分子になる。地球上の生命は、最大のものから最小のものまでその運命をたがいに密接に依存し合っている。外部からの軍事的脅威を免れ、なおかつ新しい資本とエネルギーが大量に流れこむヴィクトリア時代のロンドンのような大都市は、超成長に向かって暴走していた。おなじように勢力を増大させていたのが微生物だ。ロンドンは株式仲買人やコーヒーハウスの経営者や下水狩りに「新しい生計手段」をあたえていたが、コレラ菌にもおなじように「新しい繁殖手段」をあたえていた。

したがって、この巨大有機体のマクロ成長と微小有機体のミクロ活動はともに、一八五四年九月の惨劇に不可欠な要素だった。あるところでは因果関係は明白だった。人口過密とグローバルな交易網がなければコレラはイギリスで暴れまわることはなかっただろうし、スノーの探偵心を刺激することもなかっただろう。だが、そこまで明白には見えないものの、たとえば集団現象として鳥瞰的に眺めるという突破口がブロード・ストリート大疫病の収束に大いに貢献したというような因果関係についても注目してみよう。そう、コレラの謎を解くにはズームアウトして、疫病の進行ルートを高い位置から眺める必要があったのだ。いまでこそ人びとの健康問題を大局的に考える学問は「疫学」として確立しており、総合大学ならどこでもこの分野を扱っている。だがヴィクトリア時代の人びとには、そもそも個人の健康を大局的な視野で眺めるという概念がなかった。ロンドン疫学協会は四年前に設立されたばかりで、スノーも創設メンバーの一人だったが、人口統計の基本手法——病気や犯罪、貧困など特定の現象の発生率を全人口を母数として割り出す手法——が科学や医学の考え方に取り入れられるようになってからまだ二十年ほどしかたっておらず、科学としての疫学は赤子同然、ましてや基本原則などできていない状態だった。

おまけにその科学的手法は、治療法や薬の開発や試験に使われることはなかった。新聞に延々と掲載されているいかがわしいコレラ治療法を読んで驚くのは、どれも例外なく逸話的な証拠だけを頼りにしたものだということはもちろんだが、それ以上に、その弱点をだれ一人として詫びていないことだ。「私の主張は逸話的な証拠に基づいたものにすぎませんが、でも、聞いてください」という文脈で書かれたものはひとつもない。投稿者は手法が不完全だという認識をまったくもっておらず、そのためそれを恥ずかしいとも思わない。当時の人たちにとっては、自分の身の回りにいる数人の症例を観察しただけでそれを治療法と言い切ることに、何のはばかりもなかったのだ。

しかしコレラは、個々の症例の観察だけで研究できるものではなかった。それは都会の超成長の産物でもあったのだから。この獣を理解するには鳥瞰的な視点が必要だった。ヘンリー・メイヒューの乗りこんだ熱気球からの視点が。そして、その視点から眺める必要性を他の人にも理解させなければならなかった。

鳥瞰的視点

ジョン・スノーが月曜の昼まで探していたのは、そんな広い視点だった。彼は井戸水のサンプルを日の光の下でもう一度調べたが、ブロード・ストリートの水に怪しいものは何も見つけられなかった。その日は近所の歯科医院で抜歯をする患者にクロロホルムを処方しながらも、数区画先でまだ暴れまわっている疫病のことを考えた。考えれば考えるほど、水が汚染されていたはずだという確信が強まった。しかし、それをどう証明すればいいのか。水だけを探していたのではだめだ。いずれにせよ、水の「何」を探せばいいのか見当がつかなかった。コレラの感染ルートとそれが身体にあたえる影響については仮説を立てていたものの、コレラを引き起こしている因子が何かは皆目わからず、ましてやその因子を特定する方法もわからなかったのだから。

ところで、スノーが井戸水に目を凝らしていた二、三日前に、イタリアはフィレンツェ大学の科学者フィリッポ・パチーニが、コレラの被害者の腸粘膜からコンマの形をした小さな有機体を発見していた。これはコレラ菌の見聞として記録に残る第一号で、パチーニはその年、『コレラの顕微鏡的観察と病理学的推論』と題する論文を発表した。しかし、この発見は発表した時期が悪かった。病気の原因は細菌だとする説はまだ科学界に入っておらず、コレラもほとんどの人が瘴気のせいで起きるものだと信じていた時代だ。パチーニの論文は無視され、コレラ菌が微生物としてその正体を現すのはおよそ三十年後にもち越された。(15) ジョン・スノーは生涯コレラの謎を追いかけていたが、その正体を知らぬまま墓に入った。

スノーは顕微鏡でコレラを見つけることができなかったが、それで水の検査をやめようとはしなかった。歯科医院での仕事が終わると、その足でふたたびブロード・ストリートの井戸水のサンプルを採取してきた。このときは、水の中に小さな白い粒子が見えた。実験室に戻ると簡単な化学試験をおこない、その水に高濃度の塩化物が含まれていることを記録した。勢いづいた彼は水のサンプルを同僚のアーサー・ハッサルのところにもっていった。顕微鏡の扱いに秀でたハッサルは、その粒子に「有機的な構造」がないことを認め、粒子は分解された有機体の残骸だろうと考えた。ハッサルは他にも大量の卵形の、おそらくは有機物質を食べていると思われる生命体らしきもの――彼はそれをアニマルキュラエと呼んでいる――を見つけた。

ともかく、ブロード・ストリートの水はスノーが自分の目で見て感じたほど澄んでいるわけではなかった。それでも、ハッサルの分析からコレラの存在を示しそうなものは何も出てこない。顕微鏡の下で水の検査をこれ以上続けても、粒子とアニマルキュラエ以上のものは見つけられない。やはり鳥瞰的視点から問題に取り組まなければ。彼はゴールデン・スクエア界隈全体を見渡せるところまでズームアウトして、生存者と死者のパターンを調べることにした。

ところで、スノーはすでに数年前からこの視点でコレラを観察することに時間を割いていた。一八四〇年代の終わりに発表した論文で飲料水媒介説を医学界に納得させられなかった苦い経験をばねに、スノーはこの説を支える証拠をずっと探し続けていた。彼はエクセターやハル、ヨークで集団発生が起きたときも、それを遠くから追いかけた。ウィリアム・ファーが毎週発表していた出生週報と死亡週報も欠かさず読んだ。彼以外の市民がディケンズの『荒涼館』と『ハード・タイムズ』の連載に夢中になっているときに。集団発生が起きるたびに新しい変数の構成や新しいパターンが現れた。つまりは毎回新しい種類の実験がおこなわれたようなものだった。もちろんこの実験は、スノーの自宅の部屋ではなく街路や共同墓地で展開されたものだが。こうしてスノーはコレラ菌と奇妙な共生関係をはぐくんでいった。コレラを倒す研究のために、コレラの発生を待つというような。イギリスでは一八五〇年から一八五三年にかけてコレラは影を潜めていた。国民の健康にとっては平穏な三年間だったが、スノーにとっては苛立つ期間だった。一八五三年にコレラがふたたび盛り返してきたとき、スノーはファーの死亡週報に毎週かぶりつき、表とグラフを穴の開くほど見つめた。

ファーにとってスノーは、医学界の同業者の中で親近感をいだける存在だった。二人はこれまでいろいろな点で似た人生を歩んできた。シュロップシャーの貧しい労働者の息子としてスノーより五年早く生まれたファーは、一八三〇年代を医者修業に費やしたが、その後の十年は公衆衛生に統計を導入するという革新的な事業に取り組んだ。一八三八年に新設された戸籍本署に、最初の妻を十九世紀のもうひとつの感染症、結核で亡くした数か月後に配属された。ファーは当初、人口統計の基本的な傾向を知るための出生と死亡、婚姻の数をイングランドとウェールズで調べる仕事を命じられた。しかし彼はやがて、もっと複雑な傾向を把握できるよう統計を改良した。十七世紀のペスト禍時代に死者の名前と教区を書記官が記録した「死者勘定」を研究し、この種の記録は他の可変要素を加えることでもっと科学的に役立つものになると気づいた。そして内科医と外科医に、死亡の報告の際にはできるかぎり死因の情報もつけ加えるようにと説いてまわり、二十七種類の死にいたる病をリストアップした。一八四〇年代半ばには、彼の資料には[16]病名だけでなく、教区、年齢、職業を記録する欄ができた。医者や科学者や公衆衛生当局はこのときはじめて、イギリス社会の病気の傾向を広範にとらえる視点をもつことになった。ファーの死亡週報がなければ、スノーも逸話や噂、直接の観察といった街路レベルの視点から抜け出せなかったかもしれない。それでもスノーならひょっとすると独自のコレラ説を打ち立てたかもしれないが、その妥当性を人に説明するのはとうてい無理だっただろう。

　ファーは科学心をもった男で、統計が医学の謎を解く鍵になるというスノーの信念に共感していた。しかしファー自身は瘴気説を信じていて、それを明確にするつもりで死亡週報の大量の分析をしていた。彼は、病気の予測因子として唯一もっとも信頼性が高いのは土地の「高度」だと思っていた。川岸の低地でよどんだ霧にさらされやすい住民ほどコレラにかかりやすく、ハムステッドのような高台に住んでいる人はかかりにくいというのだ。そのため、一八四九年の大発生のあと、ファーはコレラの死者数を土地の高度別に表にした。するとほんとうに、住んでいる場所の標高が高いほど安全だという相関関係があらわれた。これは相関関係に目を奪われて真の原因を見誤る古典的なパターンだ。実際のところは、もともと高台にある住宅地はテムズ川近くの下町に比べると人口密度が低かったうえに、川から離れるほど汚染された水を飲む機会が少なかっただけなのだが。標高が高いと安全だったのは瘴気から逃れたからではなく、きれいな水を飲めたからだ。

　ファーはスノーの理論をまったく認めていなかったわけではない。スノーの言うように、コレラのもとはテムズ川の濁水に存在するのかもしれない。ただ、それが何らかの毒気を含んだ蒸気となって川の上に立ちのぼるのだろうと思っていた。ファーは数年前からスノーの文献や発表にはきちんと目を通していて、ときにはスノーの理論を死亡週報の論説に組みこむこともあった。それでもファーは、飲料水媒介説を完全には信じていなかった。スノーが自説を証明するのは無理だろうとも思っていた。「水源の良し悪しの効果を測るには、同一の標高に住み、同一の生活圏内と生計手段と仕事をもちながら、飲む水だけ異なる二種類の人口集団を見つけなければならない。一方はバターシーの水を飲み、他方はキューの水を飲んでいるというような。だがそのような決定的実験をロンドンの環境でおこなうことは許されない」と、ファーは一八五三年の十一月の論説に書いている。[17]

スノーはこの論説の最後の一行に冷や水を浴びせられたように感じただろう。四年前にコレラについての論文をはじめて発表したときにも、おなじ「決定的実験」という言葉でぴしゃりとやられたのだ。しかしファーは、スノーの飲料水媒介説を疑いながらも興味をもち、死亡週報の表に新しい欄をつけ加えた。コレラの犠牲者の年齢と性別と居住地高度に加えて、当人が飲料水をどこで得ていたかを記録する欄だ。

微視的視点

汚染されていない飲料水を探すという課題は、文明の誕生と同時に発生した。人類が定住生活をするようになると、赤痢のような飲料水媒介型の病気が人びとの健康を脅かすようになった。だが人類は歴史の長きにわたって、水源を浄化して健康を守ろうという解決策をとってこなかった。かわりにアルコールを飲んだ。清潔な水源が確保されていない地域では、水を消毒するのにいちばん身近なものはアルコールだった。原始農耕社会でビールを飲むことによる健康への害がどんなものであれ、アルコール消毒の効果はそれを相殺しただろう。四十代で肝硬変になって死のうがどうしようが、二十代で赤痢にかかって死ぬのに比べたらずっとましだったのだから。遺伝学をかじったことのある歴史家の多くは、定住生活とアルコール飲料の発見の合流点で、それまでの狩猟採集社会時代の人類の遺伝子は大量に淘汰されたはずだと考えている。アルコールというのは究極的には致死的な毒であり、また困ったことに常習癖がつきやすい。大量のアルコールを消化するには⑱アルコール分解酵素を増産しなければならないが、その酵素の生産を調節する遺伝子はヒトDNAの第四染色体にある。原始農耕社会の人類の多くはこの遺伝子をもっておらず、遺伝的に「酒に強くない」体質だった。こういう人たちはアルコール依存症になるか飲料水媒介型の病気になるかで、早くに死ぬ。子孫をあまり残さない。それが何世代にもわたってくり返されるうちに、原始の農民の遺伝子プールでは「ビールを定期的に飲める」形質が優勢になった。現在の世界の人びとのほとんどはこうした初期のビール飲みの子孫で、アルコール耐性をもつ遺伝子を受け継いでいる。余談ではあるが、乳糖耐性も同様に牧畜をしていた祖先により淘汰、継承された遺伝形質だ。先住アメリカ人やオーストラリアのアボリジニなど狩猟採集社会のまま生きてきた人たちは、過去の歴史において遺伝子を淘汰する必要性がなかったために、今日ではアルコール依存症になる人の割合が突出している。先住アメリカ人の常習的な飲酒の問題はこれまで、意志が弱いという民族的な性質のせいだとか、アメリカの居留地政策のせいだとか言われてきたが、おそらくいちばん大きな原因は、祖先が都市暮らしをしていなかったことなのだろう。

皮肉なことに、ビールその他の発酵酒にそなわる抗菌特性は発酵、すなわち別の微生物のはたらきに由来する。ビールを醸造するときに使う酵母菌などの発酵性の有機体は、糖と炭水化物をATPという生物のエネルギー通貨にあたるものに変換しながら生きている。だが、このプロセスとて代謝に変わりはない。酵母細胞は分子を分解するときに二酸化炭素とエタノールという二種類の廃棄物を出す。前者は泡《あぶく》に、後者は酔い(19)になる。定住生活で汚れた水が再利用されるようになって現れた健康危機と闘う中で、原始農民はそうと知らないまま発酵体のミクロ廃棄物を飲むという方法に出会ったのだ。人間は酵母菌が出す廃棄物を飲むことで、人間の廃棄物が混ざった水を飲んでも死なずにすんだというわけだ。ある微生物を丸ごと飼いならして別の微生物の脅威から身を守る。ビールの発見からはじまって、ワイン、蒸留酒と、人類はアルコールによる予防策を何千年も続けてきた――紅茶とコーヒーの味をおぼえるまで。この二つの飲み物の登場によって、発酵する微生物にたよらない病気予防策が登場した。

しかし十九世紀半ばには、少なくともイギリスでは、都市の食生活で水はそれ自体が商品となっていた。十八世紀半ばごろから、民営の水道会社が街のあちこちに水道管を敷設し、ロンドンの富裕層の自宅に、あるいは自宅近くの貯水池に水を届けるようになったのだ。これは当時の人びとにとって画期的なことだった。私たち現代人の暮らしの便利さ——食器洗い機から洗濯機、トイレ、シャワーなど——は、安定した水の供給があってのこと。あなたが家で何も考えることなく水道の蛇口をひねってコップに水を注ぐ行為は、それをはじめて体験したロンドン市民にとって奇跡のようなものだっただろう。

十九世紀の半ばになると、水道管を敷いていた大小さまざまな会社が合併してゆき、およそ十の大会社に集約され、それぞれが縄張りをもつようになった。ニュー・リバー・ウォーター社はおもにイーストエンド地区、チェルシー・ウォーター社はウェストエンド地区というように。テムズ川の南側は、サザーク&ヴォクソール（S&Vという略称のほうが有名である）とランベスの二社がほぼ支配していた。S&Vやランベスをはじめとする水道会社の多くはテムズ川下流の潮流の影響を受ける場所に取水管をとりつけていた。そのため顧客に届けられる水には汚水が混ざった。ロンドンを網目状に走る下水はテムズ川に放流されるようになっていたからだ。もっとも強硬な瘴気論者でさえこれには異議を唱え、そのためもあって議会は一八五〇年代初期に、ロンドンの水道会社全部に一八五五年八月までに取水管を潮水線より上流に移すことを命じる法案を通した。S&Vはぎりぎりまで移設工事を遅らせてバタ—シ—から取水を続けたが、ランベスはいち早く一八五二年に上流のテムズ・ディトンに移した。[20]

スノ—は一八四九年に調査をはじめたときから水道会社の動きを追っていて、ランベスの移設の影響もすでに調べていた。しかし、ほんとうの突破口は十一月二十六日の死亡週報の脚注に見つけた。ロンドン南部のコレラ死者の報告の下に、ファ—は「三例において……おなじ教区が水道会社二社から水の供給を受けている」という何気ない注記を添えていたのだ。

このインフラ上の些細な情報に、スノ—は雷に打たれたようになった。同一空間、同一高度に住む人口集団のうち一方は下水の混じった水を使い、もう一方は比較的きれいな水を使っている。ファ—の脚注ははからずもスノ—に「決定的実験」のチャンスをあたえた。

スノ—に必要なのはさらなる内訳、S&Vの水を使っていた家の死者とランベスの水を使っていた家の死者の情報だった。自分の理論が正しければ、この両群の死亡率には大きな開きがあるはずだ。高度と空気という条件が同一の隣接する家々で、水源という条件だけが異なる。経済状態や身分という条件さえも排除できる。なぜなら金持ちも貧乏人も、家に引く水道は一種類でしかないはずだからだ。これはトマス・ストリートでの対照試験の再現となる。しかも今回は数十人でなく数千人という規模で。スノーはその考えに思い当たったときのことをこう書いている。

この実験……は最大規模で[21]おこなわれる。あらゆる年齢、性別、職業、身分の三十万人が本人の選択なしに、そして本人が知らぬ間に二群に分類される。一方の群はロンドンの下水を含んだ水を使っている。おそらくはコレラ患者の排泄物をも含んだ水を。だがもう一方の群は、それらを含まないきれいな水を使っている。

しかし、この「決定的実験」は、スノーが期待していたほど簡単なものでないとわかった。ファーのデータは教区という単位でしか分類していなかったため、水源によってさらに下位区分しなければならなかった。全教区のうち十二の教区はS&Vの水に、三つの教区はランベスの水に完全に頼っていた。そこではコレラの死亡率の差は歴然としていた。S&V独占教区では百人に一人の割合で死者が出ていたが、ランベス独占教区では一万四千六百三十二人のうちコレラで死んだ人は一人もいない。だが、スノーはこれだけでは不十分だと思った。ランベスが独占的に水を供給している教区は比較的裕福な人が住む郊外で、S&V独占教区は煙霧ただよう工業地帯だったからだ。瘴気説に凝り固まった人がこの数字を見れば、それを自分たちの言い分の正しさの裏づけにするだろう。

となると、両社から水の供給を受けている残りの十六教区の内訳を調べなければならない。水源が混合している教区で水源ごとのコレラ死者の内訳を出すことができれば、飲料水媒介説を証明でき、瘴気説の優勢をひっくり返せるだろう。ところが、この十六教区の水道管は無秩序に連結されていて、住所だけで使っている水道会社を割り出すことは不可能だった。それを調べるには地道な聞きこみ調査、つまり一軒一軒の家を訪ねてどちらの水道会社を使っているかを聞き出すしかなかった。

スノーをそこまで駆り立てたものは何だったのだろうか。みずからが先駆者となった医療分野でヴィクトリア女王の治療をする地位にまでのぼりつめた男が、ロンドンの不潔な街区を歩いて一軒一軒ドアをノックして、当時もっとも恐ろしかった病気に襲われた家を探してまわろうとは。ともかく彼は、職業的成功と王室の庇護という安全地帯でぬくぬくとすることをよしとせず、ストリートに出て行った。彼はこの試みをみずから「壮大な実験」と呼び、あらんかぎりの執着心と勇気をもって取り組んだ。

しかし、街路レベルで聞きこみ調査をはじめても、まだ順調にはいかなかった。住民の多くは自分の家の水がどこから来ているかを知らなかった。別の場所に住んでいる家主が水道料を払っていることもあれば、自分で払っていても水道会社の名前を覚えていなかったり、領収書を捨ててしまっていたりしていたからだ。家の外にある水道管で確認しようにも、あまりにも複雑に交差していてどれがランベスでどれがS&Vかわからなかった。

そこで、スノーの調査はふたたび小さなスケールに降りていくことになった。鳥瞰的視点からはじめた「壮大な実験」は、最終的には人の目では見えない分子のレベルに行き着いた。スノーは調査をしているうちに、S&Vの水にはランベスの水の四倍もの塩分が含まれていることに気がついた。ということは、自宅の実験室でごく簡単な化学検査をするだけで、その水がどちらの水道会社から来ているものかがわかる。飲み水がどこから来ているかわからないと答えた人の家の水源を知るには、その家の水道水を住所のメモを貼ったガラス瓶に入れてもち帰って、自宅で分析すればいいのだ。

鍵は街の中にある

こうしてゴールデン・スクエアにコレラがやってくるころには、ジョン・スノーは麻酔医と探偵の二役をこなしながら着々とデータをためていた。一八五四年八月下旬には、彼の「壮大な実験」の構成要素はほぼ埋まり、そろそろ速報を出せる段階にきていた。聞きこみがまだなのはケンジントンとブリクストン、ウォータールーだけで、それもあと数週間で終わるはずだった。だから自宅から数区画のところでコレラが発生したと聞いたとき、そんなものは無視して壮大な実験の総仕上げにかかりたいという誘惑が彼の頭をかすめたかもしれない。彼はファーの脚注を目に留めてから一年近く、このもつれた糸をほどくのに専心してきたのだ。ここで別のことに気持ちをそらされたくない。しかし、どうやら今回のゴールデン・スクエアのコレラはいままでになく強力なようだ。だとすれば、これまで調べてきたロンドン南部の研究の証拠としても十分に利用価値があるかもしれない。おそらくそのようなことを考えながら、彼は月曜の夜、水道水の化学分析を中断してふたたびドアをノックしに出かけることにした。ただし、こんどはすぐ近所に。街に出てみれば、厄難の跡がいたるところで目に入った。「オブザーヴァー」紙はのちにこう報じている。「月曜の夜のブロード・ストリートでは、(22)死体運搬馬車が巡回して死者を運び出していた。棺の数は多すぎて、馬車の中だけでなく上にも積まれていた。こんな惨劇はロンドンではペスト時代以来のことである」

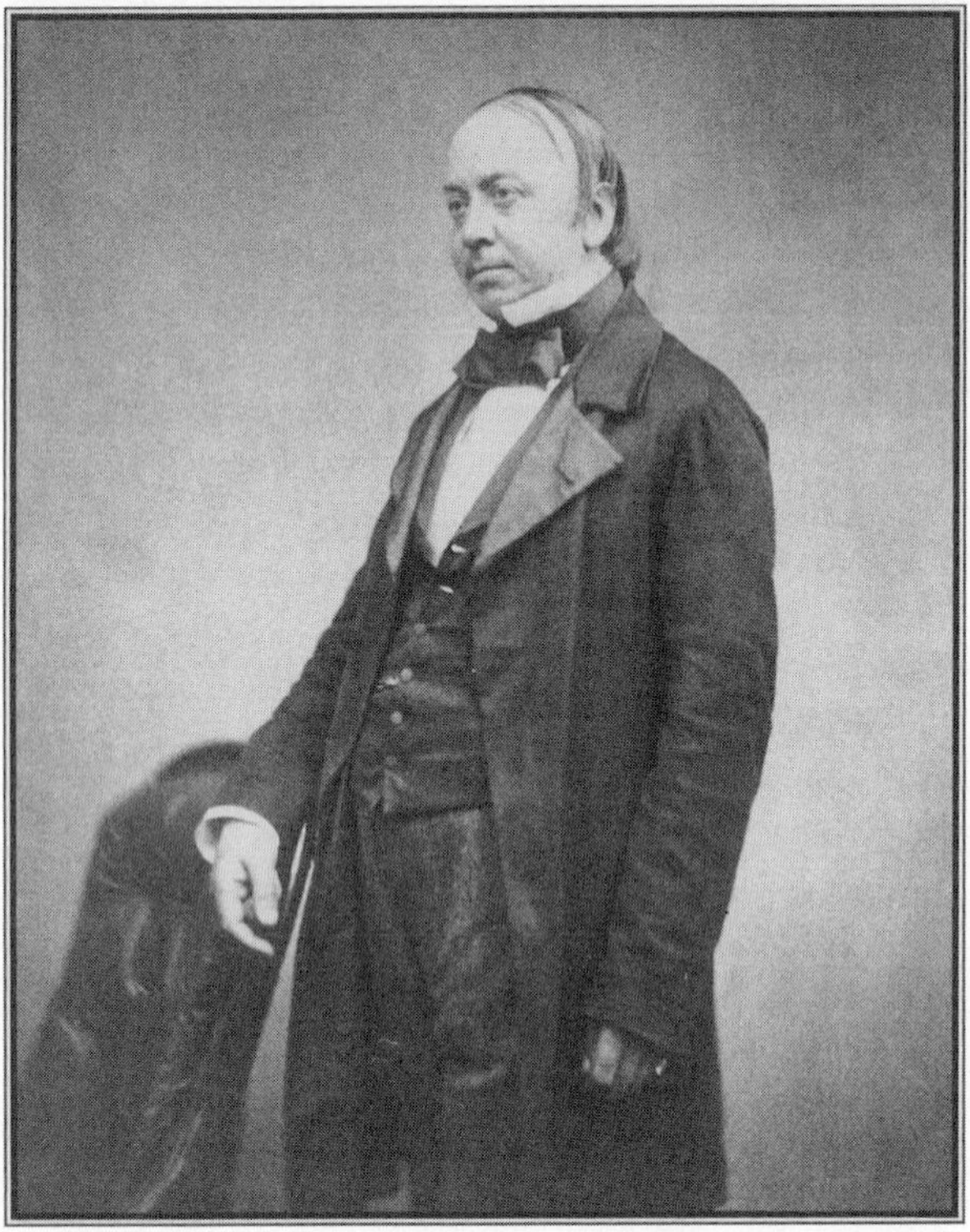

エドウィン・チャドウィック

あらゆる「におい」は病気である

九月五日　火曜日

火曜の朝、希望への兆しが少しずつだが漏れ出てきた。ヘンリー・ホワイトヘッドは丸四日間この界隈を見舞い続けたが、この日ようやく事態は好転してきたと思えるようになった。仕立て屋ミスター・Gの妻はその朝亡くなったが、死者の報告とおなじくらい回復する人の報告を聞いた。彼が金曜日から看病していたメイド業の女性は死の淵から這い上がり、顔色がよくなっていた。十代の少年と少女の二人も峠を越し、家族は胸をなでおろしていた。回復した三人はみな、病に倒れてからずっとブロード・ストリートの井戸水を大量に飲んでいた。三人の回復の早さと強さは、ホワイトヘッドの脳裏にずっと焼きつく強烈な印象をあたえた。

昼前に、政府の公衆衛生局メンバーの小集団がゴールデン・スクエアに視察に来た。

行列を率いていたのは新しく局長になったサー・ベンジャミン・ホールだ。彼は一か月前に、それまで局長を務めていたエドウィン・チャドウィックのあとを継いだばかりだった。チャドウィックはこの分野の草分けだったが、物議をかもした人物でもあった。「モーニング・クロニクル」紙はこのときの人事について皮肉たっぷりに、「新任局長にはずばぬけて有利な点がひとつある。前任者が嫌われ者だったおかげで、何をしてもそれ以上に嫌われる心配がないことだ」と書いた。

役人たちがデュフール・プレイスとブロード・ストリートを行進していると、生き残っていた住民がぱらぱらと出てきて、視察に来てくれたことへの礼を述べた。住民のほうも、事態は沈静化しつつあるらしいという感触を得て顔を明るくした。公衆衛生局の事務官は主要紙に広報用の視察報告の原稿を送った。新聞社の大半はそれに協力して、「民衆の守護者たち[1]は精力的に活動しており、そのおかげであらゆる成果が現れている」という役人たちの自画自賛の文章を記事にした。ただし、役人たちは精力的に活動したとは書かれているが、実際に何をしたのかは書かれていない。ゴールデン・スクエア界隈では五日間で五百人以上が死んでいて、前日からさらに七十六人が発病している。「タイムズ」紙は、公衆衛生局が今回の疫病対策の委員会を結成する予定でいるとだけ書いて、それ以上は触れないという慎重な姿勢をとった。ブロード・ストリートの「悲劇」で公衆衛生局はついに出番が回ってきたわけだが、目下のところその活動は大部分がパフォーマンスでしかなかった。

公衆衛生局が唯一おこなった介入は、界隈を歩く人には明確に伝わった。街路にカルキが撒かれたのだ。あたり一面、漂白剤のにおいがぷんぷんとし、都会ならではの廃棄物のにおいを覆い隠した。この唯一の介入に、エドウィン・チャドウィック在任中の影響が残っていた。カルキ作戦はチャドウィックが生涯の敵と戦うために展開したものだ。チャドウィックがそれに立ち向かうことでキャリアを築き、そうと信じたまま墓に入った敵とは、すなわち、瘴気《しょうき》だった。

悪臭こそが敵

エドウィン・チャドウィックの人生が、現代の政府が担う「正しい役割」の概念の布石になったことは間違いない。彼は一八三二年に救貧法委員会のメンバーに任命されたのを皮切りに、一八四二年には労働者階級を対象とした画期的な衛生調査をおこない、一八四〇年代後半には下水道行政の長官として過ごし、ついに公衆衛生局長の地位にまでのぼりつめ、現代の私たちが当然と思っているさまざまな行政サービスの基礎を、すべてとまでは言わないにしてもかなり築くのに貢献した。たとえば政府は、全市民、とりわけ最貧層の健康と暮らしを守ることを旨とすべきであること、自由市場の中で置き去りにされてしまう社会問題を中央政府主導で解決すべきであること、公衆衛生問題はインフラ整備や防止策の面で政府の大がかりな投資を必要とすることなどだ。チャドウィックの仕事人生は良きにつけ悪しきにつけ、今日の「大きな政府」の概念の構築だったと見ていいだろう。

今日、私たちのほとんどは、チャドウィックが展開した活動を肯定的に評価する。よほどの自由至上主義者《リバタリアン》か無政府主義者《アナーキスト》でないかぎり、下水道を整備したり伝染病対策に資金を出したり公共の水源を監視したりするのは政府の当然の仕事だと考える。ただ、チャドウィックが定めた長期的な方向性は正しかったとしても、一八五四年時点でチャドウィックの短期的な業績を眺めた場合は複雑だ。彼が産業成長期の労働者の生活環境をだれよりも憂いて、その問題を正すために力を注いだことは疑いようがない。だが、彼が施行した大事業のいくつかは破壊的な結果を招いた。一八五〇年代にコレラで死んだ人びとは、チャドウィックがその十年前に下した決断の犠牲になったのだ。これはチャドウィックの人生における大きな皮肉だった。(2) 彼は社会の安全《セーフティ》策《ネット》を築こうという構想の過程で、そうとは知らずに数千人のロンドン市民を墓場に送りこんでいたのだ。

これほど高潔な大望がなぜ破壊活動になってしまったのだろう? チャドウィックの場合、答えは単純だった。彼は強情なまでに自分の鼻に従った。ロンドンの空気が市民を殺していると彼は主張し、悪臭を取り除くことが公衆衛生の第一歩と考えた。

一八四六年にロンドンの下水問題を調査する議会委員会で証言したとき、彼はその考えを前面に打ち出した。「あらゆるにおいは病気である。(3) においが強烈であればあるほど急性の重い病《やまい》を引き起こす。そこまでいかずとも士気を低下させ、活動を停滞させるのであるならば、やはり、あらゆるにおいは病気である」

不快除去法

初期のヴィクトリア時代の人が格闘していた問題は、ほとんど例外なく現在もまだ続いている。それは、人間性豊かな社会と産業化した社会は両立するのか、という問題だ。政府は自由市場の行きすぎを抑制することができるのか？　労働者の発言はどこまで認められるのか？

もっともこうした遠大なテーマとは別に、より現実的で卑近な、歴史講座や教科書ではほとんど取り上げられることのない問題もあった。ヴィクトリア時代の知識人たちも功利主義や階級格差に疑問をもち、その問題解決の道を探っていた。しかし、そうした深遠なテーマを考えるほど洗練された賢い頭脳をもった人びとでさえ、身近に差し迫っている問題に悩まされていた。これだけ大量の糞尿をどうすりゃいいのか、と。

ロンドンの排泄物問題の深刻さは周知の事実だった。チャドウィックがおこなった一八四二年の調査は、市の汚物放置の不愉快な状態を改めて浮き彫りにした。「タイムズ」をはじめとする新聞には、この問題にかんする投書が毎日のように送られてくる。一八四九年の調査では一万五千軒が対象となり、およそ三千軒に下水による悪臭被害が発生していることがわかった。(4)千軒で、屋外便所と水洗便所が実質的に使用不能だった。二十軒に一軒が地下に人糞を積み上げたままにしていた。

当時の改革主義者の多くはこの糞便を「経済的廃棄物」ととらえようと試みた。人糞を肥料として都市の周囲の土地に撒くのは昔からやっていたことだが、はたして二百万人の人糞では可能なのか。もしこの計画が実行されたなら必然的にひじょうに肥沃な土壌が生まれる、と福音伝道者《エヴァンゲリスト》は主張した。食料生産が四倍になると試算した専門家もいる。一八四三年に出た案は、鋳鉄《ちゅうてつ》の下水管を作ってロンドンの廃棄物をケントとエセックスまで送ってしまおうというものだった。

この提案にたいしヘンリー・メイヒューほど狂騒的に反応した人はいないだろう。メイヒューは廃棄物再利用が人口増加のマルサス主義的限界の突破口になると調子づいた。「もし我らが排泄するものを植物が吸収し、我らが出す息を植物が吸い、我らの廃棄物が植物の食料となるなら、人口の増加は肥料の増加であり、肥料の増加は植物の食料の増加となり、植物そのものが増える。増えた植物が我らに栄養をあたえるなら、我らもまた植物に栄養をあたえる」

じつにメイヒューらしいことだが、この生命循環哲学はすぐに数値計算の狂乱へと発展した。

一八四一年から四六年の報告書によると、(5) 我らは鳥糞石《ちょうふんせき》と骨粉、その他土壌用の輸入肥料に莫大な金を使っている。一八四五年、我らは六百八十三艘もの船を使って南海から二十二万トンの鳥の糞をもち帰っているというのに、毎日テムズ川に十一万五千トンもの潜在的な肥料原料を垂れ流している。我らが廃物とみなしている二百トンの汚水を一エーカーの草地の灌漑《かんがい》に利用すれば、一年に六〜七ポンド相当の作物を七種類も生産できると言われている。したがって、この方法で生産量が倍になることを考えると、我らは一年に一エーカーあたり二十ポンドを生み出せる。これは百トンの下水あたり十ポンドの収益である。首都の下水からテムズ川に流される廃棄物を全部合わせると年に推定四千万トンであることを考えると、我らは毎年四百ポンドの金を進んで捨てていることになる。

この種の計算はその後数十年の政治論争で何度か蒸し返された。ある学者は一八六四年の議会証言で、ロンドンの下水の価値は「イングランド、アイルランド、スコットランドの地方税に等しい」と述べた。ヴィクトリア時代のイギリス人はトイレにお金を流している、あるいはもっと悪いことに、地下室で腐らせているというのだ。
エドウィン・チャドウィックも、ロンドンの下水に放置されている「宝」を信じる者の一人だった。彼が一八五一年に助手として制作にかかわった文書には、ロンドンの人糞を田園地帯の肥料にすれば土地の価値は四倍も上がると書かれていた。彼はまた、この理論の「水中バージョン」[6]、ひょっとして新鮮な糞尿を水路に撒けば大きな魚が育つのではないか、という考えも気に入った。

しかしチャドウィックや当時のその他の社会改革者にとって、ロンドンの増える一方の排泄物を処理したい最大の理由は、経済的利益よりも何よりも、人びとの健康を守ることだった。彼らが全員、チャドウィックと同様に「あらゆるにおいは病気である」と信じていたかどうかはわからないが、地下や街路にたまったままの大量の排泄物が環境を汚していることはだれの目にも明らかだった。歩道をそぞろ歩きするだけでも人間の糞尿のにおい攻めに合うような状況では、これを何とかしなければと思うのが当然だった。

その解決法は、少なくとも理論上はあっさりと出てきた。このロンドンに必要なのは、各家から排泄物を追い払う市全体の下水道システムだ。それには大規模な工事をしなければならないが、数十年で国有鉄道網を建設し産業革命の先陣を切ったこの国に、その程度の計画が遂行できないはずがない。問題は、遂行ではなく管轄だった。

初期ヴィクトリア時代の都市インフラは、つぎはぎだらけの行政組織と二百を超える別々の議会法令に支配されていた。街路に舗装をしたり街灯をつけたり排水溝や下水溝を作ったりするには、これらの法令をすべて、たがいに連携していない各地域委員会に監督してもらわなければならない。ストランドの一マイルにも満たない地区が、九つの舗装委員会に監督されていた。首都全域を結ぶ下水道建設のような大規模事業に乗り出すには、工学技術と肉体労働以上のもの、都市生活の権力力学の革命が必要になった。ごみ漁りたちが培《つちか》ってきたボトムアップ型リサイクルは、「都市総合開発計画」に取って代わられようとしていた。

この点で、エドウィン・チャドウィックは完璧に役割を果たした。無愛想で、無礼ともいえるほど強固な意志をもつチャドウィックは、いろいろな意味でヴィクトリア時代のロバート・モーゼズだった。ロバート・モーゼズもまた二十世紀前半のニューヨークで大量の公共事業を推進した役人であるが、ニューヨーク市の権力構造をその後も数十年にわたって握っていたという点がチャドウィックとはちがう。ともかく、信心深い功利主義者でジェレミー・ベンサムの友人だったチャドウィックは三十代を、一八三二年から三四年にかけての救貧法改正の余波を整理する補助業務に費やした。しかし一八四〇年代になると衛生問題にのめりこみ、その改革運動は一八四八年の公衆衛生法制定で頂点に達した。この法令により三人のメンバーからなる公衆衛生局が設立され、チャドウィックがその長となった。そして、ロンドンの衛生状態を短期間で劇的に改善しようという「不快除去および伝染病予防法」が、これもチャドウィックの唱道運動のかいあって一八四八年に制定された。この場合の「不快」とは、事実上ひとつのことを指していた。そう、人間の排泄物である。数年のうちに、新しい建物には既存の下水道に通じる排水管を取り付けることが義務づけられた。通称「コレラ法」と呼ばれたこの法律は、既存の建物構造と下水道とをつなげることをはじめて法で定めたものとなった。サミュエル・ピープスが一六六〇年の日記に書いた言葉を流用するなら、「大量の糞の山」を自宅の古い地下室に築くことを選んでいる人にたいして、何がしかの強制力を行使できることになったのだ。もちろん法令の文面ではそんな表現はされていない。もっと配慮した、というより意味不明の長ったらしい文章だった。

町議会、評議会、委員会、⑺後見人、衛生役人、その他このような通知の適用対象となる機関の管轄内にあるすべての市や町、自治区、教区、広場における、不潔で不健康な状態でいかなる人にも不快と不衛生をあたえうる不潔な溝、どぶ、排水溝、便所、汚水溜め、灰だめを有する住宅または建造物は、当局管轄内における不潔な溝、どぶ、排水溝、便所、汚水溜め、灰だめ、ならびにその他のあらゆる溝、どぶ、排水溝、便所、汚水溜め、灰だめを不快または不衛生と定め、そうした不快または不衛生な溝、どぶ、排水溝、便所、汚水溜め、灰だめを除去すべく……

だが、この新法令に従うためには、「屎尿、腐肉、汚物」をすべてどこかに移動させなければならない。そのためには機能する下水道がいるということだ。ロンドンには古くから小川や水路を使った排水機構が存在した。実際、そうした水路は現在でもロンドンの地下を走っていて、いちばん大きなフリート川は、ファーリンドン・ロードの真下を抜けてブラックフライアーズ橋のところでテムズ川に放水している。下水道建設の議会法の歴史はヘンリー八世の時代にはじまる。だが歴史的に見れば、ロンドンの下水道は市の地表の水、つまり基本的に雨水を排水するよう設計されていた。一八一五年までは、その下水道に生の廃棄物を流すことは違法だった。家の汚水溜めがあふれたら、下肥屋を呼ぶ。この規制のせいであちこちの地下室に「大量の糞の山」ができてしまったわけだが、少なくともテムズ川の汚染は免れていて、グリニッジとパトニー橋のあいだは漁場となっていた。だが街の人口が爆発的に増えてきて、多くの家が廃棄物を既存の下水道に流すようになるにつれて、テムズ川の水質は急速に悪化した。さらに下水道そのものが詰まるようになり(8)、ときおり地下でメタンガスの爆発が起きた。

一八四〇年代から五〇年代初期にかけてのチャドウィックの活動は、この問題を壊滅的に悪化させた。彼が公衆衛生局長であるうえに、新設された首都下水道委員会の中心メンバーでもあったことが災いした。市の下水道機構を拡充するための計画はいくつも出てきたが、数年間具体的なことは何ひとつ進まなかった——ジョセフ・バザルジェットという優秀な技師がこの事業の責任者となるまでは。その間、活動の中心は汚水溜めの撤去となった。バザルジェットがのちに報告したところによると、「六年間で三万か所の汚水溜めがなくなり、屋内と街路のすべての廃棄物が川に移された」。委員会の技師たちは年に数回、川に捨ててさっぱりした汚物の量がどれだけになったかを熱心に綴った報告書を出した。一八四八年の春には二万九千立方ヤード、翌年冬には八万立方ヤードになった。およそ三十五年のあいだに、テムズ川はサケの獲れる漁場から世界一の汚染水域に変容した。すべては公衆衛生の名の下に。建築業[9]者のトマス・キュビットの言葉を借りれば、「テムズ川はいまや巨大な汚水溜めに成り果てた」のだ。

一八四〇年代後半のイギリス公衆衛生の最大の皮肉がここにある。コレラは口の中に入れないかぎり害はないという飲料水媒介説をスノーが作り上げている最中に、チャドウィックはコレラを市民の口の中に入れるシステムを作っていたのだ。現代の生物兵器テロリストでさえ、こんな巧妙かつ遠大な計画は思いつかないだろう。案にたがわず、コレラは一八四八年から四九年に舞い戻ってきて猛威をふるい、その死者の数は、下水道委員会がうれしそうに報告していた川に捨てた廃棄物の量を追いかけるように急増した。このときのコレラが収束するまでに、およそ一万五千人のロンドン市民が死んだ。近代中央集権行政の初の公衆衛生政策は、都市全体に毒をばら撒くことだったのだ。なお公平を期して言うなら、チャドウィック以前にも行政が犯した似たような愚行はあった。一六六五年から六六年にかけての大ペストのとき、この病気は犬や猫を介して広がるという噂を聞いたロンドン市長が、全市にペットとのら犬、のら猫の大量処分を命じたのだ。知ってのとおりペストはネズミが媒介する。市長はその捕食者を消すことで、ネズミを指数関数的に増やしてしまった。

　なぜ当局がテムズ川をこれほどまでに痛めつけてしまったのだろう？　各委員会のメンバーは全員、川に廃棄物を流してしまえば川の水質が悪化することくらい十分にわかっていたはずだ。そしてその川の水を、かなりの割合の市民が飲むことになることも。コレラの原因が飲料水だという説があろうとなかろうと、増え続ける排泄物を飲料水の水源に大量に捨てて喜んでいる姿は、狂っているとしか思えない。実際、これは狂気だった。たったひとつの説にふりまわされた狂気。あらゆるにおいが病気なら、市民の健康被害はすべて悪臭のせいであり、屋内と街路から悪臭を取り除くためならテムズ川を下水川にしても見合うはずだったのだ。

なぜ瘴気なのか

当時もっとも影響力のあった瘴気論者はチャドウィックだったかもしれないが、彼と考え方をおなじくする有名人は大勢いた。社会改革推進者たちもまた、悪臭と病気の関連性を信じていたのだ。一八四九年、「モーニング・クロニクル」紙はヘンリー・メイヒューをコレラ流行の中心地、テムズ川南岸のバーモンジーに送りこんだ。その記事は、嗅覚報告とでもいうべき新ジャーナリズムのジャンルにふさわしいものとなった。

悪疫の孤島に一歩足を踏み入れるや、[10] あたりは墓場のにおいに変わり、日ごろよりカビ臭い空気には慣れているこの身にも吐き気と頭痛が襲ってくる。この界隈の空気が硫化水素に冒されていることは、鼻のみならず腹でも感知できる。臭気を放つ水路にかかる朽ちかけた橋を渡るや、かつて鉛白で塗装されていた側柱や窓台が黒く変色しているのを認め、おのれ自身が致死的なガスの化学検査を受ける気持ちになる。水場のあちこちから不気味なあぶくが湧いているのが見え、少なくとも毒気の一部がそこから出ていることがわかる。水路の脇に建つ扉のない便所や、水路沿いの壁に茶色の縦縞模様がついた家々を眺めるにつけ、この水路にどれだけの汚物が流しこまれているのかを知らされる。

科学界の面々も等しく瘴気説を支持していた。「タイムズ」紙は一八四九年九月に、コレラにかんするさまざまな説を掲載した。「コレラはどこから来て[11]、どう広がるのか？　この謎をあらゆる角度から検証する」と題するこの特集記事の出だしは、そもそもこの謎に答えることができるのかという悲観的なものであった。

この問題はおそらく、はかり知ることのできない自然の謎であり、今後も謎であり続けるだろう。人間の知能では手の届かない種類の疑問であると思われる。この現象を生む力が何であるか、知ることはできない。ましてやその力を乱したり弱めたりする方法も知ることはできまい。

悲観的になりながらも「タイムズ」は既存の説を紹介した。土から毒が放散する土壌説、空気の状態に基づく電気説、大気中の酸素不足のせいだとする酸素説、「腐った酵母、下水の放散、墓地」の三悪説などなど。顕微鏡でなければ見えないアニマルキュラエか菌類のせいだろうという説も紹介しておきながら、この説については「観察された現象を含んでいない[12]」という理由で疑問符をつけている。

酸素、下水の放散、電気とさまざまな原因が推察されながらも、ひとつ共通することがあった。なんだかんだ言ってもコレラは空気の中にいるということだ。ちなみにスノーの飲料水媒介説はすでに発表されていたにもかかわらず、この特集記事には取り上げられていない。空気こそがコレラの、ひいてはほとんどの病気の謎を解く鍵だと思われていたのだ。ヴィクトリア時代にもっとも人びとから愛され影響力をおよぼした医学界の人物、フローレンス・ナイチンゲールもその考えにとりつかれていた。彼女の画期的な一八五七年の著書『看護覚え書』の文章に、それがはっきりとあらわれている。

看護の第一原則[13]、看護婦が何をもってしても心に留めておくべきこと、患者への必須の心構え、これなくして看護はありえないもの、何をおいてもまっ先に考えなければならないことは、患者が吸う空気を外気と等しく清らかに保ちつつ患者を凍えさせないことである。しかし、たとえこの基本原則を知っていても、大きな誤解をしている人が多い。患者の部屋や病棟に外気を入れるとき、その空気はどこから来たものかを考える人はほとんどいない。他の病棟で換気されたものが廊下を伝ってきたのか、煙や食卓のにおいやカビを含んで玄関から入ってきたのか、地下の厨房や流し台、洗濯場、便所、あるいは私が日ごろから嘆かわしく思っている汚物でつまった排水溝から上ってきたのか。そうした空気を患者の部屋や病棟に入れたのでは、毒を入れているようなものではないか。

病院の部屋の換気をしようというナイチンゲールの主張には何の問題もない。問題は、医師や看護師が換気をすることの前提として、病気の原因を空気だと考えている点にある。彼女はコレラも天然痘もはしかも猩紅熱《しょうこうねつ》も、すべては瘴気で引き起こされるものと信じており、学校や家庭や病院で空気の質を「空気検査計」で調べることを推奨していた。その検査計とは、化学者アンガス・スミスが空気中の有機物質の含有量を測定するために考案したものだった。

もし、空気検査計で毎朝⒁、前の晩の空気の状態が看護婦や患者や役人に伝えられたなら、私は疫病再発にそなえてできるかぎりの安全策をとるであろう。そして、児童が大勢いる公立学校にも！　学校は小児疫病の多くが発生している場所であり、検査器設置の意義は大きい。父兄は、「空気検査計が〈不快〉を指している学校には子どもを通わせない」と主張することができる。寄宿学校の寮にも。猩紅熱がはやったとき、検査計が〈やや不快〉を指していれば、それが原因とわかる。

私たちはいずれ「運命《さだめ》」や「悪疫と悪害」「神の手にゆだねる」といった言葉を耳にしなくなるだろう。神は運命を私たちの手にゆだねてくださるはずだ。ほんのわずかな空気検査で謎の悪疫の原因が判明し、治療にあたることができるのだから。

こうした主張や方策の多くに欠けていたのはある種の謙虚さとでも言おうか、根拠となっている理論がまだ証明されていないことを認める気持ちだった。当時の専門家や役人が瘴気説を誤って信じていたことも問題ではあるが、その説に固執して、疑問をもたずに突っ走る姿勢にも問題があった。理論のほころびを探そうと思えばいくらでも見つかったはずだ。たとえば瘴気の「炭坑のカナリア」にあたる「下水狩り」たち。彼らは想像を絶するような悪臭と「毒」に何時間もさらされながら働いている。なのにこのカナリアたちはぴんぴんしている。メイヒューもこのことを不思議に思い、『ロンドンの労働と貧民』にこう書き記した。

地下の下水道にこもる蒸気(15)がどれほど有害かは、排水溝の格子から立ちのぼる我慢ならない臭気から容易に想像がつく。そんな場所で労働時間のほとんどを過ごす下水狩りは、さぞかし不健康そうな青白い顔をしているものと思うだろう。ところがそうではないのである。奇妙なことに下水狩りは丈夫で健康そのもので、たいてい血色のいい顔をしている。彼らのほとんどは病気というものを名前でしか知らない。下水狩りの若手を束ねている老爺《ろうや》たちは齢《よわい》六十から八十というところだが、みな若いときからずっとこの仕事をしているという。

このころスノーもこうした例を何度も目にし、それを書き留めていた。おなじ環境に住み、おなじ空気を吸っている集団なのに、毒を含んでいるとされている蒸気への反応が人によって異なるのだ。もしほんとうに臭気がロンドン市民を殺しているのなら、犠牲者の選び方がえらく気まぐれだ。それにチャドウィックとその委員会が街の汚水溜めの除去にせっせと取り組んでいるにもかかわらず、コレラはそんなことにはびくともせずに、一八五三年にさらに勢いをつけて戻ってきた。

すべてはひとつの疑問に集約される。瘴気説はなぜこれほどまでに根強く広まったのだろう？　聡明な人びとがなぜ、矛盾する証拠が山のようにあるにもかかわらずこの説に固執したのだろう？　この種の疑問は知識の歴史の鏡像バージョンにいざなう。偉大な発見や発明の歴史ではなく、虚報や誤解が悪い方向に導く歴史だ。本来は賢い人びとが間違った考えに固執するというときは、その裏には何かの力がはたらいている。瘴気説の場合でいえば、数十年前に絶滅していてもおかしくない古くさい理論が、いろいろな力で支えられていたということだ。その力のいくつかは本質的に観念的なものだったとえば社会の偏見や慣例といったものだった。いくつかは概念上の限界のふちをまわっていた。想像力と技術が追いついていなかったからだ。いくつかは人間の脳の配線に関係している。どの力も単独では、生の汚水をテムズ川に投げこむような公衆衛生策を築いてしまうほど強力ではない。だがすべてを合わせると、とんでもない力になってしまうのだ。

伝統と本能

医学の伝統という力はもちろん大きかった。瘴気の英語「ミアズマ」の語源は汚染を意味するギリシャ語で、毒された空気が病気を媒介するという概念は紀元前三世紀の古代ギリシャ医学に端を発する。ヒポクラテスは空気の質をことさら気にしており、彼の医学論文は新米気象学者が書いたもののようにも読める。彼の論文『空気、水、土地について』の冒頭部分はこうだ。「医学を正しく研究したいと思う者は(16)このようにすべし。まずは季節を考えること。そして、人はみなおなじではないがため、それぞれにあらわれる効果をそれぞれに検証すべし。さらに風、暑気、寒気について、国全体に共通するものとその土地固有のものとを考慮すべし」。ちなみにウィリアム・ファーは何世紀もあとに、図らずもこの流儀を踏襲した。彼の死亡週報にはかならず短い気象報告が死者数の報告の前に入っていたのだから。ともかく歴史の記録にあるほとんどすべての疫病は、どの時点かでかならず瘴気のせいにされている。「マラリア」という病名さえも、その語源は「悪い空気」を意味するイタリア語だ。

瘴気説は宗教的伝統にもなじんでいた。骨の髄まで聖職者のヘンリー・ホワイトヘッドは、ゴールデン・スクエアの疫病大流行は神の意思だと信じていたが、神学的解釈に瘴気説の解釈をつけ加えていた。「世界各地で、現時点の空気が恐ろしい伝染病の生産に好都合となっている」と彼は信じていた。慈悲深い創造者がこの悲惨な現実を許しているという矛盾を無理やり融和させるために、ホワイトヘッドはのちにダーウィン主義的解釈と呼ばれることになる考えを取り入れた。すなわち、疫病は人体を地球規模の大気の変動に適応させるための神の導きで、それにより何百万人が死のうと、それは新しい環境を生き延びることのできる新世代を作り出すために必要な措置だという考えだ。[17]

だが、伝統だけでは瘴気説の優勢を説明できない。この説にしがみついていたヴィクトリア時代の人びとは、それ以外の点では革命時代に生きる真の革命家たちだった。チャドウィックは公衆衛生政策というまったく新しい規範を作っていたし、ファーは統計の新しい利用法を開拓していた。ナイチンゲールは女性の役割や看護のあり方についての当時の固定観念を打ち破ろうと立ち向かっていた。ディケンズもエンゲルスもメイヒューも、元来は現状維持の考え方を安易に受け入れる人間ではない。みな、それぞれの方法で現状打破を望んでいた。したがって、彼らの瘴気説への固執を単に伝統のせいだけにするのでは不十分だ。

十九世紀に入ってまで瘴気説が根強く残ったのは、医学や宗教の伝統とおなじくらい本能に根ざしていたことに関係する。医学文献の中で瘴気がくり返し主張されたのは、それが執筆者の悪臭にたいする反射的な嫌悪と深く結びついていたからだ。においの感覚は五感の中でもっとも原始的なものだと言われている。欲望や憎しみといった強い感情を引き出し、いやがおうでも記憶を呼び覚ます（プルーストの病身的夢想はおもに味覚が引き金になったが、『失われた時を求めて』では嗅覚のテーマもくり返し出てきた。言うまでもないが、においは味覚になくてはならない要素だ）。現代の脳の画像診断技術は、嗅覚システムと脳の感情センターが生理的につながっていることを白日の下にさらしてくれる。大脳辺縁系という感情中枢がある場所は、かつては「嗅脳《きゅうのう》」と呼ばれていた。二〇〇三年の脳画像研究により[18]、強いにおいは扁桃体《へんとうたい》と腹側線条体《ふくそくせんじょうたい》の両方を活性化させることがわかった。扁桃体は脳の中でも進化上の古い領域にあたる。哺乳類の高次機能をつかさどる新皮質などと比べるとずっと原始的なのだ。恐怖や悲しみなどにたいする本能的な反応は扁桃体から発する。腹側線条体は食欲や喉の渇き、吐き気、またある種の恐怖症など生理的欲求に重要な役割を果たしているらしい。この二領域は脳の警報中枢と考えられている。人間の場合、この二領域は言語ベースでの理性をはたらかせる新皮質機能をシャットアウトする力をもっている。二〇〇三年におこなわれた脳走査試験による研究では、扁桃体と腹側線条体は鋭く不快なにおいにさらされると、とびぬけて強い反応を示した。

平たく言えば、人間の脳は、ある種のにおいを嗅ぐと無意識に嫌悪感をおぼえるという警報システムを進化させてきたらしいということだ。この反応は理性的に考えるという回路を通らずに、そのにおいに関連するものを避けたいという強い欲求を作り出す。進化圧力の中でこの形質が推し進められたことは十分に納得できる。ここでふたたび微生物の話に戻ろう。腐敗がはじまった古い肉や野菜を食べるのは健康上、危ない。同様に、糞便で汚れた食品を食べるのも危ない。その中には腐敗や分解を起こすミクロな生命体がいるからだ。腐敗しかけた食品は周囲の空気中にプトレシンやカダベリンと呼ばれる有機化合物を何種類か放出する。糞便にたまった細菌の再利用エネルギーは空気中に硫化水素を出す。こうした物質のにおいへの嫌悪感は全人類に共通する性質だ。進化上の認識パターンのひとつと考えてもいい。数百万年をかけた進化の過程で自然淘汰は、空気中に硫化水素の分子があればその近くには飲み食いすると危険なものがあるという関連性に行き当たった。脳はその分子を検知すると警戒態勢を敷くシステムを進化させた。吐き気という反応も生き延びるためのメカニズムだ。アンテロープを途中まで食べたものの、いやなにおいを感じたときは、胃の中にとどめておくより外に出してしまったほうが危険性を回避できる。

しかし、硫化水素やカダベリンのような徴候となる分子は脅威を察知する手がかりではあるが、脅威そのものではない。バナナにしろアンテロープにしろ、腐りかけのものには鼻をつまむだろうし吐くこともあるかもしれないが、その体験がどれだけ強烈でいやなものであっても、そのにおいで病気に感染するわけではない。もちろん純粋なメタンガスや硫化水素を吸えば死ぬ。だが微生物の分解作用で放出されるガスの量は、周囲を充満させるところまでいかない。つまり、メタンもプトレシンもカダベリンも「煙」にすぎず、微生物が「炎」なのだ。

警報システムの煙探知機を嗅覚に置いたのは、狩猟採集生活の環境なら完全に理にかなっている。小集団で移動生活をしていれば、腐敗物や糞便のにおいを感じる機会はあまりなかっただろう。アフリカのサバンナには下水道もごみ集積所もなかったはずだ。そもそも人口密度も低かったのだから、ある集団が廃棄物を捨ててその場を去ったあと、その廃棄物を細菌が分解しているあいだに別の集団がやってきてにおいを嗅ぐという確率はひじょうに低い。めったにない体験だからこそ、警報信号として使えたのだ。仮に、アフリカのどこにでも生えている植物が硫化水素の分子を大気中に放っていて、そのにおいがいたるところにあったとしたら、人類の脳は別の感覚を腐敗した食物への警報システムの基地として進化させたにちがいない。

問題は、狩猟採集生活に適応していた祖先の生き残り戦略が、人口二百万の近代都市に住む人にはミスマッチを起こすことだ。文明化は人類の体験に多くの変化を生んだ——農業、車、本、鉄道などの。だが同時に、文明化した生活は別のものも生んだ。人びとが密集して住んで、なおかつ現代の先進国のような廃棄物処理機構をもっていなければ、不快なにおいはかならず生まれる。バーモンジーの通りで遭遇した硫化水素のにおいへの嫌悪感を描写したメイヒューの記事の行間から、あなたは同一の空間を共有して交差していた三つの「時代」の産物を見ることができる。それは産業時代の都市と、エリザベス朝時代の廃棄物除去システム、そして先史時代の脳の警報システムだ。

瘴気論者には、ロンドンのにおいのせいで人が死んでいるわけではないことを示す科学も統計も逸話も十分にあった。しかし彼らの本能は、というより扁桃体は、そうした理屈をすべて無効にした。ホースリーダウンの大疫病時の水源や感染ルートを詳細に分析したスノーの理知は、バーモンジーの空気を吸ったメイヒューの本能に勝てなかった。瘴気論者は祖先が何億年もかけて進化させてきた警報システムを理性で解除することができなかった。彼らは煙を炎と間違えたのだ。

限界と偏見

瘴気説の優勢にはもうひとつ生物学的根拠があった。人間の鼻は目よりもずっと小さなものの知覚にすぐれているという点だ。鼻道にある嗅覚受容体にカダベリンの分子が数個付着しただけでも、あなたは腐敗臭に気づく。一方、目はそんな小さな分子を見ることはできない。人類の視覚はいろいろな点で地球上の生き物の中でも無類の進化を遂げている。暗がりで食料を集めたり狩りをする必要性があった夜行性哺乳類のなごりなのだろう。だが、その人類の視力をもってしても分子サイズのものを見ることはかなわない。分子が集まった細胞はもちろん、細胞の集団ですら見分けることはできない。一杯のコップの水の中に一億個のコレラ菌がいたとしても、裸眼ではわからないのだ。顕微鏡は二世紀以上も前から使われていたし、一部の研究者は実験室で微生物の存在を確かめていたが、ヴィクトリア時代半ばの人びとにとってミクロ宇宙は空想や憶測の世界でしかなかった。それにたいし、腐敗臭はあまりに現実的だった。そちらを信じたのも無理はない。

瘴気説には他の力もかかわった。視力と同様、想像力にも限界があった。飲料水媒介説の論拠を作るには、頭の中で人間の経験を超越した旅をする必要がある。信じられないほど小さな、目に見えない微生物の世界から、消化器の解剖学、日々の飲料水の入手法や水道会社への支払いなどの要素すべてが死亡週報の死者の記録につながるのだ。こうした要素を別々にコレラにあてはめて考えていては、すぐに霧の中に入ってしまう。すでに確立している瘴気説に身を任せるほうがずっと楽だ。何といっても瘴気説はストレートだ。瘴気説の論拠を作るのに統合《コンシリエンス》は必要ない。空気を指さして「ほれ、あんただって、におうだろ?」と言えばいいだけだ。

おまけに瘴気説を裏づけるような統計的証拠が存在した。不衛生な水しか得られない界隈というのはたいてい空気の質も悪かった。ファーが死亡週報にしつこく記録したように、そういう場所の多くは土地の高度が低かった。下水狩りたちが六十歳を過ぎてもまだ元気にしているにもかかわらず、バーモンジーの低地帯では百人の偽陽性者が死んでいたのだ。(19)

露骨な社会的偏見も加担していた。偏見に基づいた当時の科学としては、頭蓋骨の形から性格や知能がわかるという骨相学《こっそう》がとくに有名だが、瘴気説もまた階級や人種にたいする根拠なき偏見で正当化されたエセ科学だった。空気が毒されていることを前提とした上で、病気になるかどうか、またどんな病気になるのかは、本人の体質や気質によるという考え方だ。トマス・シデナムは、天気予報と中世の「体液説」を融合させた「疫病内部体質説」というものを打ち立てた十七世紀のイギリス人だ。ある種の大気の状態は疫病を生じさせるが、その病気の症状が出るかどうかは個人の状態および個々の病気にたいする感受性が強いか弱いかという体質や気質で決まるという説だ。そのちがいは「誘因」と「素因」のバランスから生じる。誘因は、ある種の病気を促す大気の状態のことだ。たとえば熱帯のような気候が黄熱病やコレラをはやらせる。素因は個人の「病気のなりやすさ」で、いまなら遺伝素因と呼ばれているようなもののことが、当時はその人の道徳心や社会的地位をひとまとめにした「人格」に関連すると思われていた。貧困やアルコール依存、不潔な暮らし方などは、人格の欠陥とイコールだというのだ。ある専門家は一八五〇年にこう主張したという。「穏やかな天候なのに病気がはやるとすれば、それは休日や土曜、日曜など下層階級が浪費や道楽にふけるときである」(20)

病気があらわれるかどうかは人格によるという考えは、下層階級を見下すのに便利だっただけでなく、理論のあちこちにあるほころびを覆い隠すのに役立った。病気の原因が瘴気だとすると、その瘴気は被害者をあまりに気まぐれに選んでいるように見えた。おなじ空気を吸っていながら病気になる人とならない人がいる。そのちがいを説明するのに、人格が使われたのだ。おなじ毒気にさらされても、高潔な人は生き残るというわけだ。

瘴気説の背景にあったさまざまな理屈の多くがそうだったように、個々の病気にたいする感受性は個人の体質や気質に帰するという考え方も完全に間違いだったわけではない。身体の免疫系のはたらき方は個人によって異なるし、ほんとうにコレラや天然痘やペストに耐性をもつ人も一部に存在する。瘴気説がこれほど長く根強く支持されたのは、半分が真実だからで、たとえ真の原因を見誤っていたとしてもその半分の真実で押し切ることができたからだ。メタンや硫化水素は事実、有毒だ。人体に危険をおよぼすほど濃度が高くなかっただけで。低地に住む人ほどコレラにかかりやすかったのも事実だ。ファーが考えていたのとはちがう理由で。裕福な人より貧しい人のほうが病気になりやすかったのも事実だが、それはもちろん道徳心とは何の関係もない。

瘴気説は保守派のみならずリベラル派をも納得させた。チャドウィックもナイチンゲールもディケンズも、労働者階級に偏見をもつような人間ではない。彼らは瘴気を、下層階級の道徳心の低下に取り付くものではなく、下層階級に押しつけられた嘆かわしい状態に取り付くものだととらえていた。悲惨な居住環境を強いられている人は健康を維持するのがむずかしく、結果的に疫病の犠牲になるというのは理屈が通っているため、リベラルな考え方に合致した。その理屈で間違っていたのは、やはり犯人が空気中にいると考えたことだ。

八月二十九日付の「モーニング・クロニクル」がベンジャミン・ホールの公衆衛生局長への就任を報じたとき、瘴気説に凝り固まっていた編集者たちは前任者エドウィン・チャドウィックの時代に目に見える効果があらわれなかったことを批判し、新しい局長が「不快除去および伝染病予防法」をさらに推し進めるよう期待するコメントを書いた。瘴気説をめぐる皮肉は数あれど、ゴールデン・スクエアでコレラの集団発生がはじまった日と、ロンドンで五本の指に入る一流紙が公衆衛生局長に水源への毒盛りを奨励した日がおなじだったということほど嫌味なものはない。

瘴気説はいまとなっては、フロイトが言うところの「多元決定」の典型的な例だったと理解できる。事実には見向きもせず、複数の、無関係だがなじみやすい要素が交差する場所だけを見て、そこから引き出した説得力のある理論だったのだ。ちょうど、別々の水の流れだったものがあるところで一点に集まって一本の川が出現するようなものだ。伝統の重み、進化上獲得した嫌悪感、顕微鏡の技術的限界、社会的偏見といった要素がいっしょくたになってできあがった瘴気説に、ヴィクトリア時代の人びとは完全に惑わされてしまった。日ごろから自分たちの現実主義と合理主義を自負していた人びとだというのに。知識の歴史におけるあらゆる研究パラダイムは、それが価値のあるものであろうとなかろうと、関連する複数の力の混合に支えられてきた。この意味において、脱構築主義者と文化相対主義者――最近は嘲笑の対象となることが多い――は、純粋に観念的な力に偏りがちだとはいえ、ある程度まで正しい（瘴気説は生物学の産物であると同時に政治学の産物でもあったのだ）。知識の進歩の川は、安定した水流によって浸食されていく地形学的な川のようにはいかない。その川の流れはいくつもの障害物によってせき止められ、ときに逆流する。その一例が十九世紀半ばの瘴気説なのだ。

しかし、たいていの堰《せき》はいつかは決壊する。そう、科学の道は合意と慣習の体制の中でのみ機能するもので、歴史は過去の体制の上にのみ築かれてゆく。他の体制よりもいい体制があれば、科学はつねに「よりよい体制」に乗り移ってゆく。そしてその過程でしばしば起こるのは、過去の成功体験の上に築いたものが破滅の種になることだ。瘴気説はそのあまりの強さのおかげで、汚水溜めを駆逐して空気をきれいにしようという市民生活への大規模な国家権力の介入を許した。その破滅的な介入は、逆説的にではあるが疫病のパターンをより目に見えるかたちに浮き上がらせた。少なくともそのパターンが見えるようになったおかげで、長期的な科学の進歩を促すことができた。

足跡を探せ

ジョン・スノーはその火曜日、ほぼ一日をかけてパターンを探した。午前中はドアをノックしてまわり、通りを行く見知らぬ人に声をかけ、感染の広がり方や被害者の逸話の事例を集めた。手がかりは思うようには集まらなかった。ノックに応えるドアは少なく、死者は最近の飲水習慣を語ってはくれない。証言を語れる人は遠くに避難している。そこで彼は正午ごろ戸籍本署を訪問し、ファーから集計した数字を見せてもらった。先週の木曜から土曜にかけてソーホーでは八十三人の死者が報告されていた。スノーは住所を記載したリストを借り受けて、ブロード・ストリートに戻ると捜査を続行した。彼は井戸水のポンプが据えてあるところに立ち、リストの住所と人気《ひとけ》のない通りに交互に目をやりながら、住人が水を求めてやってくる道順を思い浮かべた。

ブロード・ストリートの疫病の犯人が井戸水であることを証明するには死者の数だけでは足りない。スノーは足跡も必要としていた。

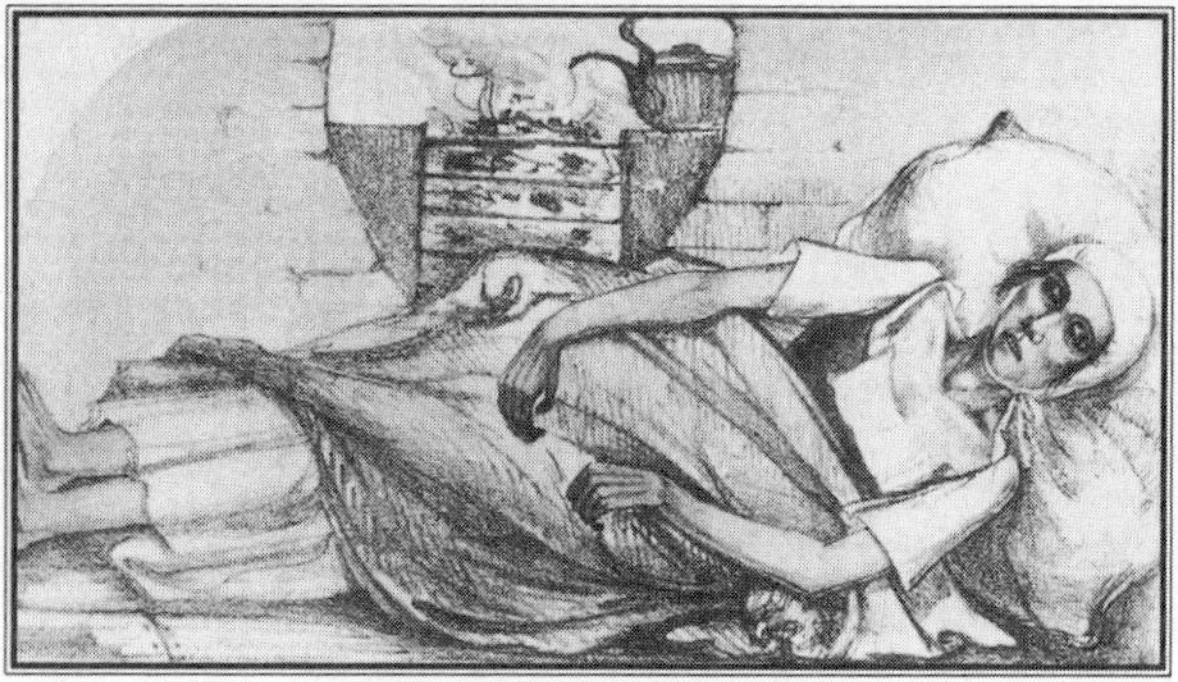

激症コレラ患者の「青い」段階

証拠固め

九月六日　水曜日

ブロード・ストリートの井戸から百ヤード西に位置するクロス・ストリートの薄暗い小路の十番地に、仕立て屋が五人の子どもとともに一室で暮らしていた。五人の子どものうち二人は成人している。狭い部屋で暑苦しい夜を過ごさなければならないときなど、父はよく夜中に子どもに冷たい井戸水を汲みに行かせた。彼らの住まいからリトル・マルバラ・ストリートの井戸まではたったの二区画だったが、ここの水はいやなにおいがするからと、子どもたちは少々遠くてもブロード・ストリートまで水を汲みに行っていた。

仕立て屋と十二歳の息子は疫病発生の直後に倒れ、二人とも土曜に死んでいた。スノーはファーから借り受けたリストをもとにその二人の家を探し出した。クロス・ストリートでは他にも数名の死者が報告されていた。死者の住所が載ったリストをもってブロード・ストリートの井戸に戻ったスノーがまず注目したのは、位置関係だった。ファーのリストにある死者のほぼ半数の住所は、この井戸から目の届く範囲にあった。残りの半数の住所もほとんどがブロード・ストリートから一本か二本入ったところだ。ところがクロス・ストリートはその法則にあてはまらない。そこからブロード・ストリートの井戸に行くには細い路地を二本横切ってマーシャル・ストリートに出て右に進み、さらにつぎの角を左に折れてブロード・ストリートの長い一区画を歩かなければならない。リトル・マルバラ・ストリートの井戸なら短い二区画分の小路をまっすぐ北に進むだけで着く。何より、この井戸はクロス・ストリートから視界に入る場所にある。

スノーはファーのリストに目を走らせながら別のことにも気がついた。ブロード・ストリート沿いではほとんどの家で死者を出していて死者の分布が均等なのに比べて、クロス・ストリートで出た死者は特定の住所に集中していた。これこそスノーが探しているものだった。ブロード・ストリートの井戸の周辺に死者がたくさん出ているというだけでは、スノーの理論の証拠としては不十分だ。瘴気《しょうき》論者から見ればこの現象は井戸の周囲に毒気がたまっているからだということになる。毒気のもとは排水溝かもしれないし汚水溜めかもしれないし、あるいは井戸そのものかもしれない。証拠は

「例外」の中にある、とスノーは思った。標準からはずれた事例が必要なのだ。ふつうなら死ぬ場所で生き残っている事例と、ふつうなら生きているはずの場所で死んでいる事例が。ブロード・ストリートの井戸が怪しいというスノーの推論が正しいとするなら、リトル・マルバラ・ストリートに近いクロス・ストリートで死者はいないはずだ。実際に、クロス・ストリートではほとんどの家で死者が出ていない。ところがファーのリストには四件が報告されている。この四件はブロード・ストリートの井戸と何らかの関係があるのではないだろうか？

だが、スノーがクロス・ストリート十番地に着いたときには手遅れだった。仕立て屋の父と五人の子ども全員が四日間のうちに死んだと近所の人から聞かされたのだ。深夜の喉の渇きが彼らを全滅させていた。

生死を分けたもの

スノーはすでに頭の中に地図を描いていた。ゴールデン・スクエア界隈の概観を思い浮かべ、ブロード・ストリートの井戸の周囲にゆがんだ円形の境界線を引いた。内側にいる人は毒された井戸のそばに住んでいて、外側にいる人は別の井戸のほうが近いという境界線だ。土曜までの死者をまとめたファーのデータによると、この境界線の外側には十件の死亡があった。うち二件は、クロス・ストリートの仕立て屋とその息子だ。近所の聞きこみにより、三件はブロード・ストリート近くの学校に通っていた子どもだとわかった。その子たちの親は悲しみにくれながら、うちの子は学校帰りによくブロード・ストリートの井戸水を飲んでいたと答えた。三件は別の井戸のほうが近い場所に住みながらもブロード・ストリートの井戸水を日ごろから愛飲していた人だった。残りの二件はブロード・ストリートとの関係が見出せなかった。とはいえ、当時のロンドンでは週末に二件のコレラによる死者が出るくらいはごくふつうで、別の水源から感染した可能性もあるとスノーは留保した。

スノーは別の角度からも状況を眺めてみた。井戸の近くに住んでいるのに生き残っている人は、何らかの理由で毒された井戸の水を飲まなかったのではないか、と。ファーのリストをもう一度見直し、こんどはそのリストに出ていない
ものを読み取ろうとした。ポーランド・ストリート五十番地には数人の死者がいた。それだけなら予測可能な数字だ。ポーランド・ストリートは井戸のすぐ北にあり、スノーが思い描いた境界線の内側だ。しかし彼は、この数字が極端に小さいということに気がついた。なぜならポーランド・ストリート五十番地は、五百三十五人が収容されているセント・ジェームズ救貧院だからだ。井戸の周辺ではおよそ十人に二人の割合で死者が出ているのだから、五百人が住んでいるところなら数十人の死者が出ていてもおかしくない。ホワイトヘッドもすでに日々の見回りで感じていたように、この救貧院は上層階級か

ら道徳心が疑われている赤貧者を収容している場所にもかかわらず、疫病を免れた聖域になっている。スノーは救貧院の管理者に会って質問をした。その回答に、スノーは全身に電流が走ったようになった。救貧院はグランド・ジャンクション・ウォーター・ワークス社から水道を引いていたのだ。この会社の水が比較的安全だということはすでに調査済みだった。救貧院は敷地内に独自の井戸も掘っていた。ここの人たちは、わざわざ通りに出てブロード・ストリートの井戸水を汲みに行く必要がなかったのだ。

　スノーはファーのリストから[1]もうひとつ出ていないものを見つけた。ブロード・ストリート五十番地のライオン醸造所にいる七十人の従業員だ。この番地からは一人の死者も出ていない。もっとも従業員が自宅で死んでいれば五十番地の死者としては計上されないだろうから、ファーのリストだけでは判断ができない。スノーはライオンの経営者、エドワード・ハギンズとジョン・ハギンズを訪ねた。二人とも疫病が自分たちの敷地内に入ってこないことをいぶかりながらも、従業員二人が軽い下痢を起こした以外に病人は出ていないと答えた。飲料水の水源については救貧院とおなじく、民間水道会社と敷地内の井戸を利用しているという。でも、と二人は絶対禁酒主義の医者に向かって照れ笑いをしながら語った。ここの連中は水なんか飲まない、連中はビールで喉の渇きをいやしているのさ、と。

その後、スノーはイリー兄弟の工場を訪問した。ここの状況は悲惨だった。兄弟の話によると、従業員数十人が病にやられ、多くは先週のうちに自宅で死んだという。工場内に飲み水をためてある桶が二つあるのが目に入ったスノーに、その水をどこから汲んできたのかを聞く必要はほとんどなかった。

スノーはここに来る前に、イリー兄弟の母親といとこがつい最近、ゴールデン・スクエアから遠く離れたところに住んでいるのにコレラの犠牲になったという話を耳にした。その噂と目の前の水桶が、おそらくスノーの頭の中で重なった。何年も前に「ロンドン・メディカル・ガゼット」誌に皮肉られた「決定的実験」の文字もいっしょに重なったにちがいない。スノーは兄弟に、スザンナ・イリーがブロード・ストリートの井戸水を飲むような機会があっただろうかと平静を装って尋ねた。親孝行のつもりの行動が母親の死につながった可能性を問うのだから、この種の聞きこみにはかなりの慎重さが求められる。このときは、スノーの無口で無表情な態度がさいわいした。兄弟はぺらぺらと、井戸水をハムステッドまで運んでいたことをしゃべった。スノーはおそらく顔色ひとつ変えずにその話を聞いていたにちがいない。しかし、そのときのスノーの顔色がどうだったかはともかく、彼は工場から明るい日差しを浴びたブロード・ストリートに出たとき、たしかな手ごたえを感じていたはずだ。いよいよ瘴気論者と対決できる、と。

なぜスノーだけが

孤高の天才がその知性のみを通じて社会通念を打ち破るといった話はたしかによく聞く。しかしスノーが瘴気論と医学界に挑んだ戦いを説明するには、彼の聡明さや粘り強さを指摘するだけでは不十分だ。もちろんこうした性質があったからこそ成し遂げられたのは事実ではあるが。そもそも瘴気論が交差する複数の力で形作られたものであるとするなら、スノーがその幻想を見破ったこともまた、交差する複数の力によるものだった。瘴気論は疫病の知性版のようなものだった。驚異的な感染力で知識階級に広まったのだから。その中でなぜ、ジョン・スノーだけが感染しない「耐性」をもっていたのだろう?

その答えの一部は彼のエーテルとクロロホルムの研究にある。彼に最初の名声をもたらした分野の根底にあるのは、エーテルやクロロホルムの人体にあたえる影響がきわめて予測可能だという点だった。気体の濃度さえコントロールすれば、それを吸う人の反応にはほとんど差が出ない。人間のみならず、実験室でのカエルや鳥の反応もそうだった。こうした予測可能性がなければスノーは麻酔医として名を上げることはできなかったはずだ。エーテルはそもそも有毒な気体だ——瘴気がそう思われていたように——が、それを吸った人の人格には無関係らしい。もしエーテルが瘴気論者の一部が唱えるパターンに従うなら、反応は患者の人格によって大きくちがうはずだ。おそらくある患者にはひじょうに危険な状態を、ある患者には笑いを、ある患者には感覚の喪失をもたらすだろう。だがスノーはこの気体を処方した何人もの患者をじかに観察してきて、その効き目が機械的であることをよく理解していた。ある意味、彼は全生涯を、(2)気体を吸ったときの予測可能な生理学的効果を証言するのに捧げたといえる。だからこそ、おなじ部屋の空気を吸っていながら半分が病気になりもう半分が人格のおかげで病気にならないという瘴気論者の主張に、疑いの目を向けることができたのだろう。

エーテルとクロロホルムの研究をしていたということは、気体が周囲にどう拡散するかを知っているということでもあった。エーテルは濃度が高ければ有毒で、それが直接患者の肺に入れば死を招くこともある。ところがそれを処方する医者は、患者の手の届く距離にいるというのにエーテルの影響をまったく受けない。エーテルの濃度は空気中に放たれたとたんにあっというまに落ちるのだ。この「気体拡散の法則」は、スコットランド人化学者トマス・グレアムがすでに発見、分析していた。スノーはこの論理を瘴気にもあてはめた。もし汚水溜めや、石鹸原料の脂を抽出する骨茹で屋から立ちのぼる気体が有毒なものだとしても、それは大気中で人の健康を冒すほど高濃度にはならないはずだ、と。ここで念のため言っておくが、疫病にかんしては、たとえば汚水溜めから立ち上る蒸気の中に病原体はいない。しかし、当時のイギリスにたちこめていた煤煙《ばいえん》には発癌性物質が混じっていたので、長期的には人びとの健康を害した。その意味で、スノーの考え方は半分しか正しくない。ブロード・ストリート大疫病の数年後に、ベンジャミン・ホールの公衆衛生委員会でロンドンの空気を汚す不快な産業——骨茹で屋、石鹼工場、染料工場、腸《わた》抜き屋など——を一掃しようという案が出たとき、スノー(3)はこの種の産業を擁護するためにこう証言した。「不快な産業と呼ばれているものは公衆衛生上なんら害毒はない。もしそれがほんとうに有害だというのなら、その産業に従事している作業員がまっ先にやられるはずである。しかし私が見るところ、そのような症例はひとつもない。また、気体拡散の法則によれば、たとえそれが産業現場で有毒であったとしても、そこから離れたところにいる市民にまで届くはずがない」。そういえば「下水狩りの法則」もあった。もし、あらゆるにおいが病気だとするなら、生の汚物がたまった地下道で働く下水狩りがまっ先に死ぬはずなのだ。

おまけにスノーは医者だ。身体症状を観察するのが仕事で、病気が体のどこにどんな影響をあたえるのかをよく知っている。コレラにかんしていえば、変化がもっとも顕著にあらわれるのは小腸だ。この病気の第一の症状は大量の米とぎ汁様便が出ることで、それ以外の症状は水分喪失による副次的なものだ。コレラの何が人の体を攻撃しているのかはスノーもまだわからなかったが、どこへ攻撃しているのかはわかっていた。そう、消化器だ。(4)呼吸器は基本的に影響を受けない。だからスノーは、コレラは空気の中ではなく飲み物か食べ物の中にいると考えたにちがいない。

スノーの観察能力は人体相手にとどまらなかった。彼は、コレラの飲料水媒介説の医学的な論拠を一八四八年から四九年にかけての冬までにすべてそろえていた。しかし残念ながら、その後十年間だれにも耳を傾けてもらえなかった。この状態を変えたのは、スノーの医者や科学者としての能力以外の能力だ。当局への説得を成功させた要素は、実験による研究でもコレラ菌の直接観察でもなく、都市生活パターンの徹底的な観察だった。ライオン醸造所の従業員はビールを飲むことや、蒸し暑い日の夜中に冷たい井戸水を汲みに出かけることなど日常生活の些細なパターンを集め、一方でロンドン南部の民間水道会社のからまった糸を根気よくほぐしていく。スノーが麻酔医の先駆者になったのは医者として研究者として発明家としての能力があったからだが、彼がコレラ飲料水媒介説の首唱者となったのは、社会学者としての能力があったからだということになる。

おなじく重要だったのは、スノーが観察対象と社会的につながりがあったことだ。彼がこれだけ多くのコレラの症例に接し分析できたのは、自宅から六区画のところで集団感染が起きたからだ。ヘンリー・ホワイトヘッドとおなじく、スノーも地元の利を生かした。その点、ソーホーの街路でパフォーマンスしてみせたベンジャミン・ホールと公衆衛生委員会は観光客のレベルと何ら変わりなかった。界隈の失望と死を目を丸くして眺めたあとは、そそくさと安全なウェストミンスターやケンジントンに退却してしまったのだから。しかしスノーはまぎれもない地元民だ。この界隈でどんなことが起きていてどこからどんな情報が得られるかを体で知っていたから、すぐに調査に乗り出すことができた。

彼はゴールデン・スクエアの労働者たちの居住地理以上のものを理解していた。いまでこそ社会的に高い位置にいるものの、彼自身ももとはといえば地方の労働者の家に生まれていて、その環境にどっぷりつかっていた。つまり、社会の支配層が考えるような偏見に染まる理由がなかったのだ。スノーが著した病気にかんする文献のどこを探しても、病気と道徳心との関連性など出てこない。同様に、貧しい人は人格的に劣るから病気になりやすいというような前提も一切ない。外科医の徒弟としてキリングワース炭坑のコレラ患者を手当てしていたころから、スノーは疫病が社会の底辺層を苦しめがちなことを知っていた。合理的に観察する目をもっていたのと社会格差という外的要因に気づいていたからこそ、彼は病因を人間の内側ではなく外側に探し求めることができたのだろう。貧しい人の死亡率が極端に高いのは、その人たちの道徳心が低いからではなく、その人たちが毒されやすいからだと思ったのだ。

スノーが瘴気説に染まらなかったのは、社会学的な方法論を用いたからでもあった。ある現象をある倍率で観察する能力を用いて、倍率を上げたり下げたりしながら他の現象にあてはめて予測を立てたことが、彼の理論の強みだった。身体の特定の器官系統が壊れる現象を、一人の人間のふるまい、ひいては社会全体のふるまいの予測に結びつけた。コレラの症状が小腸周辺に集中して起きるのなら、それはコレラ患者の飲食傾向に関係があるはずだ。もしコレラが飲料水に関係する疫病なら、感染パターンはロンドンの給水パターンと相関関係を見せるはずだ、と。スノーの理論ははしごのようなものだった。それぞれの横木もそれだけでしっかりしていたが、小腸細胞壁から首都インフラまで縦方向に上り下りできる力ももっていたのだ。

つまりスノーの瘴気論への耐性は、瘴気論そのものがそうだったように、「多元決定」から生まれたものだ。それは彼が、たまたま職業的に経験する機会があったからでもあるし、社会階級をことさら意識させられる人生だったからでもあるし、そもそも世界を統合的《コンシリエント》にとらえられる人物でもあったからだろう。スノーは頭脳明晰だった。だが、おなじく頭脳明晰だったウィリアム・ファーがかくも安易に固定観念や偏見の落とし穴にはまったことを忘れてはならない。ブロード・ストリートで死した不運なすべての魂のように、スノーの洞察は一連の社会的ベクトルと歴史的ベクトルが出会う交差点で生じた。スノーがどれだけ頭脳明晰でも、産業化したロンドンの人口密度とファーの統計数値の信頼性、そして労働者階級出身という自身の体験がなければ、彼は自説を証明することはできなかっただろう――というより、そもそもそんな説を作ることはなかっただろう。画期的な知識の前進というのはふつう、現場ベースで生まれるものだ。孤立した天才のところにある日とつぜん「ひらめきが降り立つ」というケースはめったにない。ましてや、ニュートンの有名な言葉にあるような「巨人の肩」に乗ってできるものでもない。偉大な知識は洪水時に水で覆われる平原で出現するものに似ている。いくつもの別々の水の流れがあるとき一気に集まって水かさが増し、その水の形を見て人びとははじめて、その時代の概念上の障害を知ることになるのだ。

　水曜日のこの日、私たちはスノーが保持していたすべての力の結集を見ることができる。人生でもっとも重要な研究のまっ最中であるにもかかわらず、彼は気体の拡散を調節するという医者としての任務をきちんと遂行した。痔の切除をする患者と抜歯をする患者に[5]クロロホルムを処方したのだ。それ以外の時間は街に出て、ひたすら聞きこみをした。聞きこみ調査の資料にしたのはファーが作った機械的な統計データだ。彼は個々の患者の病態と地域を結ぶ線を引いていった。彼は医者から社会学者へ、統計学者へと視界をズームアップしながら、頭の中に地図を描き、パターンを、手がかりを探した。

ホワイトヘッドの決意

ヘンリー・ホワイトヘッドはコレラにたいする特別な持論をもっていたわけではなかったが、この日もひたすら住民の家のドアをノックしてまわっていた。彼は人びとが偏見に満ちた噂を流しているのを耳にしていた。リージェント・ストリートの西側の裕福な人たちはそれみたことかと得意げになっていて、東側のソーホーの貧しい人たちは怯えていた。コレラにやられるのは堕落しているからだよ、つまり神の報いを受けたんだ。病気への恐怖に負けるから、コレラに体を乗っ取られるのさ。ホワイトヘッドはこうした話を聞かされてもいちいち反応しなかったが、セント・ルークス教会で聖書朗読をしていたジェームズ・リチャードソンが正午のミーティングに姿を現さなかったときはさすがに、感情を爆発させた。リチャードソンはホワイトヘッドの親友で、もと手榴弾兵、夜遅くまで形而上学を論じるのが好きな男だった。ホワイトヘッドはリチャードソンの家を訪ね、親友がコレラの症状に苦しんでいるのを知った。この男は近隣の人からコレラの解毒剤を求められるたび、こう答えていたのだ。「何を飲めばいいのかは私にはわかりませんが、何をすればいいのかならわかります。コレラの予防法や治療法はおそらくないでしょう。ですが私は、コレラよりも悪いもの、たとえば恐怖心からも救われるでしょう。私は神を信じます。たとえ神が私を殺そうとも、私は神を信じます」

　勇気そのものの人物であるジェームズ・リチャードソンまでが疫病に感染するのであれば、病気は内面の弱さや人格の低さから出るという説はやはりぜったいに間違っている、とホワイトヘッドは確信した。新しい患者の発生件数はどうやら減ってきていて、またこの界隈の住居が空《から》になるにつれて、ホワイトヘッドはやっと落ち着く時間をもてるようになり、こうした偏見とどう戦えばいいのかを考えるようになった。彼は科学的思考のもち主ではもちろんない。しかし今回の大疫病の軌跡についてはだれよりよく知っていて、そのことを文章にしたなら市民、いや国民全体の利益になって当然の人物だった。その日の朝の「タイムズ」紙に掲載されたファーの死亡週報には、「テムズ川の北側、セント・ジェームズ教区にて注目に値すべき集団発生あり」という控えめなコメントがつけ加えられていた。このそっけない記述はほとんど侮辱のようなものだった。ゴールデン・スクエアの悲劇の真の姿はまだ伝えられていなかったのだ。

　リチャードソンはホワイトヘッドがセント・ルークス教会に戻る前に、気になることを語った。聖書朗読者であるこの男は、土曜日にブロード・ストリートの井戸水を飲んで二日後に症状がはじまったという。リチャードソンはいつもは井戸水を飲む習慣がなかったため、あのコップ一杯の水が病気に関係があるのではないか、と言ったのだ。だがホワイトヘッドは、その可能性はないだろうと思った。なぜならブロード・ストリートの井戸水を飲んでいてもコレラから回復した人が何人もいるのを知っていたし、彼自身も二日前の夜に井戸水で割ったブランデーを飲んでいるのに病気になっていないからだ。

いまから考えれば、リチャードソンは飲む水の量が少なすぎたのだろう。

井戸の中では

ブロード・ストリートの井戸の地下深くにあった水には何が起きていたのだろう？

真実はいまもわからない。ともかく水曜までには、コレラ菌は人間の小腸に入りにくくなっていた。そもそもこの井戸水を使う人の数が減っていた。ほとんどが死ぬか逃げるかしていたのだから。一回の週末に子孫を数兆個に増やすという一見成功した菌の繁殖は、宿主の数を減らしてしまったという意味で失敗だった。ロンドンの中でも人口密度の高い区域の井戸を本拠地にしたおかげで、コレラ菌は山火事のような勢いで広がることができたが、火事の広がり方があまりに急激で徹底的だと燃やせるものが尽きてしまい、鎮火する。ブロード・ストリートのコレラ菌にとっても、繁殖場所にできる小腸はもうほとんど残っていなかったのだと考えられる。

あるいは、コレラ菌がブロード・ストリートの地下の井戸では数日しか生きられなかったのかもしれない。日光が入らない井戸にはプランクトンが発生しないため、汲み上げられなかった細菌は暗闇でゆっくり餓死していったのかもしれない。ここの井戸水の純度が高かったことも関係しているだろう。コレラ菌は塩分濃度が高い水や有機物が豊富な水を好むからだ。しかしもっともありそうなシナリオは、(6)コレラ菌そのものが別の有機体と生きるか死ぬかの戦いをしていたのだろうということだ。戦いの相手、バクテリオファージは自分たちの繁殖のためにコレラ菌を食い荒らす。一個の細菌細胞に一個のバクテリオファージを注入すると百個のバクテリオファージの複製ができ、その過程で細菌は食い尽くされて死んでしまう。井戸に残っていたコレラ菌は数日後には、人間には無害なバクテリオファージに替わっていたのではないだろうか。

ともかく疫病発生直後の数日間、コレラ菌は繁殖のくじを買った。小さな水源で人間の小腸に入るのを待ち、それに成功した菌は子孫を数兆個に増やすという栄光を得たが、小腸に入りそこねた菌はそこにとどまり死に絶えた。

ホワイトヘッドはのちにこの週のできごとを思い返したとき、ブロード・ストリートの井戸水を大量に飲んで生き残った人が他にもいたことに気がついた。ある少年は病に倒れたあと十クォートの水を飲んだおかげで助かっていた。別の少女は病気に苦しみながら十七クォートの水を飲んで、やはり立ち直っていた。しかし、この方法で助かった人はほとんど全員が、土曜日以降のブロード・ストリートの井戸水を飲んでいる。それ以前にこの井戸水を飲んだ人を探すのはむずかしかった。なぜならそのほとんどは死んでいたからだ。

つまり、コレラ菌は土曜には井戸からほとんどいなくなっていたということだ。くじをあてた仲間が二十フィート上で繁殖を謳歌しているときに、くじをあてそこなった菌はばたばたと死んでいたわけだ。あるいは別の微生物がコレラ菌を駆逐したのかもしれないし、地下水の自然な流れが第一世代の細菌コロニーをソーホー地下の砂利や砂の中に分散させて、井戸水を浄化したのかもしれない。

証拠はそろった

その日の夜までに、スノーは井戸水犯人説のたしかな統計的証拠を固めていた。ファーのリストにあった八十三人の死者のうち七十三人は、最寄りの井戸がブロード・ストリートだという場所に住んでいた。その七十三人のうち六十一人はブロード・ストリートの水を常飲していた。ブロード・ストリートの井戸の近くに住みながらその井戸水を常飲していない死者は六人で、残りの六人は「故人に関係する人が全員死んだか立ち去ったかしたために」どちらかわからなかった、とスノーはのちに記録している。ブロード・ストリートの井戸が最寄りでない場所に住んでいた十人も証拠になった。うち八人は、ブロード・ストリートと関係があった。スノーはファーのリストに出ていない犠牲者の情報も手に入れた。ブロード・ストリートの井戸水を混ぜたシャーベットを売っていたコーヒーハウスの経営者から聞いた話で、その店の常連客九人が疫病発生後に死んだというのだ。ライオン醸造所とイリー兄弟の工場の対照的な事例も加えた。もちろんポーランド・ストリートの救貧院の事例も。ハムステッドの「決定的実験」の事例を加えることも忘れなかった。

それにしても、スノーの探偵仕事は信じられないほど精力的なものだった。ファーから初期の死亡者リストを借り受けてから二十四時間のうちに、生き残った家族や近隣の人など七十人以上の行動の詳細を聞いてまわったのだから。大胆不敵ともいえる行動だった。なにしろこの界隈では最強最悪の疫病に震え上がった住民が逃げ出しているというのに、スノーは病気のまっ最中の患者がいる家を訪ねて何時間も界隈を歩いた。友人で伝記作家のベンジャミン・ワード・リチャードソンはのちにこう述懐している。「スノーをよく知る人はみな、[7]彼がどんな犠牲も危険もかえりみずに調査を続ける男かを知っている。コレラがいるところ、つねにスノーありだった」

当時のロンドンで、ジョン・スノーとヘンリー・ホワイトヘッドほどこの大疫病の重大さを受けとめていた者はいないだろう。しかし、二人がソーホーの地元民だったことは、この悲劇の真の範囲を知るのには役に立たなかった。よろい戸を閉めた自宅で死んでいった犠牲者の少なくとも二倍の数のコレラ患者が、ロンドン各地の病院につめかけていたのだ。九月一日からの三日間に百二十人を超えるコレラ患者がミドルセックス病院にやってきた。フローレンス・ナイチンゲールはそのとき、全患者のうち娼婦の割合が極端に高いと観察している。病人たちは大部屋にまとめて入れられ、生理食塩水と塩化水銀による治療を受けた。病室はスタッフによって撒かれた塩素と硫酸のにおいで充満していたがその効果はほとんどなく、三分の二の患者が死んだ。

ミドルセックス病院で患者を収容しきれなくなると、新規の患者はユニヴァーシティ・カレッジ病院に移された。ここには九月の最初の三日間で二十五人のコレラ患者が来ている。ウェストミンスター病院も同期間に八十人のコレラ患者を受け入れている。その他の病院にも患者が殺到した。水曜までにガイズ病院、セント・トマス病院、チャリングクロス病院に五十人以上の患者がやってきた。

セント・バーソロミュー病院は[8]発生直後の数日間で二百人近くのコレラ患者を受け入れている。この病院の医者はヒマシ油、トウガラシ、冷水などさまざまな方法で治療を試みたが、なかなか成功しなかった。生理食塩水を静脈に注射する方法も二人の患者に試されたようだが、二人とも数時間後に亡くなった。トマス・ラッタが一八三二年にこの方法に挑戦して失敗に終わったときもおそらくそうだったように、注入量が少なすぎたのだろう。

つまりは、ゴールデン・スクエア界隈の惨状は実際にはロンドンのコレラ禍全体の一部でしかなかったということになる。スノーとホワイトヘッドが水曜にそれぞれの計算をしているとき、数字はまだ二桁だった。二人はのちに、この数字があまりに楽観的だったことに愕然となる。

いま、すべきこと

スノーの猛烈な聞きこみ調査も疫病の鎮火につながったと思われる。スノー自身の計算によれば、彼がこの週にブロード・ストリートの井戸について尋ねた相手は数百人になる。そのときスノーが自分の説を漏らしたどうかはわからない。尋問と同時に警告もしたのだろうか？　ただ、スノーはそもそも医者で、ソーホーの住人はその患者だ。もし彼が井戸水を疑っていたのなら、それを患者に伝えないはずはないと思われる。有名な医者から警告された人たちがブロード・ストリートの井戸水を飲むのをやめたことは十分に考えられる。火曜から水曜にかけて死者数が激減した時期は、スノーが聞きこみ調査をはじめてから二日後だ。少なくとも一部の人は、井戸水が怪しいという噂を聞いて死を免れたにちがいない。

しかし疫病の勢いは衰えてきたとはいえ、依然として通常の水準では考えられないほど恐ろしい状況にまだあった。スノーは聞きこみの過程で、水曜に少なくとも十二人の新しい死者が出たと知った。この界隈の一日平均死亡者数の十倍だ。大量に人が出て行ってしまっていることを考えれば、住民一人あたりの疫病による死亡率は依然として高かった。彼は今回の調査が飲料水媒介説の強力な裏づけとなることに自信をもっていた。おまけにロンドン南部の水道網調査も最終段階に入っている。コレラ理論の論文を書き換えて、「ランセット」か「ロンドン・メディカル・ガゼット」に送ることのできる日は近いと確信していた。が、しかし、当面はそれより優先すべきことがあった。この界隈で人びとはまだ死んでいて、その犯人がほぼ特定されたいま、何よりも早く行動に移さなければならないことが。

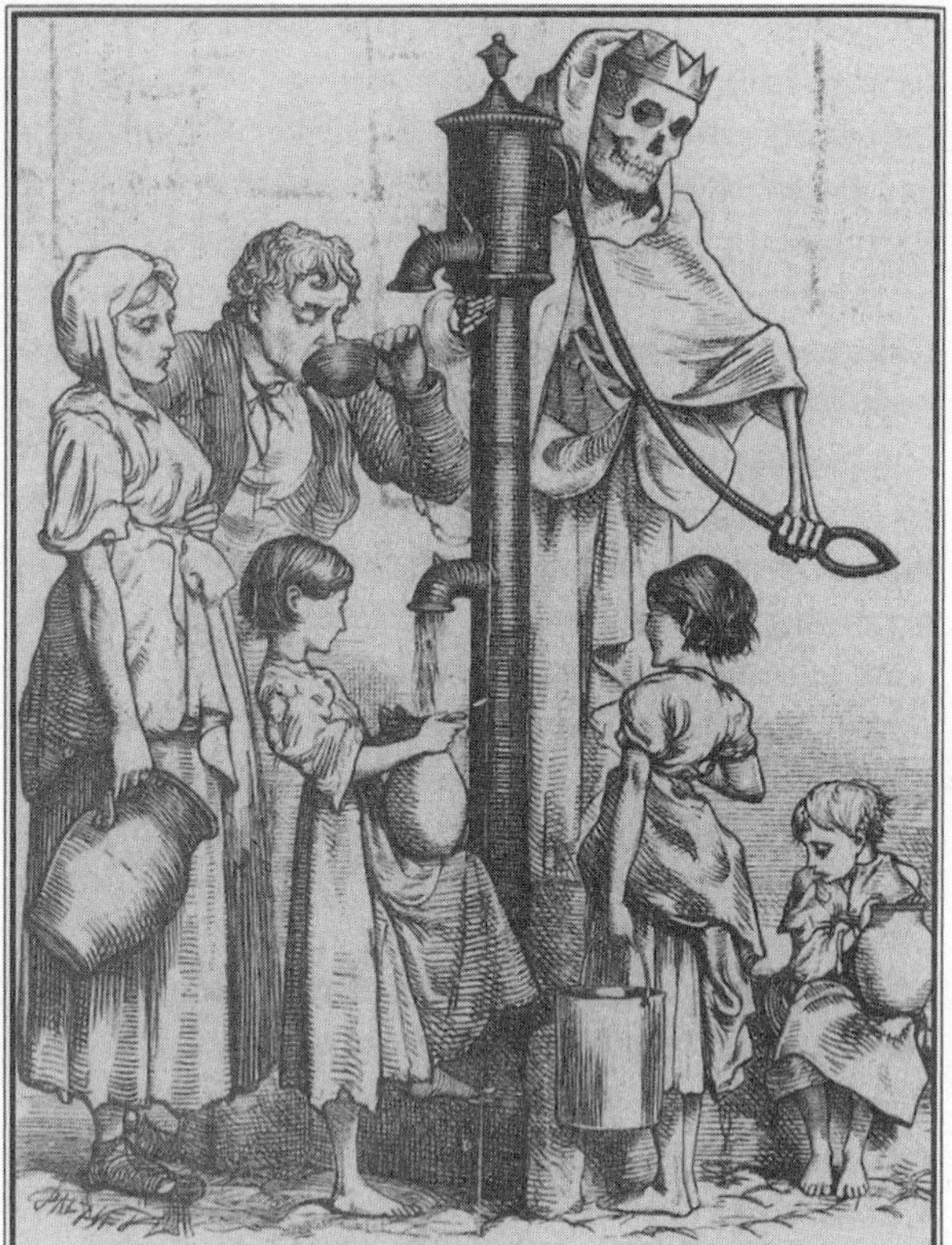

死神のポンプ

井戸を閉鎖せよ

九月八日　金曜日

木曜の夜、セント・ジェームズ教区役員会は現在進行中の疫病と住民への対応を話し合う緊急集会を開いた。集会の途中で一人の紳士が現れ、知らせたいことがあると告げた。その紳士とは、数日前からこのあたりを嗅ぎまわっていたジョン・スノーだった。スノーは前に立つとかすれた声で、自分はこの界隈を調べ上げた結果、この疫病の発生源を特定したと語った。スノーにしてはめずらしく、いきなり死んだ人と生き残った人の傾向の話に切りこんだ——理論うんぬんの哲学的な話は別の日にすればいいことだ。彼は井戸の近くに住んでいた人の生存率が悲しいほど低いこと、そして生き残った人たちは井戸水を飲んでいなかったということを説明した。ゴールデン・スクエアから遠く離れた場所で死んだ人がブロード・ストリートの井戸水を飲んでいた例や、ライオン醸造所とポーランド・ストリートの救貧院の例も。つぎからつぎへと死んでいく者はみな、ブロード・ストリートの井戸水とつながりがある。なのに、その井戸水ポンプは現在も使われている。

教区役員たちは懐疑的だった。彼らも他の住民同様に、ブロード・ストリートの井戸水の水質はこのあたりでピカ一だと評価していたからだ。しかし、この界隈に立ちこめる悪臭と有毒な蒸気もまた肌身に感じて知っていた。疫病の原因は井戸水ではなく毒気のほうだと内心では思っていたかもしれない。ただ、スノーの主張は筋が通っていたし、他に選択肢があるわけでもなかった。もしスノーが間違っていたら、住人はしばらく水を得るのに苦労をするだろう。でもスノーが正しければ、何人もの命が救えるかもしれない。教区役員会は簡単な話し合いのあと(1)投票をし、ブロード・ストリートの井戸を閉鎖することに決めた。

翌朝の九月八日金曜日、ソーホーの大疫病発生からちょうど一週間後、ポンプの柄が撤去された。このポンプの下にいるものが何であれ、当面は地下でおとなしくしていてもらうこととなった。

ソーホーでは翌週も死者が出ており、ブロード・ストリート大疫病の被害者が最後に計上されるのは数か月先になる。ポンプの柄が取り外されたことは新聞では報じられなかった。金曜の「グローブ」紙はソーホーの現状を典型的な瘴気《しょうき》説の考え方で楽観的に報じた。「天候が好転したおかげで[2]、先週よりこの教区で猛威をふるっていた疫病は衰えつつある。住民は最悪のときを脱したと胸をなでおろしている。昨日は数名の死者が出たが、今朝は一名も報告されていない」。だが、翌日のニュースは消極的な論調に変わった。

　疫病の進行を食い止めるべく[3]最善の予防措置がとられたにもかかわらず、昨日の「グローブ」の報道後に数名のコレラの死者が報告され、土曜の朝にも七、八名の死者が出た。ゴールデン・スクエア界隈は……悲しみと喪失感に包まれている。通りにはいまも死体運搬馬車が停まっており、人びとは隣人や友人の亡骸を見送る。かつて街路を賑わしていた露天商たちは跡形もなく消え、店に下ろされたシャッターには本日休業の札がかかっている。醸造所を経営しているハギンズ両氏は慈悲心を発揮し、貧しい人びとに熱い湯をふるまうと宣言した。その湯で住居を掃除するなり他の用途に使うなりしてもらえるようにと、日夜いつでも用意をしておくそうである。

　翌週にも数十人が死ぬことになるが、明らかに最悪のときは脱していた。最終的に死者数が集計されたときには、その数のあまりの多さに地元で生き延びた人でさえ衝撃を受けた。ブロード・ストリートのポンプから二百五十ヤード以内に住む七百人近くが二週間以内に死んでいた。ブロード・ストリートの通りの両側では、八百九十六人いた住人のうち九十人が亡くなった。ブロード・ストリートとケンブリッジ・ストリートに交差して方々に延びる通りにあった四十五棟のうち、一人の住人も失わなかったのは四棟のみ。「これほどの短期間にこれほどの死者が出たのは我が国はじまって以来」と、「オブザーヴァー」紙は報じた。ロンドン全域での死者数は大ペストのときのほうが多かったが、このときほど狭い区域に集中して疫病の被害が出たことはなかった。

ポンプの柄

ポンプの柄を取り外したことは歴史的な転換点となった。歴史には、指導者の暗殺や火山の爆発、憲法の批准《ひじゅん》など、世界がほんの数分でがらりと変わってしまうようなできごとがある。だが、そこまで大きなできごとでなくても重要な瞬間はある。百個の異なる歴史的傾向がひとつのさりげない行為――無名の人が都会の一角にあるポンプの柄のネジを抜くといった行為――に集約され、その単純な行為の余波は数年、数十年後に千個の変化を生むというような。その効果が目に見えるようになるまで何年もかかるかもしれないが、確実に進化につながるような瞬間が。

そう、ポンプの柄を取り外すという決定がなされたブロード・ストリートの井戸には、その決定による短期的な効果以上の意味があった。短期的な効果といえば、ブロード・ストリートの疫病は数日後に鎮火し、最後の犠牲者が死ぬとともに他の幸運な患者たちが回復した。そしてこの界隈は数週間、数か月かけて、また以前の姿に戻っていった。こうしたことはポンプの柄を外したことの直接的な成果だった。たとえスノーが教区役員会に勧告した時点で井戸水にはコレラ菌がほとんどいなくなっていたとしても。(4)だが、ポンプの柄を外すという行動は、地元民の救済以上の意味をもっていた。人間とコレラ菌の戦いを決定的に変える瞬間だった。このとき、公的機関はコレラという疫病にたいしてはじめて科学的理論の情報に基づく介入をおこなった。ポンプの柄を取り外すという決断は、天気図でも社会的偏見でも中世の「体液説療法」でもなく、観察し、推論し、確認するという系統だった調査と研究に基づいてなされた。都市という願ってもない環境を得て繁栄を誇っていたコレラ菌はこのときはじめて、迷信ではなく理性で武装した人類に行く手を阻まれることになったのだ。

とはいえ、理性に耳を傾けることを学ぶには時間がかかる。とりわけコレラについては当局から迷信以上のものを何も聞かされていなかったブロード・ストリートの一般市民にとっては。教区役員たちが金曜の朝にポンプの柄を撤去しているとき、そばを通る住民は呆れるか怒るかのどちらかだった。それはそうだ。地元で生き延びた人の多くは、ブロード・ストリートの水が薬になっていたのだから。なのに当局はそれを封鎖しようとしている。どういうつもりなのか？

スノーの理性に聞く耳をもたなかったのはソーホーの人びとだけではない。教区役員会がポンプの柄を取り外したまさにその日、公衆衛生局長ベンジャミン・ホールはコレラ調査委員会を作り、ブロード・ストリートの大疫病の調査を命じた。調査官たちは家を一軒一軒まわり、この界隈の衛生状態を報告書にして出すよう求められた。その調査項目は公衆衛生局が固執していた瘴気説に完全に沿って作成されていた。

——当該地区の換気上の構造的特異性、(5) 不快産業、食肉解体業、有毒産業の調査——

街路の悪臭およびその出所である下水溝、排水口などは、蓋がはめられているかどうか、またこうしたものの近くにある家における死者数が多いかどうか。

家の悪臭およびその出所については、悪臭は夜間または家や店が開けられる直前の朝にもっともひどくなるかどうか。

家に便所や水洗トイレ、汚水溜めがあるかどうかとその位置、住人から悪臭への不満があるかどうか、それらが良好な状態にあるかどうか、水洗トイレに水は十分供給されているかどうか、家の配水管がつまっていないかどうか。なお、この教区には先ごろ下水道が完成している。新しい下水道に排水管をつなげている家は何軒あるかを確認する必要あり。家の排水管が家の下を通って下水道に届いているか、家の排水管または排水レンガの構造と状態、障害物の有無、臭気の有無を調べること。

街路面より低い地階または隣接する貯蔵室に、疫病発生前から家の廃棄物がたまっていたかどうか。その状態が家の換気、とりわけ夜間の換気に関連していたかどうか。

家々の全体的な清潔さと換気方法を調べること。裏庭も調べ、疫病前の状態も聞き出すこと。そこが汚れているかどうかも確認すること。

疫病は共同住宅の上階と下階のどちらで発生したかを調べること。可能であれば、階ごとの比率も。

居住密度や個人の清潔度、習慣、食生活などをできるだけ詳しく聞き出すこと。

世帯ごとの発症数および死者数を入手すること。

給水状況を調べ、その出所、水質、量、水道管を引いているか樽にためているか、その樽の状態はどうか。

街路と庭の全体的な状態を観察し、疫病発生前の状態を聞き出すこと。

下水道建設にあたりリトル・マルバラ・ストリート地下の古い墓地を乱したかど

うか、その墓地から下水道への浸潤状態はどうか、その他の不快物が下水道に直接的な影響をおよぼしていないか、下水道が集まって有害なものを生み出していないかどうか。

聞きこみにあたる調査官がどれほど優秀だったとしても、誤ったパラダイムが優勢な中で真実を見出すのは困難であるということを示すのに、このベンジャミン・ホールが指示した調査項目ほどふさわしい事例研究はないだろう。この調査項目をざっと見ただけで、最終的にできあがる文書の予想がつく。この調査項目は真実を探る目的にはできていない。一八五四年のソーホーの悪臭についての「詳細な目録」を作るための調査なのだ。ほとんどが悪臭と換気について問うもので、飲料水媒介の可能性を一点でも疑うような質問項目はない。

ベンジャミン・ホールはこれだけの指示を出しながら、スノーの飲料水媒介説を立証する、あるいはそれに反証するために加えたのは、水質と水源を調べるという二項目のみだった。だがこの二項目とて真実を探るには役に立たない。疫病がピークに達していた月曜の朝にスノー自身が井戸水を調べたときも、何も見つからなかったのだから。当時の技術で水質を分析しても謎は解けないし、何も見えない。パチーニはその年、顕微鏡で菌をちらりと見たわけだが、その発見は三十年も埋もれたままになる。

コレラを間接的に「見る」ことができるとすれば、それは住民の飲水習慣を地図化してファーの死亡週報のパターンと重ね合わせたときだろう。その二つのデータが重ならなければ、飲料水媒介説の可能性はおのずから消える。ホールは委員会に飲水習慣を調査する指示を出さず、ましてやそれを死者と重ねようともしなかった。

なお、ホールは疫学の原則にまったく無知だったわけではない。病気の原因を推論するには、統計的に異常なパターンを示している箇所に注目するべきだという原則を踏まえた上で、彼は調査官に排水溝や古い墓地の周辺にコレラの死者が集中していないかどうかを調べさせている。問題は、ホールの頭の中に飲料水媒介説を検証してみようという考えがこれっぽっちもなかったことだ。スノーは飲料水媒介説をすでに公表していたし、ウィリアム・ファーとの会話の中でもコレラと水源にかんする話題は何度も出ていた。なのにホールは、飲料水の水源周辺に死者が異常に集中していないかを調べようとは思わなかった。ホールの指示はスノーの説を最初から排除したゲームになっていたのだ。

ホールのコレラ調査委員会はさておき、ブロード・ストリートのコレラ禍について調査をはじめたチームが他にもいた。疫病が収束してから数週間、数か月、この界隈でひたすら聞きこみ調査をしたチームの中心人物は、このあたりでは知らぬ者のないヘンリー・ホワイトヘッドだった。

スノー対ホワイトヘッド

ポンプの柄を取り外すという措置は、ホワイトヘッドにとってばかばかしいとしか思えなかった。井戸水が汚染されているという説を金曜日に聞いたとき、彼はその可能性を即座に否定した。そんな説はすぐに誤りだと証明されるだろうと思った。ホワイトヘッド自身、反証材料をもっていた。スノーはこの界隈を二日間つつきまわったという話だが、ホワイトヘッドはもっと長い時間をかけて、先週金曜の集団発生直後からずっと現場でこの疫病を追ってきたのだ。若い副牧師はその合間にいろいろな噂や説についての反論を考えてきたが、その反論対象に飲料水媒介説も加えることにした。教区役員会はドクター・スノーの統計術にすっかりはまってしまったようだが、役員たちより自分のほうがはるかにこのあたりの住民のことをよく知っている。たとえばあの少女は井戸水を十七クォート飲んで生き延びたではないか。もう少し調べてみる必要はあるが、ともかく井戸水が犯人でないことはたしかだ、とホワイトヘッドは思った。

「あらゆる限界は終わりと同時にはじまりである」とは、この数年後にジョージ・エリオットが『ミドルマーチ』に書いた言葉だが、これはポンプの柄を取り外した話にもあてはまる。井戸水からゴールデン・スクエアへのコレラ攻撃の終わりは、公衆衛生の新時代のはじまりだったのだ。だがこの言葉は、ブロード・ストリートの探偵物語には安易な結末をあたえなかった。生き残った住民は、ドクター・スノーのまわりに集まって疫病の謎を解いてくれたと万歳したりはしなかった。教区役員たちでさえ、ルは一夜にして瘴気説へのこだわりを捨てたりはしなかった。教区役員たちでさえ、スノーの勧告には従ったものの理論まで受け入れたわけではなかった。そしてヘンリー・ホワイトヘッドは井戸水犯人説に納得せず、それを反証しようと勇み立っている。つまり、ブロード・ストリートのポンプの柄を取り外したという話は実際には、他に良策を思いつかない役員たちにスノーが自分の説を押しつけただけの物語にすぎなかったのだ。スノーは今回の大疫病にかんして自分より地元の知識にたけたライバルが一人いることを知った。この一人を納得させられなければ飲料水媒介説を先へ進めることはできない。その後にも納得させなければならない相手は大勢いる。ベンジャミン・ホールとその調査官たち。ウィリアム・ファー。「ランセット」誌の編集者。しかし、当面対峙しなければならない相手はヘンリー・ホワイトヘッドになりそうだった。

十七ページの小論

ホワイトヘッドのほうも疫病発生直後から方々に手がかりを探していた。ポンプの柄が取り外された金曜日も、その話を聞く前にセント・ルークス教会の説教壇に上がって信者に教えを説きながら見渡して、がらんとした座席にすわっているのはほとんどが貧しく年老いた女たちであることに目をとめた。彼は説法の中で彼女たちが疫病を免れたことを祝福した。だが、話しながら思った。なぜだ？　なぜ疫病は年寄りと貧乏人を避けたのだ？

その後の二か月間、ホワイトヘッドとスノーは別々に、だがおなじ足跡をたどりながらブロード・ストリートを調べまわった。スノーはこの大疫病についての記事を医学誌に何本か投稿しながら、一八四九年のコレラ論文に新しいデータを足した改訂版の作成にとりかかった。この論文のブロード・ストリートに捧げた部分はつぎのようなドラマチックな文章ではじまる。

この国が経験したもっとも恐ろしいコレラ禍は、数週間前にゴールデン・スクエアのブロード・ストリートとそれに隣接する街路で発生したものであろう。ケンブリッジ・ストリートがブロード・ストリートにぶつかるところから二百五十ヤード以内で、十日間に五百件以上ものコレラによる死者が出た。この限定された地区内での死亡率はかつての大ペストを上回り、またその勢いもすさまじく、数時間のうちに多数の犠牲者を出した。この地区から脱出した人口もまた過去最大規模であろう。家具つき下宿屋の借家人がまず逃げ出し、他の下宿屋の借家人がそれに続いて家具を別送して出て行き、残った家主に死者が多く出た。商店の多くは店主だけ残って家族を避難させた。疫病の発生から六日もしないうちに、攻撃を受けた通りから住民の四分の三以上が姿を消した。

その年の秋、ホワイトヘッドはすかさず『ベリック・ストリートのコレラ』と題する十七ページの小論を書いて発表した。これは一般人が書いたはじめての大局的な報告書だった。ホワイトヘッドの聞きこみ調査は最初の数週間、被害の範囲と持続時間など客観的なデータの収集に費やされた。その明細が彼の小論の冒頭に記されている。

デュフール・プレイス——住宅、九軒。(6) 住人、百七十人。死者、九人。死者の出なかった住宅、四軒。この通りの死亡率は噂で大げさに伝えられた。

ケンブリッジ・ストリート——住宅、十四軒。住人、百七十九人。死者、十六人、西側の死者、十人。東側の死者は六人で、うち三人は一軒の住宅より出る。五軒の住宅で被害なし。

このあとホワイトヘッドは奇妙な関連性の欠如、つまり住居の衛生状態と死亡率はかならずしも相関しないということについて記述した。その典型例はピーター・ストリートで、ここは数年前に清潔だと当局から褒められていた通りでありながら、このあたりで最多の十二人の死者が出ていた。家族単位で疫病の攻撃を受けた惨状も伝えた。「夫と妻が数日のうちにともに死ぬ例が二十一件もあった。ある一家では、両親と子ども四人が全員死んだ[7]。別の例では未亡人とその子ども三人が死んだ」。セント・ルークス教会から十五ヤードも離れていないところにある四軒の家では三十三人が亡くなった。

さらにこの小論には、若い副牧師が今回の大疫病に神学的意味合いを見出そうとしている姿勢がありありと浮かんでいる。疫病というある種の天災は神の意思のあらわれであり、このたび神はセント・ルークス教会の位置する教区を選び出し、考えられうる最大の罰をあたえたのではないか、と。これは彼のような真摯な聖職者としてはできれば認めたくない現実だっただろう。この何年かコレラはイギリス各地を局所的に襲ってては荒廃させてきたが、今回はついにロンドンの数ある教区の中でホワイトヘッドのいる教区に狙いを定め、史上最大の攻撃をかけてきたのだ。彼は小論で、最初はこのようなできごとを神の意思とは説明できないとしていたが、徐々に半分それを認めるように変わっていった。それはつぎのような箇所にあらわれている。

神の方法は平等で、[8]人間の方法は不平等である。だが一方にある事実は、そこまで難解でない形で我らの前に降り立つ。汚れの累積と人口の過密、作りの悪い街路と換気の悪い住宅の放置、排水と下水への無関心、局所における害悪の激化は、ここかしこで地雷が爆発するまで見過ごされ軽視されるが、爆発が起きてはじめて処理能力が未熟な都市の驚愕の実態が白日の下にさらされ、最低というわけでも最悪というわけでもないひとつの通り、ひとつの教区を一日か一時間で巨大な遺体安置所に変える。

ここかしこで地雷が爆発するまで。疫病の発生とはその残酷さをもって、そうでなければうやむやにされてしまう貧民街における生活の困窮と絶望を、それを上回る絶望という明るい光でこうこうと照らし出して浮き彫りにするものなのか。ホワイトヘッドのこの洞察は半分正しい。疫病が「目に見えるほど」残酷で甚大な被害を出したことは、将来へ向けての対策の種をまいた。だが、これを推し進めたのは神の導きではない。それは運命だ。千人もの人間を三区画に押しこめていれば、病原体が栄える環境を作っているようなものだ。ところが病原体は栄えれば栄えるほど、その本性を隠し通せなくなる。繁栄の頂点に達したあとは衰退へ向かう。ブロード・ストリートのポンプは一種のアンテナだった。顕微鏡がなくても人間にコレラ菌が「見える」ようにと周囲に信号を発していた。ただ、そのポンプのまわりに千人分の死体を置かなければ、その信号は人間には届かなかったということだ。真空状態でどんなに大きな音を出しても、その音波は分散して消えてしまうのとおなじように。

ホワイトヘッドは世間でささやかれているいくつもの俗説の誤りを、自分の観察に基づいて小論の中で指摘した。ピーター・ストリートの例を出し、住居の不衛生さが疫病を招くとする説は間違いであるとし、勇敢な教区民がつぎつぎと病に倒れた例を出しては、病気になる原因は恐怖心であるとする説を否定した。居住する階ごとの死亡率を表にして、コレラは社会階層を選んで攻撃しているわけではないことをも示した。しかし、ブロード・ストリートの井戸水が原因だとする説については言及しなかった。スノーの飲料水媒介説を最初に聞いたときには即座に否定し、反証してやろうと勢いこんでいたというのに。おそらく反論するだけの十分な証拠を集められなかったのだろう。あるいはひょっとすると、調査の過程で当初の確信が揺らいできたのかもしれない。

いずれにせよ、この小論ははじまりにすぎなかった。ホワイトヘッドはブロード・ストリートの大疫病を当初考えていた数か月という単位以上の時間をかけて追究することになった。実際のところ、彼はジョン・スノーが追究にかけた時間より多くの時間をかけることになる。十一月下旬、セント・ジェームズ教区役員会はブロード・ストリート大疫病の調査委員会を作る案を採択した。計画では公衆衛生局が集めたデータをもとに報告書を作るつもりでいたのだが、それは公衆衛生局長ベンジャミン・ホールから断られた。「この種の調査は別々におこなったほうがより価値がある」という理由をつけられて。役人の尊大さは結果として幸運をもたらした。手持ちのデータが少ない上に公衆衛生局から鼻であしらわれた教区役員たちは、自分たちで調査チームを作ることにしたのだ。調査チームには、先ごろ小論を発表したばかりでこのあたりの地理と住民に詳しいホワイトヘッドを加えることにした。ブロード・ストリートのポンプについて騒いでいた医者も招くことにした。こうしてスノーとホワイトヘッドは、この時点ではコレラの原因についての意見の一致はみていないものの、おなじチームで働くことになった。(9)

指針症例

ホワイトヘッドはスノーの井戸水汚染説を、不十分な調査から引き出した憶測にすぎないと非難した。スノーは疫病で死んだ住民だけを見て、そこから死者の多くがブロード・ストリートの井戸水を飲んで病気になったという結論を出しているようだが、疫病を生き延びた住民の飲水習慣を調べていない。その人たちもおなじ頻度でブロード・ストリートの井戸水を飲んでいたなら、スノーの理論は根本から崩れる。もし住民の大半が——生き残った者も死んだ者も——この井戸水を飲んでいたなら、井戸水とコレラは無関係だ。死んだ人の多くも病気になるまでのどこかの時点でブロード・ストリートをぶらついていたかもしれないが、その行動がコレラを引き起こしたということにはならないはずだ、と。

ホワイトヘッドが地元に精通していることはこの調査の決定的な強みとなった。疫病発生後に逃げ出した数百人の住民を追跡することができたからだ。スノーも生き残った人の調査の重要性に気づいていたが、聞きこみをはじめた時点ではほとんどが追跡不能となっていた。スノーは自説の論拠に基本的には死者の傾向を使い、生存者の傾向は救貧院と醸造所というごく一部の例にたよるしかなかったのだ。その点、ホワイトヘッドはこれまでに築き上げてきた広範な人脈を駆使して、ゴールデン・スクエアからの亡命者に連絡をとることができる。彼は調査委員に任命されるとすぐにグレーター・ロンドン全域に調査範囲を広げた。かつてこの界隈に住んでいた人に問い合わせの手紙を郵便で送ったのだ。最終的には四百九十七人の情報を得たが、そのうち半分以上は疫病発生直前の数週間そこで暮らしている人だった。

この調査の過程で、たとえば新しい手がかりを求めておなじ共同住宅を日時を変えて何度も訪れているうちに、ホワイトヘッドは井戸水汚染説への反発が消えていくのを感じていた。生き残った人たちは、聞きこみをするたびにこの井戸水との関係について忘れていたことを思い出すのだ。夫に死なれた若い未亡人は当初ホワイトヘッドに、自分も夫もブロード・ストリートの井戸水は飲んでいないと答えた。しかし数日後、彼女はふと思い出した。八月三十日の夜、夕食時に夫から井戸の水を汲んでくるよう頼まれたのだ。彼女自身はこの水を飲まなかった。別の女性は、夫と娘がコレラにかかったものの回復したのだが、自分の家族はだれもブロード・ストリートの井戸水など飲んでいないと言い張った。ところがその夜、妙な牧師がやってきて変なことを聞かれたという話を家族にすると、娘から、あたし病気になる前にブロード・ストリートの井戸水を飲んだわよ、と言われたという。

この最後の話は典型例だとホワイトヘッドは気づいた。井戸水への失われた環《ミッシング・リンク》は子どもだった。住民の飲水習慣を調べるうちに、家族の中で水を汲みに行かされるのはたいてい子どもたちだとわかったのだ。そのころ、子どもは六歳か七歳になると水汲みの家事を手伝わされるのがふつうだった。したがって、子どもにとって井戸水ポンプは身近な存在で、親の知らぬ間に子どもがブロード・ストリートのポンプから直接水を飲んでいることがよくあった。こうした話を何度も聞くうち、ホワイトヘッドはポンプの柄が取り外された日の教会での光景を思い出した。年老いた女性信者たちがなぜ疫病にやられなかったのか。それは、彼女たちの道徳心が死者たちのそれより高いわけでも、人格がすぐれているわけでも、衛生習慣がいいわけでもなく、老いて独り暮らしをしていると水を汲みに行ってくれる人がいなかったからではないのか。
ホワイトヘッドは調べた数字を暫定的に計算してみたとき、ポンプ犯人説はなるほど信憑性があると思った。井戸水を飲んでいた集団での感染率はスノーが最初に調べたものとほぼ一致した。井戸水を飲んでいなかった集団では大きな開きが出た。だがこの感染率は、井戸水を飲んでいなかった集団で発症した人としなかった人の割合は三対二。井戸水を飲まなかったと答えて発症した人としなかった人の割合は、一対十だったのだ。どれほど飲料水媒介説を否定しようとしても、井戸水を飲むと感染するリスクが七倍も高いという事実が浮かび上がった。[10]
それでもホワイトヘッドにはまだ納得のいかないことがあった。スノーはソーホーに住んでいたことはあったがブロード・ストリートの井戸水を常飲していたわけではない。そのスノーの説は、ブロード・ストリートの井戸水がひじょうにきれいな水質だったことを昔から知っているホワイトヘッドには腑《ふ》に落ちなかった。もし感染性の何かが地元の水飲み場に出現するとするなら、ブロード・ストリートより悪臭の強いリトル・マルバラ・ストリートの井戸に先に出るはずではないか。おまけに回復した者がいる。数字だけを見れば井戸水はたしかに怪しいが、死にかけていた教区民が何ガロンものブロード・ストリートの井戸水を飲んで生き返ったのを、彼はその目で見ている。ホワイトヘッド自身、疫病のピークにこの井戸水を飲んでいる。もしこの井戸水がほんとうに汚染されていたのなら、なぜ自分は感染を免れたのか？

　調査の過程でもうひとつ、ホワイトヘッドに井戸水犯人説への疑問が加わった。十一月、舗道委員会がブロード・ストリートの井戸の調査に乗り出し、井戸に下水管の排水が流れこんでいないか点検した。判決はシロ。井戸には「何ひとつ亀裂はなく、井戸水を汚すような排水や下水が流れこむ経路は見つからなかった」というのだ。舗道委員会は水の化学検査と顕微鏡検査もおこなったが、異常なものは何も見出せなかった。

　ホワイトヘッドの水質にかんする疑問を解いたのはジョン・スノーの論文だった。井戸水の汚染経路の謎はのちに、ホワイトヘッド自身が解くことになる。冬の間、スノーはロンドン南部の水道データとブロード・ストリート大疫病の調査結果をまとめたコレラについての論文の改訂版を作成した。そして一八五五年の初春に、スノーはホワイトヘッドに論文の写しを手渡した。昨年九月のできごとをスノーの視点で眺めたものを読んだ副牧師は、スノーが疫病の原因を「水の不純さ」とは考えていないことをはじめて知って驚いた。スノーはその原因を、「コレラ患者の排泄物による特殊な汚れが下水道もしくは汚水溜めから井戸に浸み出した」からだと考えていた。[11] つまり、平常時の水質は関係ない。コレラを引き起こす何がしかの媒介物が、外から入りこんだというのだ。

ホワイトヘッドはこの論文の写しをもらった礼を述べたとき、スノーにもうひとつ疑問をぶつけた。もし特定のコレラ患者が集団感染の発端となったのなら、初期段階の感染患者が米とぎ汁様便を出し、それを受けてさらに感染者が増えるというねずみ算になるはずではないか、と。スノーの理論が正しいとすれば被害は徐々に上昇曲線を描くはずなのに、実際には徐々に減っていっていきなり止まった。それに汚染ルートの問題もある。舗道委員会はブロード・ストリートの井戸と下水道はつながっていないと言っている。ましてや汚水溜めが井戸を汚したとは考えられない。ホワイトヘッドが知るかぎり、不快除去法の施行以来あらゆる汚水溜めは撤去されたのだから。

しかし、スノーの論文と豊富なデータに、ホワイトヘッドは飲料水媒介説をもはやばかばかしいとは思わなくなっていた。もしスノーが正しいなら、現代の疫学用語でいう指針症例《インデックス・ケース》、つまりブロード・ストリートの井戸に排泄物を入れた最初のコレラ患者がいるはずだ。数日の潜伏期間――コレラ菌が井戸に入り、そこから初期感染者の小腸に入るまでの期間――を考慮すると、患者〇号《ペイシャント・ゼロ》は八月二十八日ごろ病気になったと思われる。ホワイトヘッドは疫病発生前の数週間の死亡週報を繰り、この界隈に二人の死者がいたことを見つけた。一人は十二日に、もう一人は三十日に死亡していた。さらに調べると、二人ともブロード・ストリートの井戸からは遠くはなれたところに排泄物を流しており、井戸水との関連はなさそうだった。

それから数週間、ホワイトヘッドは行きづまっていた。彼が集めたあらゆる証拠は、指針症例が存在することを指し示していた。彼はいまやすっかり、井戸水が汚染されていたこと、きれいな水で有名だったブロード・ストリートの井戸水が汚されて、それがこの教区を荒らしたことを確信していた。しかし、だれがそれを汚したのだ？

ホワイトヘッドはセント・ルークス教会の職務についていないとき、またこの界隈のかつての住民への聞きこみ調査をしていないときは、戸籍本署の事務所に赴いてファイルを繰った。死亡週報の全般的な統計はすでにホワイトヘッドには無用のものとなっていた。彼が探していたのは、もとの記録から浮かび上がる付加的な特異性だ。あるとき、いつものようにファイルを繰っていると「ブロード・ストリート四十番地、九月二日、生後五か月の女児。下痢が四日間続いたあと、力尽きて死ぬ」という一行が目に飛びこんだ。

ルイス家の赤ん坊の悲しい運命については彼もよく知っていた。彼女の死亡も大疫病の記憶の中にしっかり含まれている。しかしこのときホワイトヘッドの目を釘付けにしたのは、「下痢が四日間続いたあと、力尽きて死ぬ」という最後の一行だった。この病気になった大人の多くは数時間で死んでいたから、赤ん坊が一日も二日ももちこたえるなど彼はこれまで考えたことがなかった。だが、もしルイス家の女児が四日間病気だったとすれば、この女児の病気は疫病発生の少なくとも一日前にはじまっていたことになる。その住所、ブロード・ストリート四十番地はいやでも知っている。ポンプの目の前だ。

ホワイトヘッドはすぐに戸籍本署を飛び出してブロード・ストリートに戻り、ルイス夫人を訪ねた。夫人は副牧師を快く迎え入れ、質問に答えた。彼女の娘は実際には死ぬ五日前、八月二十八日から苦しんでいたのだという。そして赤ん坊の汚れたおしめをバケツの水で洗い、その水は裏庭に捨てたこともあれば、家の正面側の地下にある汚水溜めに捨てたこともあったと、彼女はそう答えた。

これで鎖の環がつながった、とホワイトヘッドは思った。ルイス家の赤ん坊は指針症例に完璧に合致する。コレラの攻撃は界隈での流行の波の三日前にはじまっていて、その被害者の排泄物がブロード・ストリートの井戸の目の前に捨てられた。これはまさにスノーが予想していたシナリオだ。ホワイトヘッドは教区役員会をすぐに招集してもらい、役員の合意をとりつけた。ブロード・ストリートの井戸をもう一度調べることになった。

ヨークという名の地元の測量士がその任務にあたることになった。そして今回は、ブロード・ストリート四十番地の地下にある汚水溜めも調べた。四十番地の排水管は下水道につながっていたが、設計にさまざまな欠陥が見つかった。家の正面に位置する汚水溜めは防臭弁の役割を果たす予定だったのが、実際には下水の流れをせき止めるような構造になっていた。ホワイトヘッドはのちに、ヨークがそこに「口では言いあらわせないほど[12]醜悪なもの」を見つけたと書いている。汚水溜めの周囲はレンガで囲まれていたが、それが腐食していて「小指で押すだけで崩れるほど」ぼろぼろになっていたという。そのレンガ壁の外側から二フィート八インチ下にブロード・ストリートの井戸があった。掘削したとき、井戸の水面は汚水溜めから八フィート下に位置していた。汚水溜めと井戸の間には、人間の汚物がしみこんだ「どろどろの土」があったとヨークは報告している。

ベンジャミン・ホールの指示により舗道委員会が最初に掘削調査したときは、井戸の内側しか調べておらず、またその時点での水質検査しかしていなかった。公衆衛生局の瘴気論者は水の流れや漏れには無関心だったのだ。瘴気論者は疫病を、ジョン・スノーが考えるようなリレー式に伝染するものとは考えていなかった。彼らが探していたのは指針症例ではなく、この地域の全般的な不潔度だった。もし井戸が疫病発生の原因の一部だというのなら、井戸そのものの内側に欠陥があるはずだと考えていた。その井戸に別のところから病気を「もちこまれる」とは、公衆衛生局はまったく思いつかなかった。だから局から派遣された検査官たちは井戸を覗きこんで水のサンプルを取るだけで終わりにした。壁が崩れている可能性や他から浸潤がある可能性などこれっぽっちも考えなかったのだ。

だがヨークの掘削調査は真実を掘り出した。汚水溜めの中身はブロード・ストリートの井戸に漏れ出ていたのだ。四十番地の住人の小腸の中にいた生物は何であれ、他の千人の小腸への直通ルートを得たのだ。これこそコレラ菌の思う壺だった。

教区役員会が報告書に最後の推敲を加えたとき、ホワイトヘッドはスノーにぶつけた疑問を思い出した。もしブロード・ストリートの井戸水が近隣の人の排泄物で汚れるのだとしたら、近隣の人がコレラに倒れるたびにもっと井戸水は致死的になったはずでは？ なぜ疫病は、新たな患者が出るたびに水源を悪化させて、拡大に拡大を続けなかったのだろう？ その答えの半分はヨークの調査で見つかった。汚染源はブロード・ストリート四十番地と特定され、井戸から離れたところにいた他のコレラ患者の排泄物は井戸に流れこまなかったとわかったからだ。だが、四十番地の住民だけでも五人死んでいる。それも初期の時点で。仕立て屋のミスター・Gとその妻もそうだ。なぜ彼らの排泄物は井戸に戻って疫病の炎を煽《あお》らなかったのだろう？

その答えは単純に、建物の構造の問題だとわかった。家の正面側にある汚水溜めに簡単に行けるのはルイス家だけだったのだ。上階に住む他の住人は汚物を窓から裏庭に投げ捨てていた。ブロード・ストリート四十番地の裏庭では大量のコレラ菌が新しい宿主の腸に入りこむことを夢見て待っていたのだろう。だが、裏庭の汚い土を口にする人などいないため、感染の連鎖はそこで途切れた。ソーホーのコレラ菌個体群は信じられない速度で増殖したが、ルイス家の赤ん坊が死んだとたんにブロード・ストリートの井戸へのルートが分断された。ルイス夫人が新しいコレラ菌を汚水溜めにあけなくなったからだ。

ホワイトヘッドがその発見をスノーに伝えると、二人のあいだには静かな、しかし深い友情が生まれた。何年ものちにホワイトヘッドは、スノーが二人の共同調査の未来を「しみじみと、予言をするように」語ったのを懐かしく思い出している。「あなたも私もそんな未来には生きていないでしょうし、そのころには私の名前も忘れられているでしょうけれど、いずれコレラの流行が過去のものとなる日が来るでしょう。この病気の伝播方法がわかって予防策がとれるようになるときが」[13]

二つの報告書

指針症例が特定されるとともに、教区役員会は報告書を発表する準備が整い、それはスノーの仮説の完全な証明となるはずだった。報告書は巷《ちまた》でささやかれていたさまざまな俗説の誤りを整然と暴いていった。気象説、下水からの蒸気説、ペスト墓地からの呪い説。疫病は特定の職業や社会階級を襲うわけではないし、住居の下階か上階かを選ぶこともなかった。住居の清潔さとも関係がなかった。

教区役員たちの広範な調査で導き出したただひとつの説明はこうだ。

教区役員会は全員一致で、極端に死亡率の高かった地区の住人が汚染されたブロード・ストリートの井戸水を飲んでいたという結論に達した。

飲料水媒介説を承認した教区役員会報告書は、瘴気説の否定へと矛先を転じた。文章こそヴィクトリア時代特有の気取った表現になっているが、中身はかなり攻撃的だ。

肯定的証拠と否定的証拠の双方とも、その重要性は明らかに、また疑う余地なく一方向を指し示している。すなわち、他の要素を押しのけて、水こそが攻撃を左右しているのである……もし、コレラは不純な空気の部分的拡散により運ばれるとする大気影響説を所望されるのであれば、どの通りも場所も排水溝も排水管も風向きも、このような部分的な大気不純の存在の説明にはならないと返答いたしたい。故人の水の使用状況を実際に追跡したところ、その結果に不合理なところはなかった。(14)

教区役員会のブロード・ストリート大疫病の調査報告書は、スノーの飲料水媒介説を当局に納得させた二度目の勝利だったが、実際には初勝利のようなものだった。教区役員会にポンプの柄を取り外させるのに成功したのが一度目だとはいえ、あのときは彼の説を理論的に納得させせたわけではなかったのだから。しかしいまやっと、彼の説は教区役員たちに認められた。その説への反証材料を集めようとしたホワイトヘッドも結局はスノーの主張のほうが正しいと悟り、逆にそれを支持する確固たる証拠を見つけ出した。起訴者が弁護人の第一証人になったわけだ。

さて、瘴気という名の霧は晴れ、科学はついに迷信に勝った。と言いたいところだが、科学はこうした決定的な瞬間に変わることはめったになく、ブロード・ストリート大疫病もその例外ではなかった。教区役員会が報告書を出した数週間後に、ベンジャミン・ホールのコレラ調査委員会もセント・ジェームズ教区のコレラ禍にたいする見解を発表した。彼らがスノーの説に下した評決は、完全なる否認だった。

限定された区域内で発生⒂、伝播した今回の疫病の顕著な強度の解釈について、何がしかの特異なるものがこの区域の中央に位置するブロード・ストリートの井戸に浸入したことが真の原因だとする説がドクター・スノーより提案された。なお同氏(の想像)によれば、井戸水を汚染したものはコレラ患者の米とぎ汁様便とのことである。

我らは慎重なる検討の結果、この説を採用する理由を見出せなかった。水がそのような方法で汚染されるとはいささかも確定できず、また、その井戸水を飲んだ住民が他の水を飲んだ住民と比較して多く発症したとする主張にたいしても、十分な証拠が提示されなかった。

この説を採用する理由を見出せなかったとあるが、公衆衛生局の連中にはもちろん道理など見出せるはずがなかった。そもそも彼らの視野は、ベンジャミン・ホールがコレラ調査委員会に調査を命じた当初から、瘴気説の枠内に限定されていたのだから。スノーの説を全面的に否定するなど現代の私たちには愚行としか思えないが、そう判断した彼ら自身が愚かだったわけではない。彼らはけっして雇われ根性で仕事をしていたのではないし、個人的な野心のために上役に追従していたわけでもない。彼らは単に、ひとつの考え方にとらわれて他のことが見えなくなっていたのだ。

被害を受けた教区には[16]局所的な不潔さが充満しており、それは一軒一軒を訪問調査した結果からも明白である。屋外の空気は悪性の下水からの蒸気で不快極《きわ》まりなく、家々はどこも等しく不快であった。その源泉は一部は同一であり、一部は各世帯の排水や衛生管理の不備によるもので、一部は無秩序な食肉加工業その他の不快な産業によるものであった。住人はおそらくロンドン一の過密状態で暮らしており、またこの区域の建物構造により換気の滞ること甚《はなは》だしかった。

我らの調査ならびにもっとも公算の高いコレラ伝播形式を原則とするなら、土地の高低以上に地域特性が病気への罹患《りかん》傾向を強め、破壊的な大流行につながったのは明白である。また、病気の法則に通じている者ならだれであれ、この区域の状況を事前に目にしていれば、その後に起こりうる災難を予測できたであろうと信ずる。

公衆衛生局のコレラ調査委員会の報告書は、口語で言い換えるとこうなる。コレラってのはな、換気が悪くて人で混み合った場所、つまり汚くて臭い場所で栄えるもんなんだ。おれたちはブロード・ストリート周辺を調べた。そしたらそこは、換気が悪く人で混み合ってて、汚くて臭かった。これで十分だろ?

コレラ調査委員会の報告書は、人の命がかかったことでなければ思わず笑い出してしまいそうな読み物だ。まったく無意味なデータを過剰に分析して耐え難いほど細かく記載している。最初の百ページはまるで気象年鑑で、科学が知りうるあらゆる大気現象を記録した表が何十個も続く。章見出しをざっと並べるとつぎのようになる。

大気圧⒄
気温
テムズ川の水温

湿度
風向
風力
気流速度
電気
オゾン
雨
雲
ロンドン、ウースター、リバプール、ドゥニノ、アーブロースの気象比較
風
オゾン（なぜか二度出てくる）
一八五三年首都で発生したコレラの進行
一八五三年の大気現象
一八五四年首都で発生したコレラにかんする大気現象

この章見出しを眺めただけでも、コレラ調査委員会がドクター・スノーの理論に聞く耳をもたなかったのは当然だと思える。要するに、彼らはドクター・スノーの理論

を検討などしなかったのだ。もし彼らが、ドゥニノの気象データを集める時間をブロード・ストリートの住民の飲水傾向を調べる時間にあてていれば、スノーの主張にも少しは関心をもったかもしれない。

コレラ調査委員会がスノーの説に関心を見せたところが一か所だけある。スザンナ・イリーの件だ。息子が運んできた井戸水でコレラにかかった母親の症例は、井戸水が媒介になったという理論を否定できないケースだったのだが、この「決定的実験」は、委員会の瘴気論者たちには決定的なことに思えなかったらしい。

その水には明らかに毒物が含まれていたと思われる。[18]これは我らもすでに論じたことではあるが、もし疫病が当該地区に侵入した時点で腐敗不純物を特定の毒に変えるような強い影響が生じていたのであれば、その種の不純物を相当な割合で含んでいた当該地区の水は、同様の強い影響を受けて毒に変わった可能性がある。

平行線の議論とはまさにこういうことを言うのだろう。コレラ調査委員会は最初からコレラは空気で感染すると断定している。その前提に反する証拠――たとえば水で感染したことが明らかな症例――が出てきても、その反証までもが最初の前提の証拠として引き合いに出されるのだ。大気の毒気があまりに強かったので水にまで毒気が感染した、というように。心理学者はこの種の偏《かたよ》った解釈をする傾向を「確証バイアス」と呼んでいる。新しい情報まで先入観に都合よく組みこんでしまう心理だ。ベンジャミン・ホールのコレラ調査委員会は瘴気説への確証バイアスが強すぎて、スノーやホワイトヘッドが理解した事象を二段階において客観的に見ることができなくなっていた。まずはホール自身のバイアスが土台となって調査項目が作成されたため、それにそったデータしか集まってこなかった。つぎに、いくつか前提に合わないパターンが出てきても、委員会はそれを既存の概念に合わせることしか頭になかったため、飲料水媒介説の「決定的実験」までも瘴気説の新たな証拠として使ってしまった。

こうして、瘴気説はブロード・ストリート大疫病のあともすぐには転覆しなかった。スノーとホワイトヘッドによる並行調査はやがて人類とコレラ菌の戦いのターニングポイントとなるのだが、それがほんとうに知れ渡るのは十年以上あとの、別のコレラ禍発生まで待たなければならなかった。

四十番地最後の患者

サラ・ルイスは、娘の最期の日々を献身的な世話に明け暮れていたことがロンドン史上最悪の疫病禍の引き金になったことに、どこかの時点で気づいたか、あるいは知らされていたのだろうか。それはいまもってわからない。もし知っていたとすれば、彼女の苦しみは耐えがたいものだっただろう。そうとは知らずに広めてしまった疫病で、自分の夫まで殺してしまったのだから。若き警官のトマス・ルイスは、ポンプの柄が取り外された九月八日の金曜日に発病した。彼はこの病気にしてはかなり長く闘い、十一日間も生きながらえた。だがついに、九月十九日に力尽きた。すでに赤ん坊を亡くしていた妻を独り残して。ブロード・ストリート四十番地ではじまった大疫病は、おなじ四十番地で終わった。

トマス・ルイスが病気を発症したタイミングは、歴史が別の恐ろしい方向に進んでいたかもしれない分かれ目だった。ブロード・ストリート大疫病は鎮火しつつあったが、その理由のひとつは井戸へ通じる汚水溜めにコレラ菌を供給していた赤ん坊が死んだことだった。だが、サラ・ルイスは夫が病に倒れたあと、ふたたび汚れた水を汚水溜めに流していたはずだ。もしスノーがポンプの柄を取り外すよう教区役員会を説き伏せていなかったら、コレラの嵐はふたたびこの界隈を吹き荒れたにちがいない。井戸水の中は新たなコレラ菌でいっぱいになっていただろうから。スノーの介入は疫病を終わらせただけではなく、二度目の疫病発生を防いだことになる。

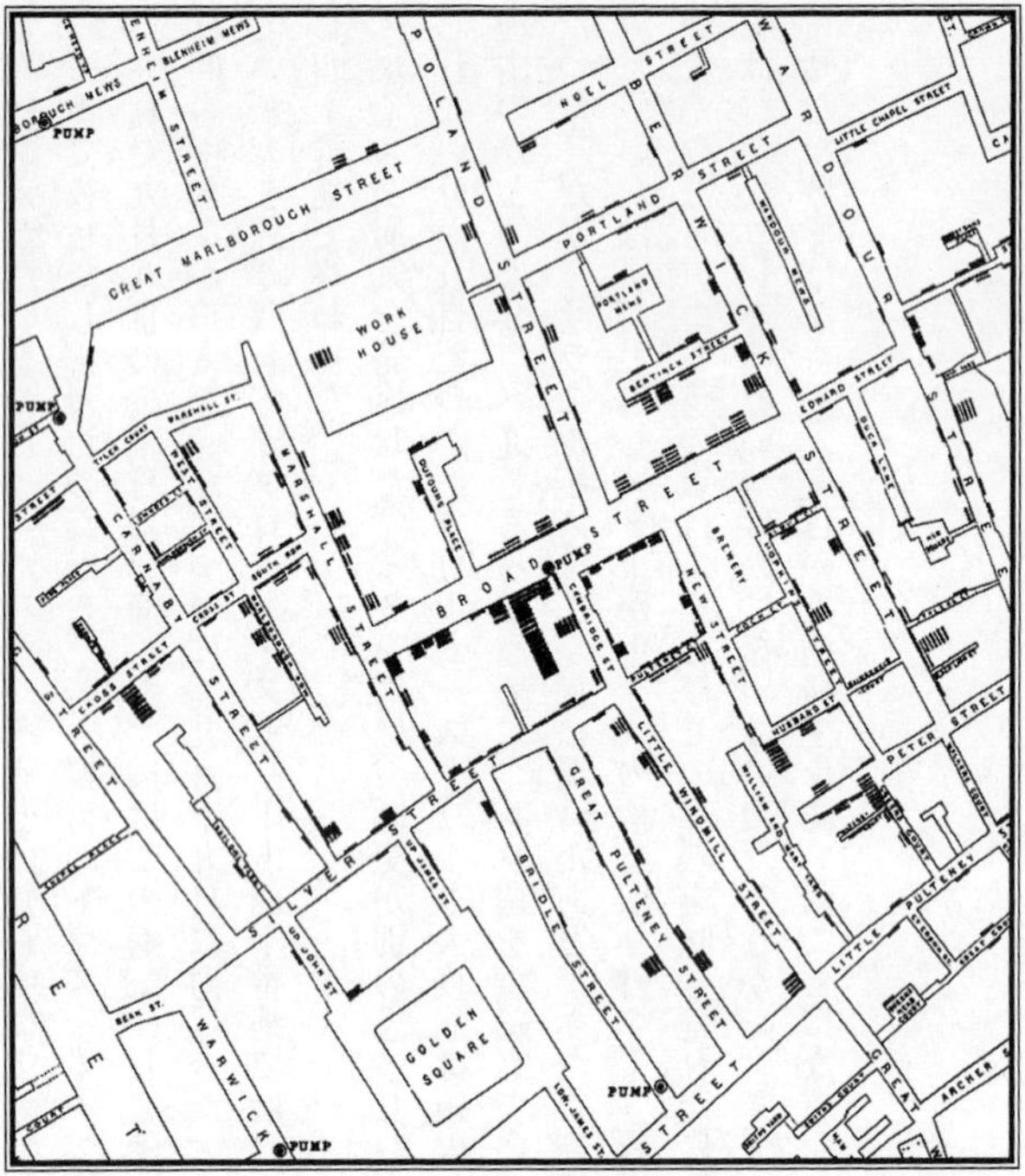

BLENHEIM MEWS
BLENHEIM STREET
PUMP
POLAND STREET
NOEL STREET
BERWICK STREET
WARDOUR STREET
LITTLE CHAPEL STREET
GREAT MARLBOROUGH STREET
PORTLAND STREET
PORTLAND MEWS
WORK HOUSE
BENTINCK STREET
EDWARD STREET
MARSHALL ST.
MARSHALL STREET
CARNABY STREET
DUFOURS PLACE
BROAD STREET
PUMP
BREWERY
CAMBRIDGE ST
NEW STREET
CROSS STREET
SOUTH ROW
CROSS ST.
LITTLE WINDMILL STREET
HUSBAND ST
PETER STREET
WILLIAM AND MARY YARD
GREAT PULTENEY STREET
BRIDLE STREET
SILVER STREET
UP. JAMES ST.
UP. JOHN ST.
LITTLE PULTENEY ST.
GOLDEN SQUARE
BEAK ST.
WARWICK STREET
PUMP
PUMP
LOW. JAMES ST.
GREAT WINDMILL
ARCHER S

感染地図
その後～現在

　ポンプの柄が外された数日後、エドムンド・クーパーという技師が首都下水道委員会の命を受けてソーホーに調査にやってきた。下水道工事がペスト時代の墓を乱したから疫病が発生したのではないか、という巷《ちまた》の噂を検証するためだ。古い墓地の話は新聞も取り上げた。九月七日の「デイリー・ニューズ」には、「下水道工事の労働者が大量の人骨を掘り起こした」ことに怒った人からの投書が載っている。こうした扇情的な非難が高まったのを受けて、下水道委員会はクーパーを調査に派遣することに決めたのだ。クーパーはすぐに、二百年前のペスト禍の墓は工事で乱されようが乱されまいが付近の脅威となることはないと結論を出した。現地を視察し、さらに死亡週報も調べたクーパーには、下水道工事と今回の疫病が無関係であることは明白だった。

ただし、これを上司や一般市民に納得させるとなると話は別だ。素人が見てもわかるような説明手段がほしい。そこで彼は地図を作ることを思いついた。下水道の経路が引いてある既存の街路図に、コレラの死者が出た場所と昔の墓地があった場所を書き加えることにしたのだ。死者一人につき一本の黒い線を住所の横に引き、その線の本数が増えるほどその番地で死者が多かったことを示すようにした。地図の北西の角にはリトル・マルバラ・ストリートを中心とする円を描き、そこに「ペストの墓穴があった場所」と書き入れた。コレラの死者が大量に出ている場所は昔の墓穴から数区画も離れているため、今回のコレラの引き金となったのが昔のペストでないことは一目瞭然だった。コレラの死者をあらわす黒線は、クーパーが描いた円の内側には数本しかなかったし、円のすぐ外側の南と東にはまったくなかった。もしペストの墓穴から(1)有害な毒気が立ちのぼっていたとしても、そのすぐ上に住んでいる人には何の影響もなかったということだ。

　クーパーが作った地図の原本は写しを取られ、公衆衛生局の別の地図の下地となり、その秋に実施された広範な調査のデータが書き加えられた。その地図もまた、ペスト時代の墓が今回の疫病に無関係であることを明白に示した。もっともコレラ調査委員会は、瘴気《しょうき》のもとであるかもしれない下水道経路が載った地図を使いたかったのだろう。この二つの地図には、ドットマップという新しい手法が取り入れられていた。地図上に死者の数を点《ドット》または線《バー》で印をつけ、被害の量と分布を二次元で表現しようとする手法だ。おかげでブロード・ストリート大疫病の被害は鳥瞰的に眺められるようになった。この図は二つとも、じつに詳細に描かれている。新旧の下水道経路がそれとわかるようはっきり表示されていて、マンホールの場所も地図上に記号がついており、通風孔と側方出入り口、教区内の各家の番地も書き入れてあった。井戸水ポンプの位置も記されていた。だがクーパーの地図は正確ではあったが、趣旨を伝えるには詳細すぎた。ブロード・ストリートのポンプと周囲の死者の関係が、クーパーが書き入れた大量の情報のために埋もれてしまったのだ。疫病のほんとうの原因を説明するには、表示する情報量を増やすのではなく減らさなければならなかった。

徒歩による距離

ジョン・スノーも一八五四年の初秋ごろには、ブロード・ストリート大疫病を鳥瞰できる地図の作成にとりかかっていた。十二月の疫学協会の会合で発表した最初の地図は、クーパーの地図に似ていたが二点ほど変更を加えた。まず、死者をあらわす印を太い黒線にし、死者が多く出た家を地図上でくっきりと浮き上がらせた。そして、下地にした地図にあった詳細な情報を削って、基本的な街路のレイアウトと十三か所の公共井戸の記号《アイコン》だけを残した。この地図の視覚効果は絶大だった。西はハノーヴァー・スクエアから東はソーホー・スクエアまで、南はピカデリー・サーカスまでを含めた地域で、十一の井戸がコレラとは無関係であることがはっきりした。リトル・マルバラ・ストリートの井戸の周囲にも何本かの黒い線はあったものの、ブロード・ストリートの井戸の周囲には、ひときわ黒い線が密集して高層ビルのように林立していた。ドットマップだけあってもポンプの目立つアイコンがなければ、疫病の分布域はソーホー西側に垂れこめる雲のように形の定まらないものに見えただろう。しかしポンプの位置が強調されたことで、この地図はいきなり語るべきものを明白にした。コレラは空気の拡散のような形状で広がってはいない。一点から放射状に広がっていた。スノーはブロード・ストリート大疫病の混沌とした死と闇に、ひとつの明快なパターンを浮かび上がらせた。彼が作った最初の地図はいまなお称賛を集めており、さまざまなバリエーションが地図作成法や疫学、公衆衛生の無数の教科書に複写された。一九一一年に刊行された画期的な疫学教科書『セジウィックの衛生科学と公衆衛生の原則』には、ブロード・ストリートの事例が十数ページにわたって詳述されており、スノーの地図が大きく載っている。こうして注目され続けたおかげで、この地図はブロード・ストリート大疫病のシンボルとなった。しかし、その重要性についてはどうも誤解されてきたようだ。ソーホーの亡霊を示した黒線はたしかに衝撃的で人目を引くが、それ自体はスノーが発明したものではない。ドットマップはそれ以前のコレラ流行時にも作成されていたし、ブロード・ストリートのときもスノーの地図よりクーパーの地図のほうが先にできていた。スノーの地図が画期的なのは、コレラの伝播方法について科学的に妥当な理論を、最新の情報デザインで説明したことだ。重要なのは地図作成の技法ではなく、(2) 地図を使って引き出した科学のほうだ。

スノーは疫学協会で発表した最初の地図にさらに手を加えて、それを教区役員会の報告書と、自分の名で発表するコレラ論文改訂版に載せた。ホワイトヘッドから得た情報はもちろん、その他の情報も追加した第二版の地図には、疫学の地図という分野にスノーが貢献した最大の功績が刻まれている（余談ではあるが、ジョン・スノーの地図作成について広範に論じたエドワード・タフティ著『視覚説明』は、スノーの功績を情報デザインの教典にまで高めた書物であるにもかかわらず、このことが言及されていない）。じつはスノーは疫学協会に最初の地図を発表したあと、この地図ではまだ不十分だということに気づいた。瘴気論者がこれを見れば、ブロード・ストリートの井戸の周囲に死者が集中しているのは井戸から放散する毒気のせいだと解釈するだろう。スノーやホワイトヘッドが足を棒にして集めた情報を図式的にあらわす方法が必要だった。死者の数という結果だけでなく、その死者が生前に行動していた足跡を示す方法が。

スノーはこの問題を解決するため、一世紀以上前に開発された数学的手法、のちにボロノイ図と呼ばれることになる手法を利用した。スノーがこの手法の歴史的経緯について知っていたとは思えないが、ともかく彼は疫学の地図にこの手法を応用した初の人物となった。ボロノイ図は通常、「セル」という領域で囲まれた「点」で構成された二次元フィールドの形をとる。セルは、ある「点」にたいして他のどんな「点」より近い位置にいるかを基準にした域内を囲む境界線だ。アメリカン・フットボール競技場を想像してみてほしい。両チームのゴールラインに「点」があるとしよう。二チーム間の競技なのだから、その競技場のボロノイ図は二つのセルに分かれるはずで、その境界線は五十ヤードラインとなるだろう。あなたが五十ヤードラインよりホームチーム側のどこかに立っているとすると、あなたはアウェイチームの「点」よりホームチームの「点」に近い位置にいることになる。もちろん、たいていのボロノイ図にある「点」は二つではなく多数で、あちこちに拡散しているので、それぞれの「点」を取り囲むセルの境界線はハチの巣状になる。

スノーは二番目の地図で、十三のポンプを「点」とするボロノイ図を作成した。他のどのポンプよりもブロード・ストリートのポンプが近い場所を線で囲ったのである。しかし、「点」までの距離は、いわゆるユークリッド幾何学の距離ではなく徒歩での距離を算出の基準にした。できあがった「セル」は、ソーホーの無秩序な街路配置のおかげでゆがんだ形になった。直線距離ではどれほどブロード・ストリートのポンプに近くても、実際に歩くとなるとごちゃごちゃした路地を何本も抜けなくてはならず、他のポンプのほうが近いという場所もあった。[3]歴史家トム・コッホの言葉を借りれば、空間だけでなく時間もあらわした地図だったのだ。二か所のあいだの距離を、二次元の正確な長さで測るのではなく、歩いてどのぐらいかかるのかで測るのだから。

こうして地図の第二版——スノーの論文と教区役員会の報告書の両方に添付されたもの——には、コレラ大流行の震源地を囲んで五、六か所、半島のような突起のあるゆがんだ「セル」が加わった。セルの内側の住民は、水を汲みに行くのにブロード・ストリートの井戸がいちばん近い。そして死者の印である黒線を重ねると、ぼやけた形のセルはとつぜん鮮明になった。半島のように外側に突き出している部分には相当数の黒線がある。セルの外側になると黒線の数は激減する。コレラ死者の分布域の形とブロード・ストリートの井戸への近接域の形がみごとに一致したのだ。もしコレラが井戸から瘴気的に放散して広がるのなら、死者の分布域はこんな形にはならない。もちろん各家の状態によって被害を受けやすいところと受けにくいところがあるだろうから、完全な正円にはならないだろうが、井戸への徒歩での近接性という街路レベルでのパターンには合致しないはずだ。空気なら街路のレイアウトの奇抜さの影響を受けないし、それに、他の井戸の場所の影響も受けないはずだ。

ブロード・ストリートの亡霊たちは地図上の黒線としてよみがえった。彼らは死をもって、真実を指し示してくれた。目に見えぬ病因を、目に見えるパターンに変えてくれた。しかしながら、この地図のデザインがどれほど秀逸であっても、俗説や迷信に勝てるほど短期的な影響力があったわけではない。この地図が、ポンプの柄を取り外して疫病を収束させることに直接つながったわけではない。事実、スノーはこの地図で公衆衛生局に飲料水媒介説を受け入れさせることはできなかった。だが、たとえそのような留保があったとしても、やはりこの地図は成功の象徴と呼ぶにふさわしい。この地図には独創性と影響力という、貴重な要素があったのだから。

独創性についてだが、まず、疫病の分布を地図化することや死者を黒線で表示することは、とりたてて新しいアイディアではなかった。地図技術における革新があるとすれば、それは第二版で採用したボロノイ図だろう。ほんとうに革新的だったのはボロノイ図にするためのデータ、さらに言えばデータを集める調査のほうにあった。スノーのブロード・ストリート地図は鳥瞰図でありながら、路上の視線が反映されていた。ありふれた人びとがどんなふうに生活し、どんなふうに行動しているのかがあらわれていた。ウィリアム・ファーの死亡週報からドットマップを作るだけなら、だれにだってできただろう。だがスノーの地図には、二人のソーホー住人がひたすら近所を訪ね歩き、とっくに脱出してしまった人まで追いかけて集めた情報が入っている。人口統計データだけに基づいて地図を作ったなら、公衆衛生局の視点から見た地図で終わっただろう。しかし、地元に精通していたホワイトヘッドの知識が加わったスノーの地図は、住民の実際の生活を投影していた。この地図は、方法論としての地図化と新しい情報デザインの採用に加えて、地域社会の強みを浮き彫りにしたところに独創性があった。その重要性が認識されることと引き換えに多くの命が奪われたことは残念ではあるが。

　影響力についてはどうか。ジョン・スノーが疫学協会の席上で地図を広げると、嵐のような拍手が沸き起こり、翌週の「ランセット」誌には相次ぐ称賛の論評が載ったと想像したいところだが、そうはいかなかった。瘴気説のパラダイムにしばられていた一八五四年の終わりから五五年のはじめにかけてその地図が公表されたとき、影響力はほとんどなかったと言っていい。スノー自身、自分の主張の最大の武器はロンドン南部の水道会社の研究のほうで、ブロード・ストリート地図はその論拠を支えるための材料のひとつ、単なる付け足しだと考えていたようだ。

　科学の流れはやがてスノーの側についたが、そうなってはじめてこの地図は花開いた。疫病の発生や感染経路を語る文献の大半はこの地図のことを引き合いに出した。あまりに多く引き合いに出され、地図だけが独り歩きした部分もある。複写の複写の複写が教科書に[4]載ったが、その過程で原本とはずいぶん変わってしまった（たとえば複製の大半でボロノイ図が欠けている）。コレラの飲料水媒介説が市民権を得られるようになると、地図はその説の裏側にある科学を短絡的に説明するのに利用されるようになった。ポンプから放射状に広がる黒線を指すほうが、実際に目で見て確かめられない病原体についての抽象的な話をするより簡単だったからだ。スノーの地図は、彼自身が望んだほど直接的な影響力はなかったかもしれないが、その後の文化の中でさまざまに語り継がれる影響力をもっていた。コレラ菌がそうだったように、スノーの地図もまた人間を通じて自身を繁殖させたのだ。おかげで飲料水媒介説は世に広まった。この地図は、長い目で見たある種のマーケティングの成功例だともいえる。単にアイディアがいいだけでは足りない。それを受け手に届ける効果的な手段がいる。

市民参加の科学

スノーの地図が歴史を変えた短期的な影響力について、ここから少し推論をしてみたい。ヘンリー・ホワイトヘッドが一八五五年の初春にスノーの論文を読んで、それから飲料水媒介説を信じるようになったことは先にも述べた。この論文にはスノーの地図の第二版が入っていた。副牧師が考え方を変えた直接のきっかけはおそらく、ブロード・ストリートの井戸から放射状に延びる死者のマークだっただろう。ホワイトヘッドはだれよりも生存者と死者の暮らしの詳細を知っていた。最初は聖職者として患者を見舞い、その後は素人探偵として聞きこみをして。そうして集めたデータを地図の形で見せられてはじめて、彼は全体像をとらえることができたのではないか。

副牧師が飲料水媒介説を信じるようになったことは一見、それほど重要なことではないように思えるかもしれない。しかし、ホワイトヘッドが飲料水媒介説を前提に一八五五年に改めて住民に聞きまわったおかげで、ブロード・ストリートの疫病の謎は解けた。彼はスノーの論文を読んでから指針症例《インデックス・ケース》探しにとりかかり、ルイス家の赤ん坊を突きとめた。ルイス家の赤ん坊の発見はヨークによる井戸の掘削調査につながり、それによってブロード・ストリート四十番地の汚水溜めが井戸水に直結していたことが確かめられた。

これも推察だが、教区役員会が疫病の原因を井戸水だと承認したのにもホワイトヘッドが一役買っていたと思われる。指針症例と井戸水との関係が明らかになったことに加えて、この界隈の人びとから慕われ信用されていた聖職者による支持があったからこそ、教区役員会はスノーの大胆な説を受け入れたのだろう。そうでなければ、街路と住居の衛生状態の悪さや空気の悪さを疫病の原因とする、より安易な結論に流れたはずだ。公衆衛生局の報告書に沿う瘴気説で片づけてしまったほうがずっと楽だったのだから。教区役員たちは半信半疑ながらもホワイトヘッドへの信頼感から賛成票を投じたのかもしれない。そうだとしてもこの結論には個々の役員の心中など吹き飛ばすほどの説得力があった。スノーの初期のデータとホワイトヘッドの後日の熱心な調査を重ね合わせたとき、指針症例とレンガ壁の崩れを特定したとき、「この疫病の根源は井戸水である」という結論は否応なく出てきたのだから。

教区役員会の評決は、当局が飲料水媒介説をはじめて承認したことを意味していた。このこと自体はたいした勝利ではない。というのも、教区役員会はソーホーの外側の公衆衛生の問題には何の権限ももっていなかったからだ。それでも、スノーと未来のスノー支持派には、長らく求めてきた「当局によるお墨つき」があたえられた。その後数年、数十年とブロード・ストリート大疫病の話が語られるたびに、教区役員会の報告書は影響力をどんどん伸ばし、やがては公衆衛生局の調査報告書を完全に駆逐するまでになった。『セジウィックの衛生科学と公衆衛生の原則』は十二ページにわたってブロード・ストリートのコレラ禍について解説しており、そこでは教区役員会の報告書からかなりの部分を引用しているが、公衆衛生局の報告書には一切触れていない。いまや公衆衛生局の報告書は、当時の公衆衛生局の役人たちがスノーの研究をまったく評価しなかったという事実とともに、歴史の中で忘れ去られている。

歴史のテープを巻き戻して別のシナリオを想像するのは単なるお遊びだとされがちだが、案外、ためになることもある。もしあのとき、教区役員会が飲料水媒介説を承認しなかったらどうなっていたのだろうか。ブロード・ストリートのできごとは、瘴気による数ある悲惨な事件のひとつとしてしか歴史に記録されなかっただろう。スノーの介入は、珍説をふりかざす医者がパニックになっている教区役員を言いくるめてポンプの柄を取り外させた、というだけの話になっていただろう。科学はいずれ飲料水媒介説に到達しただろうが、ブロード・ストリートの症例研究と地図が埋もれてしまっていたなら、さらに数十年という時間がかかったはずだ。そのあいだに、どれだけの命が無駄に消費されただろう？

実際の歴史はさまざまな偶然や必然のできごとの連鎖でできあがる。スノーの地図はホワイトヘッドに飲料水媒介説への関心をいだかせた。おかげでホワイトヘッドは調査を再開し、指針症例を見つけた。そこから井戸の掘削をしようということになり、その結果、教区役員会はスノーの説を承認した。教区役員会の承認があったから、ブロード・ストリートのできごとは歴史に埋もれてしまうことがなかった。教区役員会がスノーの飲料水媒介説の後ろ盾となったおかげで、公衆衛生局の役人たちも無視することができず、やがては受け入れることになった。短期的に見れば、スノーの地図は一八五五年の春にベンジャミン・ホールの考え方を変えさせることはできなかったが、長期的には世界を大きく変えた。

さて、このように一連のできごとの連鎖を眺めてみると、ある事実が鮮明に浮かび上がってくる。それは、たしかにジョン・スノーは疫病の犯人を井戸水だと特定した人物ではあるが、井戸水が疫病にどうかかわったかという決定的な証拠を差し出したのはホワイトヘッドのほうだ、という事実だ。世間に知られているブロード・ストリートの大疫病物語では、異色の科学者スノーが支配的なパラダイムに単独で立ち向かい、疫病の謎を発見したということになっている。その物語にホワイトヘッドが登場するとしても、一軒一軒聞きこみをしてまわってスノーを助けた忠実な弟子のようにあつかわれているだけだ。しかし、ブロード・ストリートの大疫病物語は反骨科学の勝利というだけでなく、それとおなじくらい重要なのは、市民参加型の素人科学の勝利だということだ。ホワイトヘッドはコレラの謎の解明に際する表向きの役割は何ももっていない。彼がコレラに関心を示したのは職業上その必要性があったからではなく、むしろ趣味のようなものだった。疫病についてはホワイトヘッドはただの素人だ。医学の勉強をしたこともなく、公衆衛生が何たるかも知らなかった素人がロンドン最悪の疫病の謎を解けたのは、彼が旺盛な好奇心と度量の広さをもち、何より地元を熟知していたからだ。彼は聖職者だったから、ソーホーの貧民と親密な関係を作ったのは宗教的な使命感の成せる業《わざ》《な》だったのかもしれない。しかし彼は、宗教的な価値観に凝り固まって科学の啓蒙に背を向けるほど頑《かたく》なではなかった。スノーの二番目の地図にはそれ自体に強い力があったが、その力を人びとに知らしめる道筋をつけたのはホワイトヘッドだった。ホワイトヘッドは専門家でも役人でもない。ただの地元民だ。それこそが彼の役割だった。

そしてブロード・ストリートの悲劇の物語には、ちょっとした救いもある。家族全員が狭い一部屋で死ぬといった悲惨きわまりないイメージに、一八五五年の初春にスノーとホワイトヘッドに芽生えた思いもよらない友情というイメージが加わるのだ。この二人のあいだで疫病の情報をやりとりしたという以外にどんな交流があったのか、それはほとんどわからない。わかっているのはスノーがホワイトヘッドに論文を見せたこと、スノーがコレラの将来について予言的なことを言ったことだけだ。ただ、ホワイトヘッドののちの回想によれば、二人のあいだには強い絆が生まれたことはたしかなようだ。口数が少なくとっつきにくい麻酔医と、おしゃべりで人づき合いがうまい副牧師との絆は、想像を絶する恐怖にさらされた地区にともに住んでいたことがきっかけとなり、ともにその謎を解き明かしたことでしっかりと結ばれたのだろう。

これは単なる感傷で言っているわけではない。二十世紀の都市生活の勝利とは、じつは、あるイメージが別のイメージに勝利したことなのである。未知の恐ろしい疫病という救いようのないイメージが、見知らぬ二人が路上で情報交換をするうちに友情を育むというイメージに置き換わったのだ。ジョン・スノーが一八五四年九月にはじめてブロード・ストリートのポンプに近づいたとき、どちらのイメージが勝つかはまるでわからなかった。なにしろそのころのロンドンは、都市ごと崩壊しそうになっていた。街を一週間離れて戻ってみると、近隣の住人の十パーセントが死体となって荷車で運ばれている——それがそのころの都市生活だったのだ。

スノーとホワイトヘッドはその流れを逆にするための、小さな、だが力強い貢献をした。二人は地元の謎を解決し、やがてはそれが世界中の解決になった。都市生活を、死人の山を生むものから持続可能なものに変えたのだ。そしてこの解決を可能にしたのもまた、都会の中の人と人とのつながりだった。経歴のちがう見知らぬ者二人が、ご近所どうしだったというだけで交差し、大都会の路上で貴重な情報と技能を分かち合った。ブロード・ストリートのできごとは、もちろん疫学と科学的推論、情報デザインの勝利であるが、都市生活の勝利でもあった。

ジョン・スノーはその勝利を味わうことはなかった。ブロード・ストリート大疫病が収束してから数年たつうち、飲料水媒介説を支持する人は少しずつだが確実に増えていた。スノーの論文はブロード・ストリート大疫病の研究とロンドン南部の水道会社の研究を合体し、六年前の最初の論文よりはるかにいい証拠を取り揃えたものになった。公衆衛生局の調査官ジョン・サザーランドは、飲料水媒介説を少なくとも一部認めるような公的な発言を何度かした。ウィリアム・ファーの死亡週報はスノーの説の信憑性をますます高めた。新聞雑誌にも飲料水媒介説が取り上げられるようになった。ただし、スノーが最初の提案者だとは書かずに、コレラは水の中にいるものだという発見をしたのはウィリアム・バッドだとして。自分の研究者人生を代表する功績がコレラ伝播理論の発見になることを予見していたスノーは、すかさず医学誌に投稿し[5]、この件ではバッドよりも自分のほうが先行していることを主張した。

それでも瘴気説は衰えず、スノーはしばしば科学界の嘲笑の的となった。一八五五年、彼は議会の「不快除去および伝染病予防法」委員会の席上で「不快な産業」の擁護をするための証言をした。伝染病は骨茹で屋や腸《わた》抜き屋、皮なめし屋から出る悪臭で広がるのではないと、スノーはきっぱり主張した。このときも彼は統計分析データをもとに、病気が瘴気のせいならば一般市民よりもこの種の産業で働く労働者により多く感染者が出るはずなのに、そうではないという証拠を出した。

強固な瘴気論者のベンジャミン・ホールは、スノーの証言にあからさまな疑念を表明した。エドウィン・チャドウィックもすぐにスノーの主張を非論理的だと非難した。だが、もっとも屈辱的だったのは「ランセット」誌の無署名の論説だろう。その中でスノーは完全にこけにされた。

ドクター・スノーはなぜあのような[6]特異な意見をもつのであろうか？　彼は、証明できる事実が何ひとつないというのに、コレラは下水を飲むことで伝播すると主張している。彼の理論は他のすべての理論を締め出そうとしているようだ。他の理論はどれも基本的にコレラの伝播を排水処理の悪さと臭気に帰しているのだが、それをドクター・スノーは、動物や植物の腐敗物から立ちのぼる気体は無害だと言い張っているのである！　論理が道理に合わなくとも、理論を作ることは可能である。我らはみな、理論はしばしば道理よりも独断に基づくものであることを知っている。すべての衛生問題のもとは井戸だというドクター・スノーの理論は、不浄な考えである。そのような不浄な考えが出てきたのは、彼の研究室が排水溝の中にあったからである。彼は独断に執着するあまり、マンホールに落ちてそこから外に出られなくなったらしい。

瘴気論者の鼻息の荒さは長くは続かなかった。一八五八年六月、初夏に異常な猛暑がロンドンを襲い、汚れたテムズ川の河岸一帯にとてつもない悪臭が立ちこめた。新聞各紙はすぐにこれを「大悪臭《グレート・スティンク》」と名づけた。「この悪臭を一度でも吸いこんだ者はそのにおいを生涯忘れないであろうが、それを記憶にとどめたまま生きながらえることができたなら、その者は幸運ですらある」と、「シティ・プレス」紙は書いた。「タイムズ」紙は六月十八日にこう報じている。

残念なるかな……(7)昨日も気温はわずかしか下がらず。議会はロンドン全域の悪臭にたいし何らかの法律を制定する必要を迫られている。この猛烈な暑さに、テムズ川を見下ろす議事堂から大多数の議員は逃げ出してしまった。残った数名の議員はこの問題を深く調べようと図書館の扉を開けたが、中に入るなりきびすを返して戻ってきた。全員が鼻をハンカチで覆っていた。

ところが不思議なことに、ウィリアム・ファーがこの六月の死者を集計してみると、疫病の死亡率はいつもとまったく変わりがなかった。ロンドン史上最悪の瘴気の雲が垂れこめていた期間だというのに、病人はちっとも増えていないのだ。エドウィン・チャドウィックが十年前に堂々と宣言したように、あらゆるにおいは病気であるなら、ロンドンの大悪臭は一八四八年や一八五四年の規模の疫病大流行を引き起こしてもよさそうなのに、特別なことは何も起こらなかった。

ジョン・スノーがこのときの死亡週報のデータを見ていたら、さぞかし意気揚々と「ランセット」か「ロンドン・メディカル・ガゼット」に反撃の投稿をしたことだろう。だが、そうすることはかなわなかった。六月十日、スノーはクロロホルムの論文に手直しをしている最中に脳卒中を起こして、六日後に亡くなった。ちょうど大悪臭がピークを迎えるころであった。享年四十五。スノーの死亡の遠因を、自宅の実験室で麻酔ガスを吸いすぎたからではないかと疑っていた友人も数名いたという。

十日後、「ランセット」誌は死亡告知欄に短い報告をした。

ドクター・ジョン・スノー。六月十六日正午、(8)サックヴィル・ストリートの自宅にて死去。死因は脳卒中。彼のクロロホルムその他麻酔薬の研究は医学界で高く評価されていた。

スノーが自分の生涯最大の功績になると信じていたコレラ研究については、一言も触れられていなかった。

大公共事業

数年間、煮え切らない態度をとってきた役人たちも、大悪臭を経てついにジョン・スノーが十年前から訴えていた問題、下水を直接テムズ川に流すことによる汚染の問題にまともに取り組むことにした。計画だけは数年前から検討されていたのだが、市民の大悪臭への激しい抗議を受けてやっと腰を上げる形になった。当代きっての土木技師ジョセフ・バザルジェットが起用され、ロンドン市は十九世紀屈指の土木工学事業に乗り出した。家庭排水と雨水の両方をロンドン中心部から東側に運ぶ下水道の建設である。この新下水道建設工事はブルックリン橋やエッフェル塔の建設に匹敵する大規模なものだった。残念ながらその壮観さは地下にあって見えないため、十九世紀イギリスの栄華を象徴する建造物の仲間入りをさせてはもらえなかったが、バザルジェットが設計した下水道はまぎれもなく転換点となった。都市がかかえる環境問題や健康危機を解決するのに、公共事業という介入法を使えることを世界に知らしめたのである。スノーとホワイトヘッドの調査が目に見えぬ病原体を理解することを可能にしたとすれば、バザルジェットの下水道はそれにたいして何らかの措置をとることが可能であることを証明したのだ。

新しい下水道はテムズ川の北側では、それぞれ高度のちがう三本の幹線下水溝が川と並行して東に向かって流れる設計になっていた。テムズ川の南側には二本だ。ロンドン全域の雨水と家庭排水は最終的にこれらの幹線下水溝に集められ、ロンドンの東の数マイル先まで運ばれる。場所によってはポンプで強制的に流された。そして北側の下水はバーキングで、南側の下水はクロスネスでテムズ川に放流された。下水を放流するのはテムズ川の満潮時のみと決められた。引き潮の流れに乗せて都市の汚物を一気に海に押しやるためだ。

入り組んだ配管や鉄道駅やビルのインフラがすでに存在し、三百万の人口をかかえていたロンドンで、地下に大掛かりな下水道を建設するというのはたいへんな難事業だった。バザルジェットはぶち当たる問題を逐一乗り越えていった。「複雑で厄介な仕事だった」[9]と、彼はのちにイギリス人特有の控えめな表現のコメントを書いている。「数週間かけて図面を引いたところで、とつぜん鉄道や運河の存在を知らされ、一から図面を引き直すということが何度もあった」。そうこうしながらも、世界最先端の下水道機構は一八六五年にほぼ運用可能となった。この大事業の背後にある数字は驚異的だ。バザルジェットのチームは六年間に、三億個のレンガと百万立方ヤードのコンクリートを使って長さ八十二マイルの下水を建設した。五本の幹線下水溝の建設には四百万ポンドしかかからなかったということだが、今日ならおよそ二億五千万ドルになる（当時の人件費は今日の水準よりだいぶ安かったことだろう）。このとき造られた下水道は現在でもロンドンの排水処理機構の基幹となっている。ビッグベンやロンドン塔を見上げて感心している観光客は、足元の地下にもみごとな土木工学の成果が横たわっていることをほとんど知らない。

バザルジェットの業績の偉大さを体感したいなら、テムズ川沿い北側の道路、ヴィクトリア・エンバークメントかチェルシー・エンバークメントを歩いてみるといい。南側ならアルバート・エンバークメントだ。幅が広くて快適なこれらの遊歩道は、テムズ川テムズ川に並行して走る幹線下水溝のうちいちばん高度の低いところを収める入れ物として造られたものだ。人びとが景色を楽しみ、川を渡る新鮮な風を思いきり吸いこむ遊歩道の下で、車がびゅんびゅんと行きかう車道の下で、幹線下水溝は日夜、飲料水の水源に排水が混じりこむのを阻止している。

北側のもっとも高度の低い幹線下水溝は最後に完成したものだが、この工事の遅れがロンドン最後のコレラ大流行を引き起こした。一八六六年の六月下旬、ロンドン東部のブロムリー・バイ・ボウに住む夫婦がコレラにかかり、数日後に死亡した。一週間以内にイーストエンドでコレラが大発生した。一八五三年から五四年にかけてロンドンにコレラの嵐が吹き荒れたとき以来の最悪の被害だった。八月の末までに四千人以上が死んだ。このとき最初に探偵仕事に乗り出したのはウィリアム・ファーだった。ファーは十年以上もおとなしくしていたコレラがとつぜん暴れ出したことに首をひねりながら、かつて戸籍本署に足しげく通ってきていたジョン・スノーと、スノーが実施したロンドン南部の水道会社の調査を思い出した。ファーは今回の死者を給水会社別に集計してみた。すると明白なパターンが浮かび上がった。死者の大部分はイースト・ロンドン水道会社から水を引いていたのだ。ファーはこのときばかりは瘴気説に固執しなかった。イースト・ロンドン社が取水していた水源がどのように汚染されたのかはわからなかったが、ともかく水の中に人間を死に追いやる何かがいることだけは理解した。一刻も無駄にはできない。ファーはただちに付近一帯に「一度沸騰させた水以外は飲んではならない」と勧告する張り紙を出すよう命じた。

しかし、謎は残っていた。バザルジェットが建設した新しい下水道は、排水が飲料水に戻るルートを分断したはずではないか。おまけに、イースト・ロンドン水道会社は貯水池の水をとことん濾過《ろか》して給水していると言い張った。たとえ何らかの汚染源が下水から抜け出て貯水池に入りこんだとしても、水道会社の濾過装置で阻止されるから、市民の飲料水は守られるはずではないか。ファーはバザルジェットに手紙を書いた。するとすぐに謝罪の返信が届いた。「当該区域の主要排水システムは未完成で、まだ稼動しておりません」と、バザルジェットはそう書いて寄こした。いちばん高度の低い下水溝の建設工事は終わっていたのだが、バーキングでテムズ川に放流するには重力に逆らって水を流す必要があり、そのためのポンプ場が完成していなかった。つまり、入れ物はできていてもまだ使われていなかったというのだ。

疑惑はふたたびイースト・ロンドン水道会社に戻った。当初この水道会社の代表者は、新しい覆いをつけた貯水池から取水する際に最新式のフィルターで濾過していると断言していた。ところが、水道の蛇口から生きたウナギが出てきたという顧客のクレームが数件発生していることが明るみに出た。つまり、この会社のフィルターはあまり信用できないということだ。このときのコレラ大発生の調査に、ジョン・ネテン・ラドクリフという疫学者が任命された。彼は早速イースト・ロンドン社の濾過装置を点検した。ラドクリフはちょうど数か月前に、ブロード・ストリート大疫病の調査で重要な役割を果たした副牧師の回想録を読んだところだった。ジョン・スノー亡きあと、この人物の経験が今回の調査の要《かなめ》になるとラドクリフは確信した。こうして素人疫学者ヘンリー・ホワイトヘッドはふたたび、汚染された水の謎を解く手助けをすることになった。

　ラドクリフとホワイトヘッド、調査官たちはすぐにイースト・ロンドン社のずさんな管理体制を見破った。同社の貯水池の近くにはリー川が流れているのだが、そのリー川の水の一部が地下を通って貯水池に入りこむままになっていた。ブロムリー・バイ・ボウのコレラ禍の指針症例も特定された。最初に死亡した夫婦の水洗トイレの排水が、オールド・フォード貯水池から一マイルも離れていないリー川に流されていたのだ。結局、イースト・ロンドン社の水源と疫病との因果関係は、一八五四年のブロード・ストリート・ポンプと疫病の因果関係よりも統計的に確実に証明された。死者の九十三パーセント[10]はイースト・ロンドン水道会社の利用者だったこともやがて判明した。

　今回の評決に疑いをもつ者はおらず、スノーの進歩的な研究はやっと認知されるようになった。ファーは一年後の議会証言で水道会社を糾弾した。彼は、反証が多くあるにもかかわらず自社の利益のために瘴気説に固執する水道会社を皮肉をこめてこう非難した。

ロンドンの空気は水のように民間会社から供給されるものではないが、それをいいことに、空気はこれまで議会委員会からも王立委員会からも最悪の立場に置かれてきた。科学的証言がなされることのない、学識団体のどこからも訴えられることのない空気は、ありとあらゆる宣伝活動に利用され、ありとあらゆる病気の原因との汚名を着せられてきた。その間、太古より崇拝されてきたりし父なるテムズとロンドンの水の神々は、声高に無実を公言してはばからなかった。

はてさて、ここまで大見得を切ったファーだが、彼もかつては空気を悪者あつかいする「学識団体」の一員だった男、十年前に空気に汚名を着せる証言をした男である。それが一転して、ジョン・スノーの功績をたたえるようになった。

ドクター・スノーの理論は水の方向へと流れを変え、大気的原理から注意をそらすのに貢献した……コレラはその翼で東風にのってロンドンはイーストエンドを襲ったという理論は、これまでの数々の疫病体験によりいささかも実証されなかった……無頓着な者は何も考えず空気を吸っていたが、オールド・フォードのリー川の水をコップに注いであえて飲めるのは、よほど確信のある科学的論拠をもった者にかぎられた。

ファーはあまりにもみごとにスノー説に乗り換えたため、あたかも当局が最初からスノーの説を支持していたかのように歴史を書き換えてしまった。ファーは一八六六年のコレラ禍報告書の序論で、ブロード・ストリートのときの公衆衛生局コレラ調査委員会の見解を大胆にもこのように伝えた。

科学委員会の最終報告書は[11]、致死的な病気の拡散の媒体としての水の影響を認めた……コレラ物質が水を通じて届けられたとするドクター・スノーの考え方は承認された。特別報告においては……セント・ジェームズ教区の疫病大流行の原因の一部をブロード・ストリートの井戸水ポンプに帰した。しかしながらこのテーマについては、ドクター・スノーおよびヘンリー・ホワイトヘッド両氏の助力を得た教区役員会により、さらに深く詳細に調べられた。

ファーは故意に記録をゆがめたのだろうか。あるいは、その後の多くの検証者がそうだったように、教区役員会の報告書の印象があまりに強く、それが公衆衛生局の報告書の記憶を薄れさせてしまったのかもしれない。公衆衛生局がスノーの説を「承認」したという点だが、そのときの正確な表現がどうだったかを思い出してほしい。

公衆衛生局は教区役員会の報告書にたいし、「我らは慎重なる検討の結果、この説を採用する理由を見出せなかった。水がそのような方法で汚染されるとはいささかも確定できず」と言い渡していたのだ。これを承認というのなら、世の中に批評家という職業などなくなる。

ともかく、飲料水媒介説はやっとのことで優勢な科学パラダイムの仲間入りを果たした。ホワイトヘッドは、かつての友人の考えをより多くの聴衆に広めることに再度手を貸すことができて喜んだ。あの医学誌「ランセット」でさえ、一八六六年のコレラ禍の数週間後の論説に、こう記している。

ドクター・スノーの研究は、昨今の医学においてもっとも実り多いもののひとつである。彼はコレラの伝播法を突き止めた。水源が毒されていたために重大なる誘導がなされたことを実証したのは、ひとえに彼の成せる業である。これほど人類のためになる功績はないであろう。敵の伝播経路を知ることにより、我らは病気と対峙し戦い、打ち破ることが可能になった……ドクター・スノーは偉大なる我らの恩人で、彼があたえてくれた便益は衆人の心にしっかりと刻まれなければならない。

ドクター・スノーは、やっと「マンホールから外に」出ることができたらしい。

安全な水

十九世紀最後の二十年間、感染症の原因は微生物だとする微生物病原説がすっかり優勢になり、瘴気論者は細菌やウイルスを見つけようと躍起になる微生物ハンターに取って代わられた。結核菌が発見された直後、ドイツ人科学者のロベルト・コッホは一八八三年にエジプトでコレラ菌の分離に成功した。三十年前にイタリア人のパチーニがおなじことをしていたとは、コッホ自身は露ほども知らなかった。科学界もパチーニの仕事を無視していたため、コレラ菌の第一発見者はコッホということになった。なお、のちにパチーニの偉業は再発見され、一九六五年、コレラ菌の正式名は「コレラ菌パチーニ一八五四」と改められることになる。

それでもごく一部に、エドウィン・チャドウィックのような頑固者が残っていた。彼は一八九〇年、死ぬ直前まで瘴気説を信じて墓に入ったという。しかし、ほとんどの公衆衛生機関は新しい科学に宗旨替えしていて、先進国の都市はどこも衛生的な飲料水の給水システムと下水処理システムをインフラ整備の柱にした。世紀の変わり目に登場した「電線」は一躍脚光を浴びたが、それで明るくなった現代の都市をより安全にしたのは、電線ほど人目につかない上下水道の管だった。バザルジェットの事業計画は世界中の規範となった。一八六八年にアビー・ミルズのポンプ場がついに完成すると、ロンドン北側の下水道の主脈部分は全面的に運用可能となった。一八七〇年代の半ばまでには細かい支脈もすべてつながった。下水はテムズ川の東側にポンプで放流されていたが、一八八七年以降は外洋に投棄されるようになった。

下水道整備による変化は多方面におよんだ。テムズ川に魚が戻り、悪臭がおさまり、飲料水がおいしくなった。しかし、何より大きな変化は、ヘンリー・ホワイトヘッドがオールド・フォードの貯水池の汚染を調べ上げた一八六六年以降、ロンドンでコレラが集団発生しなくなったことだ。都市と微生物の戦いは終わった。勝利したのは都市のほうだった。

コレラは二十世紀に入ってもしばらくは西洋諸国の都市を恐れさせたが、ロンドンの土木事業を成功例として他の都市もインフラ整備を進めた結果、その脅威はみるみる小さくなっていった。シカゴでは一八八五年、激しい嵐がシカゴ川に集められていた下水をミシガン湖の飲料水取水所まで押し流してしまい、疫病の大発生が起きた。シカゴ市の人口の十パーセントがコレラと腸チフスで死亡し、この悲劇を教訓に市は下水を飲料水の水源から離れたところに送るよう、シカゴ川の流れを変える土木事業[12]に乗り出した。ハンブルクは一八七〇年代にロンドンを手本にした近代的な下水道を建設したが、設計上のミスがあったため、一八九二年にコレラが戻ってきて一万人近くの死者を出した。イギリスで過去六十年間に起きたコレラの大発生はすべてハンブルクからイギリス海峡を越えてやってきたものだったため、ロンドン子たちはハンブルクのニュースに戦々恐々とした。だが心配は杞憂に終わった。バザルジェットの防御策が効いて、このときのコレラはイギリスの海岸に上陸することはなかった。

一九三〇年代になるとコレラは先進国の都市ではほとんどみかけなくなった。十九世紀の都市を襲った大量殺戮者は、科学と医学、土木工学の前におとなしくなった。もっとも、途上国ではあいかわらず暴れていた。「エルトール」の名で知られるコレラ菌株は、一九六〇年代から七〇年代にかけてインドとバングラデシュで数千人の命を奪った。一九九〇年代初期には南米で大規模な流行があり、百万人以上が感染し、少なくとも一万人が死亡した。二〇〇三年の夏には、イラク戦争で給水設備が破壊されたバスラでコレラの大発生が起きている。

こうした成り行きには不気味な対称性がある。いろいろな面で、途上国の葛藤はロンドンが一八五四年に直面していた問題を映し出しているのだ。途上国の巨大都市はロンドンが百五十年前にかかえていた未曾有《みぞう》の成長というおなじ問題をかかえている。二〇一五年に地球上の大都市トップ5となるのは、東京、ムンバイ、ダッカ、サンパウロ、デリーと言われていて、それぞれの人口は二千万を超えるだろう。増える人口の大部分はスラム街の無断居住者や不法占拠者などで、従来のインフラが整備されていない環境、つまり都市計画の枠外で暮らす層になるだろう。ヴィクトリア時代のロンドンの「ごみ漁り」階層が途上国に出現し、驚異的に増加していると考えればいい。地球上には現在十億人もの不法占拠者がいて、その数は二十年後には倍になると試算されている。二〇三〇年には全人類の四分の一が不法占拠者になる計算だ。ヴィクトリア時代の闇経済の主役たち、泥ひばりや川底さらいや呼び売り商人は先進国の都市からはほとんど姿を消したが、この惑星の別の場所に現れて激増している。

不法占拠者が集まる場所には基本的なインフラがなく、快適な衣食住からほど遠い環境にあるわけだが、それにもかかわらずそこで暮らす人びとは活力に満ちた経済的革新を生み、創造性を発揮する。リオデジャネイロのロシーニャ地区やムンバイの不法占拠地区などは歴史の古いスラム街だが、そこそこの快適さをそなえた「完全に機能する都会」にまで成熟した。木造の掘っ立て小屋は鉄とコンクリートのビルに取って代わられ、電気や水道、ケーブルテレビもある。イスタンブールのスルタネイリの不法占拠村にある幹線道路沿いには、六階建てのビルが並び、銀行やレストラン、商店がごくあたりまえに日々の商売に励んでいる。そして何が驚きかというと、これらの繁栄がすべて、権利証書も都市計画者も政府主導のインフラもないまま達成されたことだ。法的に言えば「不法占拠の土地」の上に、ふつうの都市生活が築かれている。⑬不法占拠者のコミュニティは、けっして貧困と犯罪の巣窟ではない。貧困を抜け出そうとしている途上の社会なのだ。作家のロバート・ニューワースは著書『シャドウ・

シティ』で、不法占拠者の文化に魅了されるようすをこう語っている。「未来のない人びとと思われている彼らが、間に合わせの材料で未来を築いている。何よりも具体的な方法で、彼らは自身の存在を強く主張している」

だが、すべてを希望で語れるわけではない。不法占拠者はいまだに大きな難題をかかえている。もっとも差し迫った難題は、一世紀半前にロンドンがかかえていた問題とおなじ、清潔な水が手に入らないことだ。十一億を超える人が安全な飲料水を手に入れることができずにいる。全人類のおよそ半分にあたる三十億人がトイレと下水設備という基本的な衛生サービスを受けられないでいる。毎年二百万人の子どもがコレラを含む飲料水媒介型の病気で死んでいる。二十一世紀の巨大都市は、十九世紀ロンドンが苦境から学んだことを一から学ぶことになるだろう。そのときは二百万人ではなく二千万人に対応することになるが、さいわい、ファーやチャドウィックやバザルジェットの時代よりも科学技術の知恵がついている。

現在提案されている有望な解決策の中に、ヴィクトリア時代の多くの人の心をとらえた廃棄物リサイクルの理想型をもう一度考え直すことがある。発明家ディーン・カーメンは関連性のある二種類の機械を開発した。どちらも食器洗い機の大きさで、僻村や貧民街に電気と清潔な水を届けるものだ。発電機は身近に手に入る燃料、牛の糞で動かす。もっともカーメンに言わせれば、燃えるものなら何でも燃料にできるらしい。出力は省エネ型電球七十個分に相当する。発電機から出る熱は浄水器を動かすのに使う。カーメンはこの浄水器に「スリングショット」というあだ名をつけている。この装置はどんな水をも受け付ける。生の下水でもオーケー。そして気化させて純粋な水を抽出する。カーメンの試作品についている取扱説明書には「水を足す」という単純な指示しか書いていない。「犬糞集め」がロンドンをうろついて集めた犬の糞を皮なめし屋が石灰落としの作業に使ったように、未来の不法占拠者は自分たちのコミュニティの衛生問題を、動物や人間の排泄物——そもそもの問題のもとになっている物質——を使って解決しようとしている。

今日の都市と地図

こうした巨大都市がこれから先に直面するであろう危機を考えると、過度の楽観は禁物だ。不法占拠コミュニティが自分たちで公衆衛生解決策を作り上げることを可能にするような、新しい技術はたしかに生まれるかもしれないが、政府の介入もぜったいに必要となる。産業化したロンドンが、清潔な水と安心感を手に入れられる都市に成熟するのに百年もかかったのだ。そして、メイヒューが詳細に分析した「ごみ漁り」階層がとっくに消えた先進国の成熟した都市でさえ、ホームレスと貧困の問題を引きずっている。アメリカなどはその代表だ。もっとも、先進国の都市では少なくとも十九世紀のロンドンのような自滅必至の悲壮感はなくなった。それを考えれば、途上国の巨大都市がおなじ感覚にたどり着くにはあと一世紀かかり、それまでのいつの時点かで間違いなく大規模な人類の悲劇が起きるだろう。それは、スノーの時代に失った命を超える命が犠牲になる疫病の発生かもしれない。とはいえ、長い目で見たときの都市生活の展望は明るい。たとえそれが無秩序に伸張する《スプロール》「有機体」の中で暮らすことを意味したとしても。今日の巨大都市はかつてのロンドンよりも早く成熟するだろう。なぜならブロード・ストリートのコレラ禍当時にはまだ生まれていなかった疫学、公共インフラ工事、廃棄物管理とリサイクルなどの分野の知識と技能が格段に向上しているからだ。おまけに、そうした専門分野の知識と技能はウェブのおかげでかつてないほど増強されている。たとえば行政側の知識と地元の素人の知識は、スノーとホワイトヘッドには想像もできないような形で出会うようになってきている。

地元の見聞を地図に反映して、健康な人の傾向と病気の人の傾向を専門家と一般市民の両方の目に見える形にするなど、これまではそれほど簡単にはできなかった。ところが、スノーのブロード・ストリート・マップの子孫はいまや、ワールド・ワイド・ウェブで世界中にある。スノーとホワイトヘッドが一軒一軒ドアをノックしてまわり、ウィリアム・ファーが医者から知らされた死者を表にするかわりに、現在は医療関係者と政府役人がともに中央データベースにアクセスできる巨大ネットワークがある。集められたデータは自動的にマップ化され、オンライン上で公開される。ジオセンティネルと呼ばれる組織は[14]、旅行者の伝染病に的を絞って調査している。アメリカの疾病対策センターは、国内のインフルエンザの最新状況を毎週発表し、国民の血流にどんな株のインフルエンザ・ウイルスが循環しているかを示す表と地図を大量に公開している。プロメッド・メールというメーリングリストは、世界中で勃発している疫病発生のニュースを毎日更新して流している。テクノロジーは格段に進歩したが、それでもその下に横たわる哲学は変わらない。生存者と死者の傾向を地図の形で見せることには、人を正しい知識に導く力があるのだ。鳥瞰図はいまも一八五四年と変わらず重要な伝達手段だ。つぎに大規模な疫病がやってきたときには、その疫病と戦うために地図はワクチンとともに不可欠な武器となるだろう。とりわけ、未来の戦場の規模がソーホー一帯どころではなく惑星全体にまで広がった場合には。

ブロード・ストリート・マップの波紋は、病気の領域をとっくに超えている。グーグル・アースやヤフー・マップなどのサービスのおかげで、ウェブ上には素人地図作成者による新しい形の地図があふれかえっている。スノーが街路図の上にポンプと死者の出た場所をマークしたように、今日の地図作成者は評判のいい公立学校、お薦めの中華惣菜店や遊園地、同性愛者向けのバー、見学自由の売却予定の家などの場所にマークをつける。近隣の人しか知らないはずの情報が、いまや地図の形で世界中に知らされるのだ。一八五四年のときのように、地元に精通している素人のほうがすばらしい地図を作ることができる時代になった。どの通りとどの通りがどこで交差していて、ホテルはどこにあるのかというような昔ながらの地図とちがい、いまの地図は、地元民が自身の生の見聞をもとに作るところに意味がある。地元の地図作成者は、暗くなると安全でなくなる区域、再活性化が必要な公園、ベビーカーのまま利用できるレストラン、不動産業者が高値をつけすぎている売り出し物件など、そこに住んでいるからこそ得られる情報をマップ化してゆく。

ふつうのウェブページでも地理的探索が可能になっている。ヤフーもグーグルも、特定の情報——たとえばブログポストや販売促進サイト——に、サーチ・エンジンで自動的に読み取れる地理座標をタグ付けできるようになっている。ある人はオンライン掲示板に近所の公園への不満を書きこみ、メッセージにその公園の場所のタグをつける。ある人は新しくできたレストランへの評価を書きこむときに、またある人は夏の間だけ部屋を貸し出したいと申し出るときに、この機能を使う。これまで、この種の個個のデータはどれも、ウェブという情報スペース内でのみリンクされてきた。だがいまでは、現実世界のスペースともつなげることが可能になった。近い将来、私たちはこうしたジオタグを使って新しい都市を探索することになるだろう——ウェブスペース内を探索するときにサーチ・エンジンを使うように。キーワードやフレーズをたよりにウェブページを探すかわりに、私たちが立っている街角の緯度と経度をたよりに情報を探すことになるのだ。スノーやホワイトヘッドが何か月もかけて手作業で作った地元の鳥瞰図を、私たちは瞬時に作ることができるようになる。

人口が密集している環境でこそ役立つ情報を扱うこうした技術は、まさに都会向けの技術ということになる。郊外の「行き止まり」のようなところに多くのウェブページがリンクされることはないだろう。だが大都会の街角なら、個人の日記から新しいバーの評価、三区画先に住んでいる人とデートする可能性、隠れ家のような本屋の存在、そして「あそこの噴水の水は汚染されているから要注意」といった情報まで、百ページくらいにあっというまにリンクされる。このようなデジタルマップは新しい種類の路上の交わりを作り出すツールで、路上文化のないコミュニティではあまり役に立たない。大きな都市であるほど面白いリンクが増える。集まってくる人も、場所(レストランやバーなど)も、地元の知識も多いからだ。

ジェイン・ジェイコブズは何年も前に、大都会生活の逆説的な効果のひとつは巨大都市が小さなニッチを花開かせる環境を作り出すことだと述べた。たとえばボタンの専門店。ボタン以外の商品を置いていない店は、住民が五万人しかいない町ではやっていけないが、ニューヨークならやっていけるどころかボタン専門店街まである。サブカルチャーが大都市で育つのもおなじ理由からだ。特殊な嗜好がある人は、それを共有できる相手を人口九百万の都市でなら見つけやすい。ジェイン・ジェイコブズはこう書いている。

町や郊外といった規模の地域には……巨大なスーパーマーケットはあっても食料雑貨店はなく、画一的な映画館やドライブイン・シアターはあっても劇場はない。それ以上の多様性を支えるほどの人口はおらず、たとえ興味をもつ人がいても数が少なすぎて成り立たない。一方、都市は、標準的なスーパーマーケットと映画館以外に、デリカテッセンやウィーン風のパン屋、輸入食料品店、アート系映画館などがあり、標準と特殊が、大と小が共存している。そして都市の活気ある場所、人気ある場所はどこも、大より小が数の上で勝っている。(15)

さて、ここへきてまた皮肉な現象が生まれている。デジタル・ネットワークはこれまで、都市の魅力を減少させるものだと思われてきた。いつでもどこでも連絡をとることが可能になり、在宅勤務の労働形態が増えると、人の密集した都会など城壁に囲まれた中世都市とおなじように時代遅れになると考えられてきたのだ。自宅で仕事ができるというのに、なぜ、ごみごみした都会に出て行かなければならないのだ、と。ところが実際には、多くの人があえてごみごみした都会に出かけていくことを望んだ。

理由は単純、都会にはウィーン風パン屋やアート系映画館などの多様性があるからだ。テクノロジーの進歩のおかげでニッチな趣味を見つけやすくなればなるほど、人は「ごみごみ」したところに出て行くようになる。素人マップは大都市の規模と複雑さと威圧感への一種の解毒剤を差し出してくれる。素人マップはだれもが地元民のような感覚を味わわせてくれる。なにしろその情報は、ほんとうの地元民が提供している集団知なのだから。

都市の行政もこうした新しい地図化テクノロジーを模索している。ニューヨーク市は数年前、先駆的な「ダイヤル311」サービスをはじめた。ウィリアム・ファーの死亡週報以来の革新的な都市情報管理システムだ。ニューヨーク市長マイケル・ブルームバーグが市長になる前に売っていた（そしてそれで大金持ちになった）情報端末に組み入れた即時回答式技術支援システムと、ボルティモアなどの都市にあるいくつかの小さな行政プログラムを手本にしてできたダイヤル311は、三種類のサービスをひとつのシステムにまとめたものだ。第一に、これは市民が「ダイヤル911」を使うほど緊急性のない行政への苦情を訴えるためのシステムだ。アパートに強盗が押し入ってきたときにかけるのが911なら、公園でホームレスが寝ているのを見つけたときにかけるのが311になる。ちなみに311のサービス開始の初年度には、市民からの911へのダイヤル件数は減少した。これはニューヨーク市の歴史はじまって以来のことだ。第二に、ダイヤル311は市民への情報提供係の役割も果たしている。市民は311にダイヤルして、セントラルパークのコンサートは雨が降ってきたから中止になるのか、反対側の駐車場は空いているか、最寄りの麻薬中毒患者用の治療院を教えてほしい、といった問い合わせをすることができる。

しかし、このサービスのもっとも画期的な三番目の部分は、双方向の情報のやりとりが可能なことだ。行政側は311に寄せられた市民の声から多くを学ぶことができる。突発的に発生した問題や対処されていない問題を、大勢の一般市民の目で、ストリートレベルで見出してもらえるのだ。有名な話では、ブルームバーグ市長自身も路面のくぼみを何度も311に通報してきたという。二〇〇三年の大停電のときは、冷蔵庫でインシュリンを保存していた糖尿病患者の多くが、インシュリンは室温で何日くらいもつのだろうかと不安になった。市の緊急対策にそうした市民の不安は想定されていなかったが、311を通じて情報が入ってきた。ブルームバーグ市長はその夜の記者会見でインシュリンの問題を取り上げた。なお、インシュリンは室温でも数週間は安定しているそうである。糖尿病患者は自分の疑問の答えを知りたくて311にダイヤルしたわけだが、おかげで市は貴重な情報を得た。停電になるまで気づかなかった市民の健康問題に気づくことができた。

311はすでに市行政の優先順位に影響をあたえている。運用初年度には、工事現場や深夜のパーティー、バーやクラブの歩道へのはみ出しなど、騒音にたいする苦情が目立っていた。ブルームバーグ市政はすぐに騒音対策に乗り出した。警察の犯罪取り締まりの効率アップのために導入したCOMPSTATというコンピュータシステムが問題区域を正確に地図化するように、311サービスは苦情が訴えられている場所をシーベルシステム・コールセンターのデータベースに自動的に記録し、市政全体に情報を流している。ジオマップ作成ソフトは、どの通りに路面のくぼみが慢性的に発生しているのか、どの区画に荒廃した落書きが多いのかを示してくれる。

市民がかかえる問題にたいする行政側の知識を増やし、そうした問題への対処法という市民側の知識を増やすことは、「生活の質を向上させよう」などという口先だけのキャンペーンを打つより何倍も実質的に市民の健康を保証することになる。人びとがネットワーク技術革新型政治について話すとき念頭に置くのは、インターネット資金拠出や政治ブログといった全国キャンペーンであることが多い。しかし実際には、いちばん変化を望むのはもっと身近なところだろう。たとえば、近所が安全で清潔で静かになること。行政が提供するさまざまな計画に住民が参加できるようになること。個人が地域全体の健全化に貢献しているという実感をもてるようになること。それがたった三個の数字を電話でダイヤルするだけで実現するのだ。

こうしたすばらしい最新ツールはどれも、ブロード・ストリートの調査とその地図の子孫だ。都会の過密の大きな約束は、素人と専門家によるさまざまな形の知識をこのような小さな空間に押しこむことだ。都会の過密の大きな課題は、そのすべての情報を抽出してコミュニティ全体に広げる出口を見つけることだ。スノーとホワイトヘッドが探していた情報は致死的な疫病の恐怖と無知のまわりをまわっているだけだったが、彼らのとった方法論はありとあらゆる問題に取り組むことに応用されてきて、さらに最新の情報テクノロジーによって増強された。今日の問題は、一部は「うちのインシュリンはいつ悪くなるのか？」というような命を脅かす問題かもしれないが、大半は日々の暮らしの小さな不安だ。しかし、こうした小さな不安をひとつずつ報告していけば、あなたが暮らす環境はいずれ大きく改善される。さらにあなたは、市民として地域社会に参加しているという意識や、あなたの街路レベルの地元の知識が変革の一歩になるという実感をもつことができる。スノーとホワイトヘッドは地元の知識を鳥瞰図にしたとき、今日の私たちが模索している都市の可能性を考える方法を生み出してくれた。それは当時の医学界を変革させる行為であったと同時に、医学や疫学にとどまらない広範な情報の管理と共有を可能にするモデルを作る行為であったのだ。

　このモデルには二つの主要な原則があり、二つとも都市がいいアイディアを生み、伝えるための中核となっている。一つ目の原則は、素人による「地元の知識」を重視することだ。スノーは高等医学教育を受けた専門家だが、ブロード・ストリートの事件を最終的に解決に導いたのは専門家ではないヘンリー・ホワイトヘッドによる地元の知識だった。都市は「総合都市計画」や役人主導の計画で型にはめられようとする。ヴィクトリア時代のロンドンも、チャドウィックやファーが主導した計画のために大きな影響を受けた。実際のことを言えば、彼らは瘴気説に惑わされた以外は基本的には都市のためにいい仕事をした。ただし都市の真のエネルギーや活力や刷新というものは、最終的にはヘンリー・ホワイトヘッドのような世話好きや起業家や地域の有名人によってエンジンに火がつけられる。ダイヤル311のようなテクノロジーはそうした地元の知識をもつ人の声を増幅するシステム、それを通じて当局が学ぶシステムだ。

二つ目の原則はアイディアを横方向に、分野を超えて流動させることだ。都市の昔からの典型的な風景に広場やコーヒーハウスがある[16]が、こうした場所は専門分野や関心に応じて仕切りを設けたりはしていない。その点が大学や企業との大きなちがいだ。いろいろな職業の人が混在して、情報やアイディアや技能を分かち合う場所。そしてスノー自身もまた、単独でやっているコーヒーハウスのような存在だった。瘴気説の霧を晴らそうとしたのは自分の専門分野を超えての学際的なアプローチだった。彼は開業医、地図製作者、発明家、化学者、人口統計学者、そして探偵と、横方向に行ったり来たりした。それでもまだ、スノーには足りないものがあった。それは専門分野というよりも人づき合いに関係するもの、ヘンリー・ホワイトヘッドの地元の知識にあたるものだった。

今日のソーホー

飲料水媒介説の正当性が確認されるまで私たちは二人とも生きてはいないだろう、と親友に語ったスノーの予言は、半分は当たっていたがもう半分ははずれた。スノーは自分の説が世界を変える前に死んでしまったが、ホワイトヘッドはさらに四十年生きて、一八九二年のハンブルクのコレラがロンドンに飛び火しなかったことをその目で確認した。ホワイトヘッドは一八五七年までセント・ルークス教会にいたが、その後の十七年間は市内各地の教区牧師を務め、大半の時間を未成年者の非行問題に取り組んですごした。一八七四年、彼は司祭としてイングランド北部に移った。彼がロンドンを離れる直前に、一八六六年のイーストエンドのコレラ禍をともに調査したネテン・ラドクリフは、ブロード・ストリートのできごとにおけるホワイトヘッドの役割についてこう書いた。

ブロード・ストリートのコレラ大発生時(17)、ミスター・ホワイトヘッドは教区副牧師として忠実に義務を果たしただけでなく、その後何か月も聞きこみ調査をおこない……コレラは飲料水を媒介として伝播するという原則の基礎をはじめて揺るぎないものにした……この原則はいまや医学界で完全に受け入れられているが、そもそもは故ドクター・スノーによって提唱されたものである。だが、ミスター・ホワイトヘッドはその仮説を証明するためにあらゆる努力をしたという点で、称賛に値すべき人物である。

ヘンリー・ホワイトヘッドは一八九六年に七十歳で亡くなった。彼は死ぬまで古い友人ジョン・スノーの肖像画を書斎の壁にかけていた。スノーの肖像画を見るたびに、「どんな職業においても最高の仕事(18)とは、何かをしなければというような狭量な経験上の要求によって成し遂げられるものではなく、辛抱強く不変の法則を研究することによって成し遂げられる」ことを思い出すためだったという。

ヘンリー・ホワイトヘッドが今日のソーホーをそぞろ歩くところを想像してみよう。彼は昔の面影をどれだけ感じとることができるだろうか。コレラ禍の目に見える傷跡はとうの昔に消えている。疫病による悲劇というものは本来、大量の死者を出しても、都市の外観にはその痕跡をほとんど残さない。った他の悲劇が大量の死者を出すと同時にビルや住居をも破壊してしまうことを考えると、疫病は陰湿だ。微生物は建物のことなどに関心はないからそのまま残す。その中にいた人間をずたずたにするだけで。

それでもやはり、景観は変わる。一八五四年の晩夏にブロード・ストリートに並んでいたビルや住居は、ほとんどすべて新しいものに建て替わった。建て替えの動機となったのは、第二次大戦時の大空襲だったり、不動産市場の活況による「創造的開発」だったりした。街路の名称も変わった。ブロード・ストリートは一九三九年にブロードウィック・ストリートと改名された。井戸水ポンプもとっくの昔になくなった。ポンプの複製と小さな記念銘板は、もとの場所から数十メートル離れたところにある。井戸があった場所から一区画東にはリチャード・ロジャースの設計による斬新なガラス張りのオフィスビルが建っている。鮮やかなオレンジ色の塗装の配管をむき出しにしたそのビルの一階には、いつも客で混み合う寿司屋が入っている。セント・ルークス教会は一九三九年に取り壊されて、一九六〇年代にケンプ・ハウスという十四階建ての商業施設と賃貸住宅の複合ビルに生まれ変わった。ポーランド・ストリートの救貧院の入り口は何の変哲もない駐車場になっているが、救貧院の建物はそのまま残っていて、デュフール・プレイスから眺めることができる。戦後、ありきたりな通りとなってしまったブロードウィック・ストリートで、唯一ヴィクトリア時代の化石となっている建物である。

建物が替わり賃貸料も高騰したソーホーだが、ホワイトヘッドは街路に昔と変わらぬものを感じとるかもしれない。コーヒーショップはいまやほとんどが全国展開のチェーン店になってしまったが、それ以外の店にはこの界隈独特の起業家精神が色濃く残っている。かつての義歯工場は、ビデオ制作スタジオや、ウインドウにビニール・レコードを展示するヒップスター系のミュージック・ショップ、ウェブデザイン会社、広告代理店、モダン・ブリティッシュ料理を出すビストロに場所を明け渡した。そしてときおり見かける売春婦は、ソーホーが一九七〇年代に一大歓楽街となっていたことの名残を感じさせる。この界隈のあらゆるところで、濃密な大都会で生きることの熱情と刺激が噴出している。多くの人生が交差する街路は活気に満ちている。死の危険はもはや隣り合わせでなくなったこの交差点に残る安全と活力と希望は、百五十年前に微生物との戦いに勝利した遺産のひとつだ。これこそが、おそらくはもっとも重要な当時の面影なのだろう。

ブロード・ストリートには、一世紀半前の一八五四年の九月と変わらない業態の店がひとつだけ残っている。ケンブリッジ・ストリートとの角にあるパブで、今日もそこで一パイントのビールを注文することができる。かつて井戸があった場所から十五歩も行かないところ、かつて破壊の中心だったところにいまもあるそのパブは、名称だけが変わった。現在はその名を「ザ・ジョン・スノー」という。

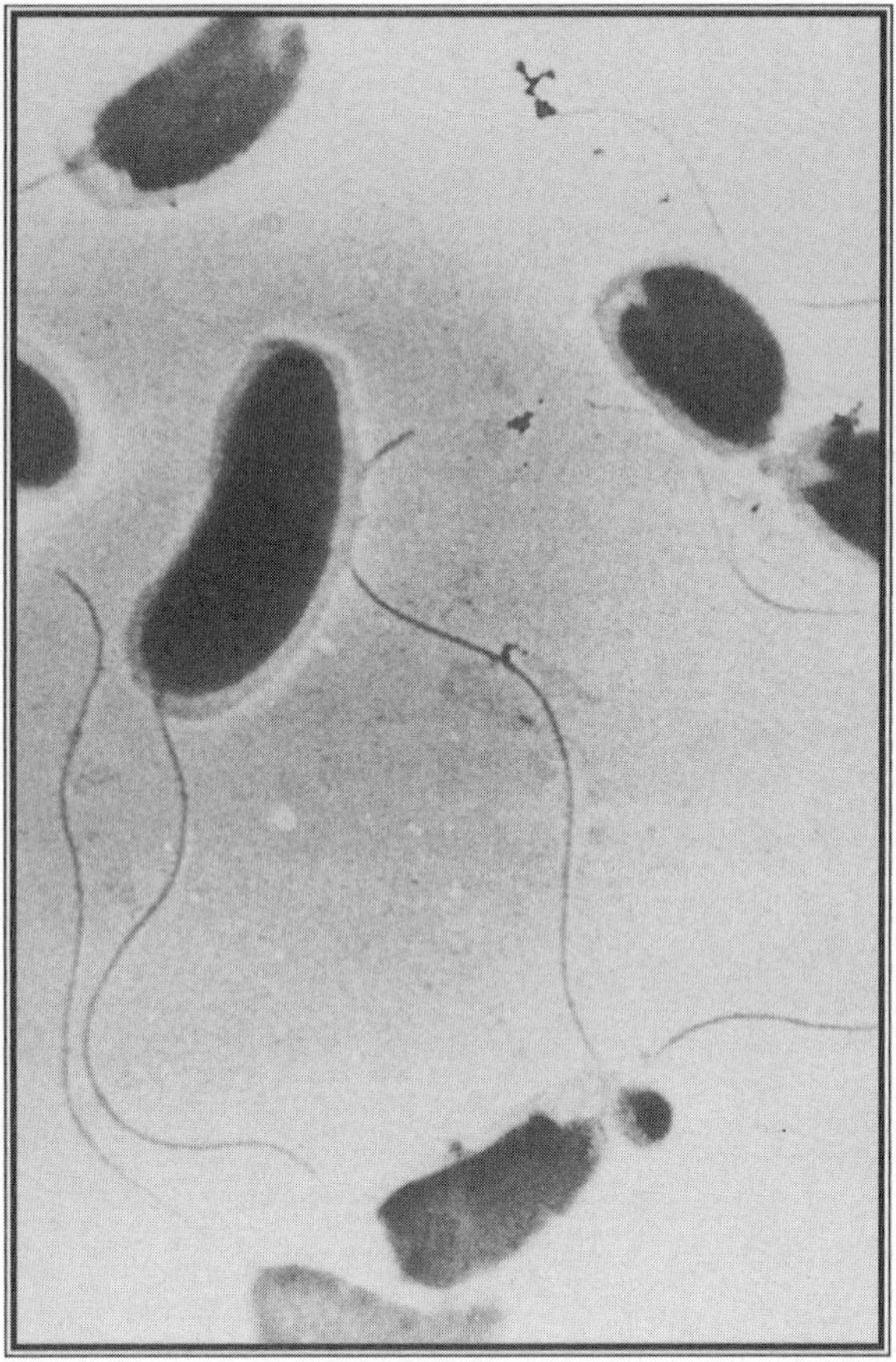

コレラ菌　©Lester V. Bergman/Corbis

エピローグ

いまこの瞬間も世界のどこかで、村人が家族を引き連れて都会に移り住もうとしている。都会のどこかでだれかが出産をしている。農村のどこかでだれかが死にかけている。一人ひとりのふるまいは他人のふるまいとはかかわり合いがないはずだが、それが集まったとき、世界規模の動向が現れる。地球はここへきて、人類の五十パーセント以上が都市に住む惑星になろうとしている。この傾向は八十パーセントまで上昇を続け、そこが惑星としての安定点になるだろうと予測する専門家もいる。ジョン・スノーとヘンリー・ホワイトヘッドが一八五四年にロンドンの街なかを歩きまわっていたとき、都市住人の割合は全世界の十パーセントに満たず、その半世紀前にはわずか三パーセントだった。それから二世紀もたたないうちに都市住人は圧倒的な多数派となった。そのあいだには二度の世界大戦や民主主義の拡大、電気やインターネットの普及など、人類の暮らしを大きく変えるできごとがあった。歴史書は王政の転覆、大統領の選出、戦争など、国家単位で人類の歴史をとらえがちだが、生物の種としてのホモ・サピエンスの歴史書なら、この新時代を「ヒトの棲息地は都市に移った」という一行に集約させるだろう。

一八五四年九月のロンドンにタイムトラベルして、そこに暮らす人たちに未来のロンドンの人口を語って聞かせ、スチュワート・ブランドが好んで使う言葉「都市惑星」の話をしたならば、おそらくは恐怖に引きつった反応を返されるだろう。十九世紀のロンドンは、成長しすぎた癌性の怪物、遅かれ早かれ内部崩壊する都市と思われていたのだから。都心の密集域に二百万人がひしめきあって暮らしているだけでも十分に狂気なのに、二千万人がそれとおなじことをするなんて、そんな馬鹿なことがあるもんか。

都市化の利点

いまのところ、その心配は杞憂だったと証明された。現代の都市化現象は問題よりも解決を多く生み出している。都市はあいかわらず経済と革新と創造の原動力となっているが、スノーとホワイトヘッドがソーホーで大量の死者を目にしていたときから百五十年たって、もうひとつの要素が加わった。都市は「健康」の原動力にもなっている。たとえば出産に際してなんらかの妊婦管理を受けている女性の割合は、地方では三分の二というところだが、都市なら九十パーセント以上になる。都市での出産は八十パーセントが病院あるいは医療関連施設でおこなわれているが、地方では三十五パーセントだ。地方から都市に移り住めば乳児の死亡率は下がる。先進医療に通じた病院はたいてい大都市の中心部にある。世界の人びとの居住状態を調べる国連のグローバル・レポートの事務局によれば、「都会では平均寿命が長く、絶対貧困率が低く、基本的なサービスが地方よりもたくさん安く享受できる」という。[1] つまり、たいていの国では現在、都市に住むと寿命が縮まるどころか長生きできるのだ。一九七〇年代、八〇年代に政府がまじめに公害問題に取り組んでくれたおかげで、都市の大気は産業革命の夜明けごろと変わらないくらいにきれいになった。

都市は環境保護を推し進める原動力ともなっている。このことは環境保護主義政治の新しい信条になりつつある。環境保護主義政治といえば、かつては「自然に戻ろう」路線、つまり反都市化を理念としていた。だが現在では、過密な都市環境はたとえ自然を完全に排除しても——実際に、パリやマンハッタンには一本の樹木も生えていなくても健全な界隈は存在している——人類によるエネルギー・フットプリント〔エネルギー消費のために環境を踏みにじる度合いを面積であらわす概念〕を減らすことに貢献できるという考え方に変わっている。たとえば、オレゴン州のポートランドのような中規模都市の下水システムと、その周囲に分散するおなじ人口の排水処理にかかる資源を比較してみよう。ポートランドに住む五十万人には二か所の下水処理場と全長二千マイルの下水管でなんとか対処できる。一方、分散して住む五十万人には十万個以上の屎尿タンクと七千マイルの下水管が必要となる。地方の排水処理には都会の七倍ものお金がかかる計算だ。環境学者のトビー・ヘメンウェイは、「電気も燃料も食料も(2)、供給サービスのコストには規模の数学が端的にあらわれる。分散した人口には、密集した人口にたいするよりも供給と運搬に多くの資源が必要となる」と主張する。生態系全体で考えると、一千万の人間が他の生物と環境を共有するのなら、その一千万人を千平方マイルか一万平方マイルの域内でエッジ・シティ型に分散して住まわせるよりも、百平方マイルのスペースに押しこめたほうがいいことになる。六十億を超えた世界人口で地球全体の(3)自然生態系のバランスを壊さずやっていくには、人間はなるべく大都会のスペースに密集して暮らすようにして、それ以外の場所を自然に戻すのが最良の方法だろう。

そして、都市に住んだほうが環境にいいという最たる根拠は、人口増加を抑制できることだ。地方に住む人ほど赤ん坊をたくさん産む。それにはいろいろ理由があるが、たとえば農村地帯なら、子どもが多ければ家の周囲の土地を耕す労働力が増えるため、経済的に潤《うるお》うことになる。都会とちがって土地に余裕があるからできることだ。また、とりわけ第三世界では、避妊具が手に入りにくいし家族計画に協力してくれる診療所もあまりない。一方、都市ではその逆の力がはたらく。女性にも収入を得られる機会があり、土地の値段が高く、出産調節がしやすい。こうした動機は、ここ一、二世紀の人口爆発傾向――マルサスを発端に、一九七〇年代前半に『人口爆弾』を著したポール・エールリヒまで、無数の「地球最後の日のシナリオ」のテーマとなっている傾向――を反転させるほど強くなってきている。現代的な大都市をかかえる先進国では、女性一人が生涯に産む子どもの数をあらわす合計特殊出生率が二・一を下回るまでになった。イタリア、ロシア、スペイン、日本の合計特殊出生率は一・五前後で、これは今後数十年にわたって人口が減少することを意味する。第三世界でも同様の傾向がはじまっている。一九七〇年代は女性一人あたり六人産んでいたのが、いまは二・九人だ。このまま全世界で都市化が進めば、世界人口は二〇五〇年に八十億人でピークに達したあと減少に転じると試算されている。その後心配しなければならないのは、人口の爆発《エクスプロージョン》というより内破《インプロージョン》のほうだ。

都市惑星の未来

地球は都市の星になる。これがスノーとホワイトヘッドが方向性を決めた世界だ。私たちはもはや一千万を超える人間の住む大都市の持続可能性を疑うことはない。というより、大都市の超成長は地球上の人類の持続可能な未来を作るのに欠かせない要素となっている。ヴィクトリア時代に内部崩壊に向かう癌性の怪物と思われていた大都市がこうまで変わった転換点がどこにあったかといえば、それはブロード・ストリートの疫病戦争で都市が病原体に勝利した時点だ。「都市はかつて病気にたいして無力で、荒らされるがままになっていたが、いつのまにか病気の征服者となった」と、ジェイン・ジェイコブズは懐かしの『アメリカ大都市の死と生』に書いている。

早すぎる死にたいする果てしない戦い[4]に勝ち抜くために、都市の住民のみならず郊外の住人までもがあてにしている外科学、衛生学、微生物学、化学、情報通信、公衆衛生対策、訓練と研究をおこなう病院、救急車といったものは、すべて基本的に大都市の産物であり、大都市がなければ存在しなかったものである。こうしたシステムが開発され進歩したのは、人間が都市、とりわけ大都市や人口密度の高い都市に集まることで生み出された余剰の富、生産性、才能の結集のおかげである。

ブロード・ストリートがなぜそれほどの大転換点になったかを一言で説明するには、ジェイコブズの表現を借りるのがいいかもしれない。都市はそれまで病気にたいしてつねに負けていたが、ブロード・ストリートで理性ある人間が都市生活の状況を調査分析した結果、都市は将来的に病気の征服者となることを確信したのだ、と。

つまり、密度の濃い都市生活の利点を最大限に活用して危険を最小限にするという方向に舵を切ったところが、ブロード・ストリートだったということになる。一エーカーに二百人がひしめき合って暮らし、数百万人がおなじ水源を使う都市を築き、人間と動物の排泄物をすべて除去する方法をなんとか見つける……これは個人にとっても環境にとっても不健康に向かう流れだったはずだ。ところが、それを克服して転換に成功した国は、その転換期に膨大な犠牲を出しながらも、現在は地球上でもっとも豊かな場所、人びとがこれまでより二倍も長く生きられる場所となった。ブロード・ストリートから百五十年後の私たちは人口密集状態を、富を作り出すエンジン、人口抑制、環境の持続可能性など、肯定的にとらえている。生物の種としてのヒトは、密度の高い都市生活に依存することを「個体の生存と種の保存の戦略」にしている。

ただし、人類の八十パーセントが大都市に住む都市惑星の未来の予測はあくまで予測でしかない。都市惑星への壮大な転換が、今後数十年あるいは数世紀になされない可能性もある。そもそも持続可能な大都市の出現は歴史的な必然ではなかった。特定の技術、政治、経済、科学（その多くはブロード・ストリート大疫病のあとに登場するものだ）が複合的に発展した結果にすぎない。今後、私たちの都市惑星を危険にさらすような新しい力が現れたり、あるいは古い敵が戻ってきたりする可能性も否定はできない。ここからはそういったシナリオについて考えてみたい。

もちろん、都市化の流れを妨げるような力や敵がやってきたからといって、人びとがすぐにも都市を離れて地方暮らしに戻るとは思えない。十年前にインターネットが市民権を得たときに予測された「夢の在宅勤務」が、現実には定着しなかったのとおなじように。

世界の富豪たち、つまり自分の家をどこにするかを自由意思で決められるだけの財力のある人たちが、なぜわざわざ地球上でいちばんごみごみした場所に住むことを選ぶのか。その理由はサンパウロの不法占拠者がサンパウロに住む理由とおなじで、都市に活力があるからだ。都市の価値はチャンス、多様性、経済、人脈、健康、人口抑制、創造性にある。今後、インターネットやそれに続く未来の情報通信技術は、こうした都市の価値の一部を地方にも「輸出」するだろう。と同時に、都会生活の価値をも引き上げるはずだ。地方で牧畜業にいそしむ人がウェブを通じて得られる恩恵を、都会の路上でのらくらしている人も得られるのだから。

私たちの時代の二大脅威である地球温暖化と化石燃料の供給減は、今後数十年間に既存の都市に大規模な破壊をもたらすかもしれない。だが、それが都市化という長期的なマクロのパターンを乱すことはないだろう——よほどの地球大変動が起きて、人類が農村生活や狩猟採集生活に戻ってしまわないかぎりは。たとえば既存の都市の大半は海抜十～二十メートル以下のところにあるので、このまま極地方の氷が融解して海面が上昇し続けると、都市の多くは将来的に移転を考えなければならなくなる。といっても、住民が地方や田舎にばらばらに引っこむとは考えにくい。むしろ、単純に標高の高い土地にごっそり移って、そこでふたたび密度の高い都市を作るのではないだろうか。豊かな都市はヴェネチアのように、海面上昇の問題を工学技術で解決しようとするかもしれない。貧しい都市はハリケーン後のニューオーリンズのように、単純に近隣の都市に分散するかもしれない。いずれにしても、人びとはやはり都市に住み続けるだろう。

石油の終焉が都市生活の終焉になるとも考えにくい。ここ数年、都市が「グリーン都市宣言」をするようになったのは、文字通りに樹木が青々と茂る都市になったからではない。たしかに空気の質は格段によくなったし公園整備の予算も増えたが、依然としてコンクリート・ジャングルであることには変わりがない。都市が環境保護に貢献するという意識を前面に打ち出すようになったからだ。都市住民のエネルギー・フットプリントは、その他の居住形態をしている人のそれよりはるかに小さい。資本主義者が一、二世紀前に学んだこと、つまり、都市に住むことにはあらゆる不快さを上回る利益がある、ということを環境保護主義者は学びつつある。都市生活者は家の暖房と冷房にそれほどお金をかけず、子どもをあまり作らず、ごみを経済的にリサイクルし、そして何より通勤距離の短さと公共交通機関の充実のおかげで日々の移動にそれほどエネルギーを消費しない。その意味で「ニューヨークはアメリカでいちばん環境にやさしい都市で、世界でも有数のグリーン都市だ」と、「ザ・ニューヨーカー」誌のデイヴィッド・オーエンは述べる。「人類が環境にあたえてきたもっとも破壊的な損害は、化石燃料を無頓着に燃やし続けてきたことから生じた。その点、ニューヨーカーの暮らしは先史時代の暮らしとそれほど変わらない。平均的なマンハッタン住民のガソリン消費傾向は、フォード・モデルTがアメリカ国民の自家用車の標準となった一九二〇年代以降のアメリカ全体のガソリン消費傾向とはまったく異なる。マンハッタン住民の八十二パーセントは仕事場に公共交通機関か自転車か徒歩で行く。その割合はアメリカ人全体の十倍、ロサンゼルス郡の住民の八倍だ。ニューヨーク市を仮に〈州〉とみなしたとき、その人口はアメリカで十二番目にあたるだろうが、一人あたりのエネルギー消費は五十一番目になる」。つまり、再生不能なエネルギー資源の枯渇という危機が高まるほど、都市化の傾向は加速する。

誤解しないでほしいのだが、都市化が進めば地球温暖化や化石燃料の供給減の問題は自然に解決すると言っているのではない。どちらの問題もそのまま放置すればかならず悲惨な結果をもたらすのだから、その対策には一刻も早く取り組むべきだ。ただ、その対策のひとつとして、人びとを都市に住まわせることが有効かもしれないと言いたいのだ。良くも悪くも、温暖化した惑星はやはり都市惑星になるのではないかと。

だからといって、都市化の流れは必然的だと断定するつもりもない。潜在的な脅威がやってくるとすれば、おそらく別のところから来るのだろう。私たちの都市への依存を阻むような脅威としてまっ先に考えられるのは、二百年前にコレラ菌がそうしたように、都市の過密化を利用して人類に危害をあたえるような脅威だ。

自爆テロ

9・11テロの直後、識者たちはテロリストが使った手法の皮肉さを口々に論じた。いわく、テロリストが用いた武器は石器時代と変わらぬ道具、ナイフであり、そのナイフ一本でアメリカが誇る最新のマシン、つまり四機のボーイング7シリーズのコントロール権を手に入れ、そのマシンを作ったアメリカに向けてアメリカの技術を使って攻撃した……。たしかに旅客機は攻撃の道具にされたし、旅客機の最新技術が大量殺戮を可能にしたのは事実だが、テロリストは同時に、百十階建てのビルに二万五千もの人間をつめこむ技術をもうまく利用したと言えないだろうか。それが証拠に、五階建てのペンタゴンに突っこんだ旅客機はペンタゴン建物内の七十九人しか殺せなかった。ジェット燃料の熱と時速四百マイルの衝撃は致死的な武器であったが、高層ビルの床が一階だけ抜けることで解き放たれる潜在的なエネルギーの補充がなければ、あれほどの惨事は引き起こせなかっただろう。

9・11攻撃は結局のところ、十九世紀末に高層ビルが誕生して以来、私たちが享受してきた「過密空間テクノロジー」の比類なき進歩を利用したものだということになる。一八五四年のソーホーには一エーカーあたり四百人が暮らしていて、そこはロンドン一の人口過密地帯だった。ニューヨークのツインタワーもおよそ一エーカーの土地の上に建っていたが、平日はその上で五万人が働いていた。これだけの人間を一か所に集めることがどれだけの利益や生産性を生むのかについては書き出せばきりがないので割愛するが、ひとつだけ言えることは、短時間で大量殺戮をもくろむ輩《やから》にとっても生産性の高いターゲットとなったということだ。ここを狙うのに、軍の出動など必要としない。必要なのは二つのビルを破壊する兵器だけ。それだけで、アメリカがベトナム戦争の十年で失った兵士の数に匹敵する死者が計上できる。

人口集中は非対称戦争の議論でしばしば見過ごされがちなキーポイントだ。技術の進歩のおかげで軍のような大きな組織でなくても大量破壊兵器が手に入れやすくなった、というだけでは話半分で、もう半分には、ターゲットにされる側が密集して暮らすようになったからこそ、そうした兵器を使われたときの被害が大きくなっているという側面がある。ジョン・スノーの時代に飛行機をハイジャックして、地上にいる数百人の市民を殺そうと思ったところで、そんな場所は簡単には見つけられないだろうが、今日なら数千人を一度に殺せるターゲット都市は地球上にごまんとある。もし、テロリストがバックについた非対称戦争が人類の直面する唯一の脅威だとするなら、種としてのヒトは郊外に分散して棲息し、都市を空っぽにしておくほうがいいことになる。さて、私たちは都市から離れることを選ぶだろうか？(6)　おそらく私たちは都市に残って、ヴィクトリア時代のロンドン子が数年おきに街の人口をごっそり減らす疫病の脅威に慣れっこになっていたように、テロの脅威が一定の予測可能性として存在することに順応して生きていくか、あるいは、ジョン・スノーに倣《なら》ってその脅威を取り除く確実な方法を探すだろう。

ただし、順応しろと言われてもできそうもない脅威もある。それは二十一世紀の都市が直面するもっとも厄介な脅威のひとつ、冷戦時代の置き土産、核兵器だ。核兵器による地球最後の日のシナリオは腐るほどある。たとえばメガトン水素爆弾――これは「スーツケース爆弾」にするには大きすぎるが、今日の二十五メガトンの最新兵器よりはずっと小さい――をブロード・ストリート・ポンプの位置していたところで爆発させたなら、ハイドパークの西側の端からウォータールー橋までの域内は丸ごと雲散霧消する。平日の攻撃なら、一瞬にしてイギリス政府を根絶させられる。国会議事堂もダウニング街も放射能の灰と化す。観光名所のバッキンガム宮殿もビッグベンもウェストミンスター寺院もこの世から消える。爆心地の西側のチェルシーやケンジントン、東側のシティでは、九十八パーセントの人が亡くなるだろう。さらに数マイル外側のカムデン・タウンやノッティング・ヒル、イーストエンドあたりでも半数の人が死に、大半の建物が外観を維持できないほどの損傷を受ける。たまたま爆発を直視してしまった者は生涯、視力を失う。生き残ったとしても放射線宿酔《しゅくすい》となり、いっそ死んだほうがよかったと恨むほどの苦痛をかかえることになる。グラウンド・ゼロをきれいに整地しなおしたとしても、その後何十年も、放射性降下物による癌や遺伝子欠損という深い後遺症が長く残る。

二次的な被害も忘れてはならない。イギリス政府とシティの金融センターの消滅は、世界中の政治経済を大混乱に陥れる。被爆地は数十年間、人が住めない状態となる。そしてニューヨーカーもパリジャンも、東京人も香港人も、自分の居住地が完全に変質したことを知る。数の多さは安全の保証ではなく恐怖の保証なのだと。都市を見る目も変わるだろう。数百万の潜在的な犠牲者が簡単に壊せる高層ビル内に都合よく積み重なっている、テロリストにとって恰好の標的ではないかと。このような攻撃が一度くらいなら、都市化の流れはすぐには妨げられないかもしれない。広島と長崎の体験が、東京が世界最大の都市になるのを妨げなかったように。しかし、何度も経験すれば流れは確実に変わる。大都市中心部が核攻撃のターゲットになるとなれば、人類史上、例のない大量脱出《エクソダス》がはじまるかもしれない。

考えたくないシナリオではあるが、このシナリオの恐さは、世界史という舞台の端役でしかない人物が引き起こしてしまうかもしれない点にある。無名の人物がある日、核兵器を仕込んだスポーツ・ユーティリティー・ビークル（ＳＵＶ）を運転してソーホーに乗りこみ、スイッチを押すだけでできてしまう。これと同等の被害をあたえる威力のある核兵器は、私たちが知っているかぎりでも世界に二万個あるという。六十億以上の人間がいるこの惑星で、過密都市のど真ん中にこうした兵器を運ぶことをいとわない無名の人物は無数にいる。こうした無名の人物と余っている核兵器とが出会うのは時間の問題ではないだろうか？

核兵器を仕込んだＳＵＶを運転する人を、従来のデタント時代の核兵器政策の理論で思いとどまらせることはできない。相互確証破壊は抑止力にならないのだ。というより、結果的に相互確証破壊が確実に起きる。ゲーム理論で困るのは、合理的な利己主義をもたないプレーヤーの存在だ。そして、核抑止理論においてもおなじような例外が存在する。核爆弾がいったん爆発すれば、第二の防衛線はない。ワクチンも隔離政策もこの最悪のシナリオには対抗手段とならない。地図は作られるだろうが、灰と化した場所、放射性降下物が注ぐ地域、大量の死者を地図にしたところで、この脅威を理解するには役に立たないだろう。スノーの地図がコレラの謎の理解を助けたようにはいかない。単なる悲劇の範囲の記録に終わるだろう。

新興感染症

人口過密の差し迫った危険は、爆発寸前にまで大きくなっている。恐怖の報酬は、二十一世紀の通貨でますます値上がりしているようだ。このことは、場合によっては「感染性が高くなっている」と言い換えることもできる。ウイルスや細菌が恐ろしいのは、それ自体が「繁殖」という生物の基本原則以外の特別な目的をもっていない点にある。大都市の持続可能性を疑うとき、そのシナリオに「自己複製する有機体」を思い浮かべる人は少なくない。宿主が密集している環境は、ウイルスや細菌にとっては子孫を指数関数的に増やしうる環境となる。モンタナ州に住む十人にエボラ・ウイルスを感染させたとすると、最初の被害者がいつ病院に行くかにもよるだろうが、結果的に百人くらいを殺せるかもしれない。だが、マンハッタンのダウンタウンに住む十人にエボラ・ウイルスをうつせば、百万人か、あるいはもっと殺すことができる。歴史的に見て、爆弾は攻撃対象となる人口が増えるにつれて威力を高めてきたが、その上り坂はあくまで直線だ。疫病の場合、致死率は指数関数的に上昇する。

二〇〇四年九月、タイの衛生当局[7]は養鶏業者にインフルエンザの予防接種をするという施策に乗り出した。欧米でなら毎年冬が近づくたびに、お年寄りや子どもを中心におこなわれている一般的な予防注射だ。この措置は世界中の医療専門家がタイ政府に何か月にもわたって要求していたものだ。ずいぶんお節介な話である。一般的なインフルエンザ・ワクチンは、A型とB型のインフルエンザにしか効力を発揮しない。ちなみにA型またはB型のインフルエンザにかかっても、一週間仕事を休む程度ですむ。抵抗力の弱いお年寄りや小さな子どもが犠牲になることはあっても、ふつうの人がこのインフルエンザで死ぬことはまずない。このウイルスが地球規模の大流行病《パンデミック》になる可能性はきわめて小さく、だからこそこれまでは、欧米の公衆衛生官たちは地球の裏側の養鶏業者が予防接種を受けているかどうかなど、気にも留めてこなかった。世界の公衆衛生官たちが心配しているのはH5N1型、通称「鳥インフルエンザ」のほうだが、こちらは一般的なヒト・インフルエンザの予防接種をしていてもまったく役に立たない。世界中のエリート役人たちがなぜ、アジアの一国にそんなふつうの予防注射を求める圧力をかけてきたのだろうか？　心配なのは鳥インフルエンザのはずなのに、なぜ鳥インフルエンザに効かないワクチンを押しつけているのだろう？

こうした問いの答えを考えてみると、私たちがどれだけブロード・ストリートの時代から進歩したかがわかる。私たちは病原体の感染経路を知っただけでなく、細菌やウイルスに指示をあたえている遺伝子コードをも理解するようになった。と同時に私たちは、スノーとホワイトヘッドがロンドンの街路で直面していた問題がまだ私たちを悩ませ続けていること、しかもそれが一都市の規模ではなく地球規模で起きようとしていることを思い知らされる。こんどの敵は百五十年前とはちがうし、ある意味、より危険でもある。一方で、私たちが使えるようになった道具や手段は、スノーたちが駆使した統計知識や聞きこみ調査からはるかに高度になった。それでもなお、こうした脅威と向き合うにはスノーとホワイトヘッドがブロード・ストリートの謎を解くのに使った思考法と取り組み法が基本になる。

過去十年間で地球上に拡散した鳥インフルエンザについてはいろいろな人がいろいろなことを言って騒いでいるが、ここでひとつの事実を確認しておきたい。それは、私たちが知るかぎり、世界中をパニックに陥れるであろうウイルスのほうはまだ存在しないという事実だ。たしかに鳥インフルエンザのH5N1は危険だ。人間がこれに感染すると七十五パーセントの確率で死にいたる。だが、このウイルスがパンデミックを引き起こすおそれはいまのところない。ヒトからヒトへと直接感染する力をもっていないからだ。ニワトリやアヒルのあいだではものすごい勢いで広まるし、たまにヒトが鳥からうつされることはある。だが感染の連鎖はそこで止まる。地球上の大多数の人間は生きた鳥と直接接触しないのだから、H5N1は地球規模の伝染病にはならない。

それならなぜ、ロンドンやワシントンやローマの公衆衛生官たちがタイの養鶏業者のことを心配する必要があるのだろう？　そもそも、世界のエリート役人たちがなぜ、鳥インフルエンザのことを心配しているのだろう？　それは、変異と刷新という点で微生物は並外れた才覚をもっているからだ。世界が恐れているのは、Ｈ５Ｎ１の一個体がヒトからヒトへの感染を可能にする形に変異してしまうことだ。その新型ウイルスは、世界中で一億人の命を奪った一九一八年のインフルエンザ・パンデミックに匹敵するパンデミックを解き放つだろう。

この新しい能力は突然変異で生まれるかもしれない。Ｈ５Ｎ１のＤＮＡがランダムに変異するうち、勝率一兆分の一の遺伝子のくじを引き当てる個体が出てくるかもしれないということだ。勝率は低くても、何兆個ものＨ５Ｎ１ウイルスが浮遊している世界でなら、くじを引き当てるウイルスが一個体くらい出てきたって不思議はない。しかし、それよりもありがちなシナリオは、Ｈ５Ｎ１がヒトからヒトへの感染に必要な遺伝子コードを他の有機体から直接借りてくることだ。このプロセスは専門用語で遺伝子形質転換《トランスジェニック・シフト》という。多細胞生物の世界とは異なり、単細胞生物の細菌やウイルスの世界では遺伝子の伝達は親から子への「垂直降下」一辺倒に制御されていない。ウイルスは他のウイルスとよろこんで遺伝子を交換する。茶色の髪の女性が一年間、赤毛の同僚と肩を並べて仕事をしていて、ある日、目が覚めたら赤毛になっていたという状況を想像してみるといい。赤毛の遺伝子がある日、オフィスの空間を飛び越えて新しい体に入りこみ、翌日からはそこでその遺伝子の指示を下すのだ。遺伝子のはたらきといえば真核生物の垂直降下しか思いつかない私たちにとって、遺伝子が水平方向にスワップするという概念は少々理解しにくいかもしれないが、細菌やウイルスなど原核生物の世界では日常的に起きていることだ。

従来のヒト・インフルエンザは、あたりまえだがすでにヒトからヒトへ直接乗り移ることのできる遺伝子情報をもっている。H5N1はヒト・インフルエンザ・ウイルスとよく似ているので、そこからほんの少し情報をかっぱらってくれば、ヒトからヒトへの感染の新しい能力を獲得することができる。ランダムに起こる突然変異でくじを引き当てるのを待つよりずっと手っ取り早い。

だからこそ、世界中がとつぜんタイの養鶏業者にインフルエンザ予防接種を求めるようになった。H5N1をできるかぎりヒト・インフルエンザ・ウイルスから遠ざけておこうというのである。二種類のウイルスが単一の宿主内で出会えば、新しい能力を獲得したH5N1が出現する可能性が一気に高まる。一九一八年に世界中を吹き荒れたインフルエンザと同等の感染力と、その数倍の致死作用をもつウイルスがいったん誕生すれば、そのウイルスは人類が一九一八年よりずっと密集して住むようになった地球で爆発的に繁栄するだろう。

遺伝子形質転換の恐ろしさがどんなものかを理解するには、ブロード・ストリート大疫病の話を思い出すだけでいい。一九九六年、ハーヴァード大学のジョン・メカラノスとマシュー・Ｋ・ウォルドーという二人の科学者が、コレラ菌の残忍な性質の起源について驚くような発見をした。コレラ菌が人体を攻撃する主要な要素は二つある。まず、ＴＣＰ線毛というものがコレラ菌を小腸内で指数関数的に増殖させる。そして、コレラ毒素というものが宿主の急速な脱水症状を引き起こす。メカラノスとウォルドーは、コレラ毒素の遺伝子が別の有機体由来のものだということを発見した。ＣＴＸファージというウイルスだ[8]。遺伝子形質転換を通じてＣＴＸファージから遺伝子をもらわなければ、コレラ菌は私たちの「病原体」にはならなかったのだ。コレラ菌は別の種の遺伝子情報を借りてきたことで殺し屋に変身した。ファージと細菌のあいだでおこなわれた取り引きは、二種類の有機体が遺伝子レベルで共同して、ともに繁殖利益を追求する「共進化」の典型的な例といえる。ＣＴＸファージ・ウイルスはコレラ菌の中で増殖することを許してもらったお返しに、コレラ菌に別の宿主に感染できる確率を高めるような贈り物をしたのだ。信じられないかもしれないが、コレラ菌はもともと殺し屋ではなかった。ＣＴＸファージがそう切り替えてしまったのだ。

さて、これでＨ５Ｎ１とヒト・インフルエンザの遺伝子が出会うことを恐れる理由はわかってもらえたと思う。一方、私たちは恐れると同時に安心もする。こうした異種感染を予測できるまでに科学は進歩したのだということを実感するからだ。ジョン・スノーが十九世紀半ばにコレラが飲料水媒介型の疫病であることに気づいたとき、彼は、探している病原体が小さすぎて目で見て確認することができないという空間的な知覚能力の限界を回避して、科学と統計学を駆使することにした。つまり、生き残った人と死んだ人のパターンを分析することで、原因を間接的に見つけた。さいわいなことに、現在の私たちは空間的な知覚能力の問題を克服した。顕微鏡をとおして細菌の世界を見ることなどお手のものだし、倍率をどんどん上げていけばＤＮＡの鎖はもちろん、分子と分子をつないでいる原子までちらりと見ることができる。そしていま、私たちは別の能力の限界にぶつかっている。空間ではなく時間の問題だ。私たちはスノーが使ったのとおなじ方法論を用いて、こんどは目に見えない敵ではなく、まだ存在しないために見えない敵を探そうとしている。タイでの予防接種は近い将来に向けての一種の先制攻撃だ。Ｈ５Ｎ１がヒトからヒトへの感染力をいつ獲得するのか、それはだれにもわからない。それにこれはあくまで理論上の可能性であって、そのような能力をこのウイルスが獲得することは永遠にないかもしれない。しかし、その出現にそなえて準備をしておくのは正しい。もしそのようなウイルス株が出現したら、その被害範囲は井戸水ポンプの柄を外して制圧できるほどの規模ではすまないだろうから。

　これがタイの養鶏業者にワクチン接種をする理由、トルコで渡り鳥の集団死が起きているというニュースが地球の反対側のロサンゼルスを震え上がらせる理由だ。ブロード・ストリートのときに役立ったパターン認識と地元の知識と感染地図の作成だけではどうにもならないという理由、公衆衛生機関が国家の枠組みを超えてお節介をやく理由でもある。もしH5N1がA型インフルエンザからドンぴしゃりの遺伝子を手に入れたら、都市の人口過密とジェット機旅行による人間の大量移動を通じて、疫病の炎が世界有数の大都市をなめつくすことになるかもしれない。数か月のうちに百万単位の人が死ぬかもしれない。一九一八年とおなじようなパンデミックが起きるのは必至だと考える専門家は多い。さて、大都市で一億人の死者が出れば、この地球の都市化への流れを逆行させるのに十分だろうか？　これも、一度きりならそれほど影響はないかもしれない。毎年冬になるたびに新しいパンデミックがハリケーンのように出現して暴れまわるというのなら別だが。しかし、9・11がすべてのニューヨーカーにあたえた長引く心の傷――この街にとどまるのはまだ安全なのだろうかという不安――を考えると、どうだろう。あのときは、ほとんどの人がとどまることを選んだし、その後もニューヨークの人口は途上国からの移民のおかげであいかわらず増えているけれど。

もし仮に、二〇〇一年の九月に、崩壊する高層ビルで二千五百人が死んだのではなく、インフルエンザで五十万人のニューヨーカーが死んでいたとしたらどうだっただろう。死者の数だけからしても市の人口はがくんと減るだろうし、まだ感染していない人はどんどん郊外に逃げ出すだろう。私も妻も、子育てをするなら都会がいちばんだと信じているが、万一、二か月ほどで五十万人のニューヨーカーが死ぬようなことがあれば別のところに引っ越すと思う。多少の未練を感じながらも、数年たって事態が収まったらここに戻るという希望をもちながらも、私たちはやはりニューヨークから逃げ出すだろう。

ゲノム防衛

細菌ないしウイルスは、進化により出現したものであれ遺伝子組み換えで人工的に作られたものであれ、この都市惑星に破滅をもたらしうる潜在的な脅威だ。だが、希望がないわけではない。たしかにここ数十年は、DNAベースの微生物が人類の大部分を死に追いやるような疫病を解き放ってしまう脅威の「窓」が開いている。しかし、十年後か五十年後かわからないが、ともかくある時点でその「窓」は閉まるはずだ。この種の脅威はいずれ封じこめられる。将来、その新興感染症は現在の小児麻痺や天然痘、水痘のような存在となるだろう。

もしこのシナリオが現実に起きたら、パンデミックの脅威を打ち負かすのは別の種類の地図となる。それは生存者と死者を示す街路図ではなく、鳥インフルエンザの感染分布図でもなく、二重らせんに包まれたヌクレオチドの地図になるだろう。私たちは過去十年にあらゆる生き物の遺伝子構成を分析する能力を獲得したが、それでもまだゲノム革命の入り口にたどり着いたばかりだ。遺伝子が生き物をどのように形作るのかについてはかなり理解してきたが、その理解を応用するまでには、とりわけ医療に応用するところまでにはいたっていない。あと十年か二十年すれば、新しく出現した病原体の遺伝子構成を分析し、コンピュータモデルを駆使してそれに対抗しうるワクチンや抗ウイルス薬をほんの数日で開発することができるかもしれない。そのころには問題の中心は薬の作り方ではなく、大量生産の方法と運搬の方法に移っているはずだ。疫病の拡散を止めるのに十分な量の薬をどう作り、どう届けるのか。そのときにはまったく新しい種類のインフラが必要となるだろう。十九世紀のロンドンでバザルジェットが整備した下水道の二十一世紀版のようなものが。たとえば、疫病が発生したら即座に何百万というワクチンを製造できるような工場を各都市にあらかじめ設営しておくとか。途上国に高水準の公衆衛生研究所を作ることも必要だろう。もちろん先進国も、とくにアメリカは、現在の公衆衛生対策を見直してもっと水準を上げていかなければならない。そのころには私たちは新興感染症の脅威に対抗しうる手段を手にしているはずで、あとはそれを賢く配備できるかどうかにかかっているだろう。

二十世紀の対ウイルス戦争は、微生物の進化を人類がおなじスピードで追いかけながら対処してきたようなものだ。ダーウィン版「軍拡競争」と言えるかもしれない。

前年に流行したインフルエンザのウイルスのサンプルを採取し、それをもとにワクチンを作って一般市民に免疫をつけさせる。ウイルスがその免疫を回避するよう進化したら、こちらもそれに対抗しうる新しいワクチンを作る、というように。ところがここへ来て、ゲノム革命のおかげで私たちの防衛力は進化よりも早く対処できるようになりつつある。前年の流行に基づいて作る当座しのぎのワクチンであとを追いかけるだけでなく、将来の変異を見越して先手を打ったり、地球上でもっとも活動的になっているウイルスとそれによって予測される脅威を特定したりできるようになりつつあるのだ。

生命の設計図にたいする私たちの理解は指数関数的なスピードで進んでいる。もちろんその背景には、ムーアの法則と呼ばれる計算処理能力の指数関数的な向上があるのだが。ともかく、有機体の設計図の解読はどんどん容易になってきた。A型インフルエンザ・ウイルスの遺伝子はたった八個だが、遺伝子形質転換で驚くほど多様な変異を生むことができる。とはいえ、変異の可能性はしょせん有限で、二〇二五年ごろの数理モデル化能力にはかなわないだろう。いま現在、私たちは微生物とおなじ速度で動いている。ウイルスは私たちの敵であると同時に防衛手段の製造元でもある。しかし、迅速な分子解析と早期試作化（プロトタイピング）が可能な時代に入ると、対処法はがらりと変わる。微生物による感染症の理解の複雑性はすでに、微生物そのものの複雑性より速く進んでいる。遅かれ早かれ微生物のほうが追いつけなくなる。

それでもおそらくこの軍拡競争は、純粋に比喩表現に落ち着くほど楽観はできない。インフルエンザ・ウイルスはゲノム科学のテクノロジーに対抗できるほど複雑にはなれないかもしれないが、そのゲノム科学のテクノロジーがウイルスを「兵器化」するのに使われたらどうなるか？　遺伝子工学はいずれ進化に勝つだろうが、ウイルスそのものが遺伝子工学の産物だとしたら、話はまったくちがってくるのでは？　最新テクノロジーがますます小集団の手に渡りやすくなっていることを考えると、非対称戦争に生物兵器が出現するのは時間の問題では？　自爆テロリストが手製爆弾ひとつでアメリカ軍を人質にとってしまえるこの時代に、彼らが兵器化したウイルスを手にしたらどうなるのか？

自爆テロについていえば、生物兵器にはワクチンで対抗できるが爆発物へのワクチンはないという点が決定的なちがいだろう。DNAベースのものなら、ばら撒かれたあとにある程度「中和」することは可能だ。早期発見、地図化、隔離、早急なワクチン接種、抗ウイルス剤など、数々の対処法が考えられる。ところが爆発物は、いったん爆発したらそれを中和することはできない。したがって自爆テロは、おそらく予定どおりに文明の一部を自身もろとも壊すことができる。ところがDNAベースの兵器はそうはいかない。生物兵器を開発しようとするテロリスト一人につき、その対処法を開発しようとする研究者は千人いるのだから。どこかのならず者が実験室で感染性

有機体を開発して世の中にばら撒くというシナリオは完全にありうるし、そうなれば
パンデミックが起きて数千人から数百万人が死ぬことは少なくとも想像できる——と
くに今後十年以内に、つまり防御技術が完成する前にそうした攻撃を受けた場合には。
だが、いずれ防御技術は完成し、私たちは生物兵器戦争に勝てるだろう。世界の国民
国家が生物兵器の製造禁止を遵守するかぎり、そうした兵器の開発に投入される資源
は遺伝学の研究に投入される資源を上回ることはないからだ。生物テロは将来的にあ
りうるだろうし、それは起きてしまえば人類の戦争史においてもっとも憎むべき種類
のものとなるだろう。が、しかし、それが都市惑星への長期的な傾向を崩すとは思え
ない。防御ワクチンその他の科学研究を引き続き推進し、また生物兵器研究を禁止す
る約束を国際社会が守るかぎりは。

　ここでも、スノーの地図の遺産が防御に必須のものとなる。生物テロで厄介なのは、
感染性病原体という兵器がばら撒かれたかどうか、こちらは数週間たたないと気づく
ことができない点だ。意図的に計画された疫病がいざ発生したときの最大のリスクは、
その時点でまだワクチンができていないということよりも、疫病発生に気づいた時点
ですでにワクチンでは止められないほどに病気が広がっていることのほうだ。この新
しい課題に向き合うとき、ジョン・スノーの地図の二十一世紀バージョンが何より求
められる。都市という有機体の新陳代謝ともいえる生存者と死者の日々の変化や、病

状の進行や回復の動向を、目に見えるパターンに置き換えることだ。生物テロへの防御手段がどれだけ豊富にあろうとも、それを適用するにはまず、攻撃の状況と被害の状況を目で見て理解する必要がある。ゲノム・シーケンサーから抗ウイルス剤の大量生産まで、スノーが生きていれば目を丸くするようなあらゆるテクノロジーを動員する前に、だれでも瞬時に理解できるテクノロジー、すなわち地図を使うことになるのだ。ただし、こんどの地図は一軒一軒聞きこみをして集めたデータを手描きするようなものではない。都会に脅威が潜んでいないか空気を嗅いでまわる探知機の精巧なネットワークや、異常な症状を示す患者をすぐに病院が報告するシステム、汚染の徴候をスキャンする公共水道施設などの情報をもとに描く地図だ。ウィリアム・ファーがイギリスの死者を週ごとに集計しようと思いついたときからおよそ二世紀、彼が開拓した手法は彼自身の想定を超える正確さと範囲のレベルにまで進化した。目の前のペトリ皿の中で微生物が泳いでいるのを見ることすらかなわなかったヴィクトリア時代から、いまではラスヴェガスで怪しい分子が浮かんでいれば、数時間以内にアトランタにある疾病対策センターが対応に乗り出すまでになった。

核の脅威についてはこんなふうに楽観はできない。インフルエンザ・ウイルスの脅威には、ウイルスそのものの研究、ヒトの免疫システムの研究、呼吸器の機能の研究などさまざまな分野から中和技術が生まれると予想できるのだが、核爆発を中和する方法を研究している人はだれもいない。というより、核爆発を中和するのは不可能だから研究対象にしようという人がいないのだろう。探知方法については少し進歩した。すべての核装置は放射能信号を発しているのでセンサーで追跡できる。だが、探知するだけでは防御にはならない[9]。これは生物テロの場合でも、新興ウイルスを探知する能力だけあってもその感染を食い止める能力がなければ防御にならないのとおなじ理屈だ。放射能中毒症をある程度中和する薬の研究は一部で進められているので、大都市で核爆発が起きてもその薬があれば、周辺区域の数百万の命は助けられるのかもしれない。とはいえ、そもそも核爆発が起きた時点で爆心地では数百万以上の命が地上から消えている。

危険性という点だけで考えれば、今後数十年に起こりうる脅威として疫病も核爆発も等しいといえる。都会の人口過密とジェット機旅行のために新興ウイルスが世界中に広がるのはずっと容易になったし、ソビエト連邦の崩壊と技術の進歩のおかげで放射能物質を入手するのも核爆弾を作るのも容易になった。私がこの本を書いているこの瞬間にも、イランの核開発をめぐって世界中がぴりぴりしている。だが脅威を中和する能力に着目すると、両者には大きな差がある。ウイルスを無害にする能力は指数関数的に高まっているが、核爆発のダメージをもとに戻す能力は存在しない——いつか技術的に可能になるかもしれないという希望のかけらさえない。

ある意味、核問題は私たちにはけっして克服することのできないものなのかもしれない。究極的には、ならず者国家やテロリスト集団がどれだけの頻度でこの兵器に手を伸ばすのかというところにかかっているのだろう。ひょっとすると、都会での核爆発は百年に一度くらいの頻度で起こることは避けられないのかもしれない。核爆発が一世紀に一度起き、数百万人が死に、地球全体が恐怖にふるえ、それからゆっくりもとに戻る……このくらいのペースなら、その大惨事がいかに悲惨でも都市の長期的な持続可能性はおそらく保たれる。だが、非対称戦争の情勢がこのまま続けば、[10]そして自爆テロリストが十年ごとにスーツケース核爆弾を爆発させるようなら、そのときはこのかぎりでない。

迷信ではなく科学を

ということで、地球が都市惑星になるという流れはけっして不可逆的なものではないことがわかってもらえただろう。人間をそもそも都市に向かわせてきた規模と近接性という動機《インセンティブ》が、都市化を鈍化させる要素になるかもしれない。ならず者が仕掛けるウイルスや兵器が、いつなんどき都市空間をふたたび大量死と恐怖の場に引き戻すかもしれないのだ。だが、スノーとホワイトヘッドが百五十年前に基礎を作ってくれた大都市生活モデルをこのまま維持するつもりなら、最低でもこれから述べる二点を肝に銘じる必要がある。一点目は、個人の姿勢としても公共政策としても科学の知見を取り入れることだ。とりわけ、スノーが死んだ数年後にはじまったダーウィン革命の流れをくむ分野、すなわち遺伝学や進化学、環境学などの科学を認めなければならない。スノーの時代の安全が、公衆衛生問題への科学的手法を合理的に採用することにかかっていたように、私たちの時代の安全は、ウイルスや細菌が今後数十年に起こすであろう進化経路を予測できるかどうかにかかっている。迷信は、いまも昔も真実を見えなくさせる脅威であるだけでなく、人びとの安全をおびやかす脅威でもある。

二点目は、ブロード・ストリート大疫病を通じて発達した安全な水の供給、排泄物の除去と再利用、疫病発生の探知と地図化などの公衆衛生対策を、先進国にも途上国にも徹底させることだ。十九世紀のコレラ禍は、産業と交通のグローバル化がかつてないほど進んだために表面化した負の部分だった——南アジアの風土病が世界中の都市で暴れまわるようになったのだから。あれからさらに都市が巨大化し、ジェット機旅行があたりまえになった現在、グローバル化はますます強度と密度を高めている。

昨今の状況をかんがみると、この二点についてはどうも逆行しているように思えてならない。アメリカでは、インテリジェント・デザインという「理論」が、法廷や公開討論会にまで入りこんでダーウィン科学を否定しにかかっている。またこの国は、すでに保有している核兵器を廃絶するよりも、新しい核兵器計画に多くの時間と予算を使おうとしている。一方で国民一人あたりの公衆衛生予算を減らしている。世界に目を転じれば、いま私がこの本を書いている瞬間にも、ここ十年なかった大規模なコレラの発生により、アンゴラの人びとが苦しんでいる[11]。

　こんなニュースを見聞きして暗い気持ちになったときには、むかしむかしロンドンのあるところに、無口な医者と世話好きな副牧師がいた、という話を思い出そう。そのころ、コレラは人の手には負えない天罰のような疫病で、世の中は迷信に支配されていた。でも、最後に勝ったのは理性の力だった。ポンプの柄は取り外された。地図は作られた。瘴気《しょうき》説は消えた。下水道は建設された。飲料水はきれいになった。この物語は、私たちに勇気と希望をあたえてくれる。今日、私たちが直面している脅威がどれほど深刻であろうと、その脅威の下に横たわる原則に気づきさえすれば、迷信ではなく科学の声に耳を傾けるようにすれば、真実が隠れているかもしれない異なる意見に道を開くようにすれば、解決策はかならず見つかる。私たちはなにも、資本主義と人類の傲慢さがやがてガイアの怒りを呼び起こすというような、「この世の終わり」の危機に立ち向かおうというわけではない。私たちはこれまでも、さまざまな危機に直面してきた。問題は、今後もそうした危機がやってきたときに大量の命を犠牲にすることなく対応できるかどうかだ。さあ、ぼやぼやしてはいられない。

著者注

本書はロンドンで一八五四年九月に起きた事件の歴史叙述で、当時の証人による文献や当局が実施した丹念な調査報告書など、現存する多くの資料をもとに作り上げた。文中に出てくる引用文および直接話法の箇所はすべてそうした資料から引用したもので、名称や時期があいまいなものについてはその旨を文中または巻末の注に付記しておいた。私が採用した唯一の文学的慣習は、叙述のここかしこに登場人物の頭の中の考えを織りこんだことだ。どの考えも、当時の疫病流行中やその後において彼らの頭の中にあったであろうことは歴史的に明白であり、私は単に、その考えが彼らの頭にいつ浮かんだのかについて学識に基づく推測をしたにすぎない。

謝辞

本書執筆中のいつだったかある時点で、私はこの本を二十年近くも前から書く準備をしていたことに気がついた。そのころ私は大学生で、文化が疫病にどう反応していたかについて論文を書いていた。その後、大学院に進学してからはヴィクトリア時代の社会を舞台にした大都市小説に夢中になった。とりわけ、当時のロンドンにおける抗しがたい体験を代弁しようとする者ならだれもが取り組んでいた、想像力による挑戦に魅了されていた。大学院時代の恩師や友人、ロバート・スコールズ、ニール・ラザラス、フランコ・モレッティ、スティーヴン・マルカス、故エドワード・サイードの各氏が私をブロード・ストリートに導いてくださったことに、まずはお礼を言わなくてはならない。

原稿を読んで助言や修正をしてくださったカール・ジンマー、ポール・ミラー、ハワード・ブロディ、ナイジェル・パネート、ピーター・ヴィンテン‐ヨハンセン、トム・コッホ各氏のおかげで、本書の内容はすばらしく向上した。専門分野についてコメントをくださった、あるいは私の質問に答えてくださった学者の方々、シャーウィン・ヌーランド、スティーヴン・ピンカー、ラルフ・フレリックス、ジョン・メカラノス、サリー・パテル、スチュワート・ブランド各氏にも感謝したい。ふたたび私の調査助手を務めてくれたイヴァン・アスクウィスと、ロンドンの街角から図書館から最後の最後まで情報を送ってくれたラッセル・デイヴィスの両氏にもずいぶんと助けられた。何か間違いがあるとすれば、それはすべて私の責任である。

調査の資料集めに際しては、ハーヴァード大学、マサチューセッツ工科大学、ニューヨーク大学の各図書館およびニューヨーク公立図書館が大いに役立った。とりわけロンドンの、医学の歴史と知識の宝庫であるウェルカム図書館と大英図書館、その分室であるコリンデールの新聞閲覧室に負うところは大きい。「ワイヤード」と「ディスカヴァー」各誌の編集者、スティーヴ・ペトラネクとデイヴ・グローガン、クリス・アンダーソン、テッド・グリンウォルド、クリス・ベイカー、マーク・ロビンソン、ロブ・レヴィン各氏は、最後の章で述べたいくつかのテーマについて過去数年間にわたり、考えるヒントときっかけをあたえてくれた。ロンドンがすばらしい場所であることを教えてくれた友人や、そもそも都市についての本を書こうという気にさせてくれた友人、ヒュー・ワレンダー、リチャード・ロジャース、ラシー・ロジャース、ルー・ロジャース、ブライアン・イーノ、ヘレン・コンフォード、ステファン・マクグラスにも感謝している。

版元リヴァーヘッド・ブックスにおいては、キム・マーサー、マシュー・ヴェンゾン、ジュリア・フリースカカーの広報チームに大いなる支援を受けた。この本を書いている最中に起きた『ダメなものは、タメになる』のメディア旋風を生き延びられたのは、彼らのおかげである。同時に百万ものスレッドを掌握してくれたラリッサ・ドーリー、ありがとう。編集者ショーン・マクドナルドは大胆不敵にも、私の本を続けて二冊担当するという難業をこなしてくれた。そしてエージェントのリディア・ウィルズ――彼女への感謝を書き出したら感傷的な言葉が山ほど出てきそうなので、ここではあえて書かないことにする。

そしていつものように、私の謝辞の最初と最後は妻のアレクサに捧げたい。彼女は私のいちばん身近な読者であり、クレイとローワン、五日前に生まれたばかりのディーンの三人の息子の母親である。

二〇〇六年七月　ブルックリンにて

付録　推薦図書

ジョン・スノーの人生と業績を理解するのに不可欠な参考資料が二つある。まずは、UCLAの疫学教授ラルフ・フレリックスが維持管理しているスノーにかんする網羅的なウェブ・アーカイヴだ。このサイト（http://www.ph.ucla.edu/epi/snow.html）には、当時の各種地図の複製からブロード・ストリート大疫病についてのマルチメディア・ツアー、スノーの文献の完全なデジタル・コレクションが収められている。もうひとつは、ミシガン州立大学のピーター・ヴィンテン‐ヨハンセンら学際的科学者集団が著した *Cholera, Chloroform, and the Science of Medicine* だ。後者はスノーの伝記であり、また、彼が生きていた時代の知的風景を精査したものでもある。私自身、本書を書くにあたってこの二つの資料は大いに役立った。ジョン・スノーについて詳しく知りたい人はぜひ参照してみてほしい。

地図そのものや、情報デザイナーとしてのスノーの遺産に関心のある読者には、エドワード・タフティの著述がいまのところ最善だろう。ただし、一九八三年の著書

The Visual Display of Quantitative Information には、著者自身がのちに認めた誤りがある。*Visual Explanations* には、ブロード・ストリート大疫病についての詳細な説明が載っている（そして、最初の本では複写を重ねた地図を載せていたが、この本ではスノーの地図の再現に成功した）。トム・コッホ著 *Cartographies of Disease* では、疫学の地図という特異な伝統におけるスノーの位置づけが包括的に眺められている。

ヴィクトリア時代のロンドンを描いた文献は無数にあるが、労働者階級の説明としてはやはりヘンリー・メイヒュー著 *London Labour and the London Poor* が最高で、それに匹敵するのがエンゲルス著 *The Condition of the English Working Class in England*（『イギリスにおける労働者階級の状態』新日本出版社、二〇〇〇年）のロンドンの章である。現代の書籍では、ライザ・ピカード著 *Victorian London*、ロイ・ポーター著 *London: A Social History*、ピーター・アクロイド著 *London: The Biography* がお薦めだ。都市の未来については、スチュワート・ブランドのエッセイ City Planet およびリチャード・ロジャース著 *Cities for a Small Planet*（『都市、この小さな惑星の』鹿島出版会、二〇〇二年）がある。都市化の心理的文化的影響については、レイモンド・ウィリアムズの傑作 *The Country and the City*（『田舎と都会』晶文社、一九八五年）の叙述がすばらしい。スティーヴン・ハリデイ著 *The Great Stink of London* には、ロンドン下水道システムを造ったジョセフ・バザルジェットの驚異に満ちた話が出ている。現代の廃棄物処理についてはウィリアム・ラッチェとカレン・マーフィー著 *Rubbish! The Archaeology of Garbage* がためになる。紅茶やコーヒー、蒸留酒など飲料の文化史に関心がある人には、トム・スタンデージ著 *A History of the World in Six Glasses*（『世界を変えた6つの飲み物』インターシフト／合同出版、二〇〇七年）を紹介しておく。

微生物の世界については、リン・マルグリスとドリオン・セーガン著 *Microcosmos*（『ミクロコスモス』東京化学同人、一九八九年）が洞察に満ちている。カール・ジンマー著 *Parasite Rex*（『パラサイト・レックス』光文社、二〇〇一年）も顕微鏡下の世界の旅を楽しませてくれる。現代の公衆衛生インフラの失敗を知るには、ローリー・ギャレット著 *Betrayal of Trust*（『崩壊の予兆』河出書房新社、二〇〇三年）がお薦めだ。

ブロード・ストリート大疫病の話は多くの書籍の中で触れられているものの、たいていは事実から歪められている。多くはスノーが大疫病の最中に地図を作ったことになっていたり、ブロード・ストリートを調査中に飲料水媒介説に気づいたということになっていたりする。ヘンリー・ホワイトヘッドについては完全に無視されていることが多い。そのため、この大疫病についてもっとも信頼性の高い情報源はやはり、本人たち自身ということになる。先に紹介したUCLAのウェブサイトではオンライン上にて、またミシガン州立大学が主催するジョン・スノー・アーカイヴでも、本人たちが著した文献を参照することが可能である。

訳者あとがき

十九世紀半ばのヴィクトリア時代。感染症の原因が微生物だという概念がまだなかったころ、インドの風土病だったコレラがグローバル化した交易網に乗ってやってきて、世界最大の大都会に成長していたロンドンの水源に入りこんだ。そう、このころのコレラは原因も治療法もわからない致死的な新興感染症だったのだ。本書は、なかでも集中的に甚大な被害をもたらした一八五四年晩夏のブロード・ストリートのコレラ禍について、あらゆる角度からの検証を試みた作品である。

まずは、ひとつ前のページにある著者の文章を読み直してみよう。「ブロード・ストリート大疫病の話は多くの書籍の中で触れられているものの、たいていは事実から歪められている。多くはスノーが大疫病の最中に地図を作ったことになっていたり、ブロード・ストリートを調査中に飲料水媒介説に気づいたということになっていたりする。ヘンリー・ホワイトヘッドについては完全に無視されていることが多い」

たしかにイギリスではジョン・スノーは歴史上の有名人で、ポンプの柄を外して多くの人の命を救った英雄ということになっている。死者の数をマークするという統計的手法の地図を作ったことから「疫学の父」とも呼ばれている。でも、ほんとうにそんな単純な話だったのだろうか？ ブロード・ストリート大疫病は実際にはどういうできごとだったのか？ なぜこの時代だったのか？ なぜロンドンだったのか？ なぜ麻酔医のスノーが飲料水に注目したのか？ なぜ当局は汚水が飲料水の水源に流れこむような機構を作ってしまったのか？ なぜ当時の偉い人たちがみな、たったひとつの迷信にとりつかれてしまったのか？ こうした疑問に、著者のスティーヴン・ジョンソンは歴史的文献だけでなく、科学の最新知見をふんだんに駆使して取り組んだ。

ここで著者の紹介をしておこう。スティーヴン・ジョンソンは、ニューヨークのブルックリン在住の著述家。「ニューヨーク・タイムズ・マガジン」「ディスカヴァー」「ワイヤード」など多数の雑誌に寄稿している人気コラムニストだ。取り上げるテーマはサイエンス、ソフトウェア、ポップカルチャー、メディアと多岐にわたるが、ある分野の現象を他の分野の現象に結びつけて意外性を喚起し、読者に知的な刺激をあたえるというスタイルに定評がある。彼は「アウトサイド・イン」というニューヨークのコミュニティ・ウェブサイトの創始者でもある。

書籍では本書以前に、*Interface Culture*（未邦訳）、*Emergence*（『創発』ソフトバンククリエイティブ、二〇〇四年）、*Mind Wide Open*（『マインド・ワイド・オープン』ソフトバンククリエイティブ、二〇〇四年）、*Everything Bad is Good for You*（『ダメなものは、タメになる』翔泳社、二〇〇六年）の四作が出ており、五作目の *The Ghost Map* が本書『感染地図』である。

スティーヴン・ジョンソンの以前の著作も読んだことのある読者の方は、今回の『感染地図』に作風の変化を感じたにちがいない。これまでずっと科学思想のエッセイだったのに、今回は物語仕立ての作品になっているからだ。これについては、アメリカのポートランドにある書店パウエルズが二〇〇六年十二月におこなったインタビュー（http://www.powells.com/interviews/stevenjohnson.html）に、ちょっとしたエピソードが語られている。

インタビューによるとジョンソンは、この本を最初は物語で枠組みを作った思想の本にするつもりでいたらしい。ところが実際に書きはじめると、物語を書くことの楽しさにどんどんのめりこんでいった。「ストーリーもの」は、読む側だけでなく書く側にとっても楽しいということに気がついたというのだ。人気作家である彼は、次回の六作目もすでに執筆の契約を済ませている。契約時には六作目をとくにストーリーものにするつもりはなかったそうだが、この本を書いてみて、もう以前の書き方に戻したいとは思わなくなった。そこで次回作も、当初の構想を少しいじって物語風の作品にしようと取り組んでいるという。

病原論から社会文化論、都市論にいたるさまざまな思想を織りこんだ「ブロード・ストリート物語」になった本書は、二〇〇六年十月にアメリカで発売されるや全米各紙に取り上げられ、絶賛された。

「五作目のノンフィクションでジョンソンは、〝街角の知〟の一種である昔ながらの語り部の才能という新しい要素を、日々の暮らしの科学を多元的、多面的に検証するという彼の本来のスタイルに加えた」――ロサンゼルス・タイムズ書評。

「スティーヴン・ジョンソンは歴史を、色鮮やかに、感動的に、身近な問題として描いてくれた。中心となるのは医学の謎解き、いまの言葉でいうなら疫学の探偵物語だ……だが、それだけにはとどまらない……この本は微生物の世界の経済学と社会生態学を語る話であり……ディケンズ時代のロンドンを語る話であり……公衆衛生の概念の誕生とその初政策の失敗を語る話でもある」――シアトル・タイムズ書評。

「これは単なる偉大な医学探偵の話ではない。理性と証拠が迷信と通説に大勝利した話であり、ジョンソンはそのことを克明に、熱く語ってくれた」――シカゴ・トリビューン書評。

そしてこの本は、全米科学アカデミーの二〇〇七年度コミュニケーション賞書籍部門にノミネートされ、最終選考まで残ったものの惜しくも受賞をのがした。

ところで、エピローグの最後に書かれている「(昨今の) アメリカでは、インテリジェント・デザインという『理論』が、法廷や公開討論会にまで入りこんでダーウィン科学を否定しにかかっている」という一文について、私が理解している範囲で補足説明をしてみたい。日本のみなさんの多くは、アメリカは伝統や迷信のくびきのない科学的で合理主義的な国だというイメージをもっていることと思う。ところが、昨今のアメリカでは科学に背を向けた宗教原理主義的な傾向が強まっているのだ。

インテリジェント・デザインというのは、すべての生き物の進化は「知的な存在が設計している」という説である。神や宗教という言葉こそ使っていないが、この「知的な存在」がキリスト教の神であることは間違いない。にわかには信じがたいのだが、アメリカの一部地域ではこの説を重んじるあまり、学校の生物の授業でダーウィンの進化論を教えないところまで出てきているという。この傾向を欧米のジャーナリストや科学者の多くが憂慮しており、かのリチャード・ドーキンスが『神は妄想である――宗教との決別』(早川書房、二〇〇七年) を著したのもそのことと無関係ではない。

地球上の生物の多様性と進化の複雑さを突然変異と親から子への遺伝子の垂直伝達だけで説明するのは、たしかに無理があると私もときどき感じる。突然変異プラス何かがあるはずなのだが、それが何なのかはまだわからない。分子生物学の研究最前線では、その何かはトランスポゾンのふるまいに関係するものではないかという仮説が出てきているようだが、もちろんそうではないかもしれない。ただ、いずれにしても、その何かが特定の宗教の神だとは思えない。理解や知覚の限界を超えたものを「神の計画」という考え方で押し切ろうとするのは、百五十年前の瘴気《しょうき》論者と変わりない。

ブロード・ストリートでコレラの大発生が起きたのは一八五四年。そしてダーウィンが『種の起源』を発表するのが一八五九年。この時期は人類が科学という「道具」を使うようになる歴史の転換点だった。その後の百五十年で、私たちは安全な水が飲めるようになり、安全な外科手術が受けられるようになり、天然痘をほぼ根絶した。日本では二〇〇六年に変異型のノロウイルスが大流行したが、嘔吐物の適切な処理という新しい公衆衛生策がいち早く認知されたおかげで、それ以上の感染爆発を免れることができた。科学の進歩は確実に私たちの健康をよくしてくれている。

先ほども述べたように、スティーヴン・ジョンソンはすでに次回作の執筆に取り組んでいる。つぎはどんな物語を読ませてくれるのか、どんな科学のうんちくを披露してくれるのか、私も読者の一人としていまから楽しみにしている。

二〇〇七年十月

文庫版　訳者あとがき

ジョン・スノーは、生きているあいだは麻酔医だったが、後世に「疫学《えきがく》の父」と呼ばれるようになった。さて、「疫学」とはどんな学問だろうか。『広辞苑』第六版の説明には、「疾病・事故・健康状態について、地域・職域などの多数集団を対象とし、その原因や発生条件を統計的に明らかにする学問。疫病の流行様態を研究する学問として発足」とある。広辞苑には引き続き、法律用語としての「疫学的証明」の説明がつぎのように書かれている。「因果法則が確立していない場合に、疫学の方法を用いて二つの事柄の蓋然《がいぜん》的関係を明らかにすること。公害に関する裁判で活用」。もうひとつ、似ているようで似ていない「病理学」という学問がある。こちらの広辞苑の説明は、「疾病を分類・記載し、その性状を究め、病因および成り立ち方を研究する学問」とある。

一八八三年にロベルト・コッホがコレラ菌を発見したのは病理学で、それより三十年前にジョン・スノーが蓋然性の高い伝播経路を突き止めたのが疫学だ。疫学の手法を使えば、何か悪いことが流行しているとき、その真の原因を知らなくても流行を止めたり、事前に予防したりできるのである。

ただし、私たち一般人やメディアは無邪気にも、真の原因を知りたがる。原因不明の発熱や痛みを訴える患者がどれだけ多く発生してもニュースには取り上げられないが、ごく少数でも原因のはっきりした「デング熱」が確認されれば日本全国で大ニュースとなる。そのため、疫学者の仕事はなかなか表に出てこない。伝播経路を予測し流行を断ち切るのが疫学者の仕事なら、彼らにとって最大の成功は皮肉にも、ニュースにならないこととなる。

著者のスティーヴン・ジョンソンは、肩書としては科学ジャーナリストと紹介されることが多いようだが、本人は自分のことを“modern thinker”と名乗っている。私なりの解釈を加えて日本語に訳せば、「現代社会を科学的に読み解く思想家」だ。そんな彼が二〇〇六年に著した *The Ghost Map* つまりこの『感染地図』を訳したとき、私は歴史小説風の物語的な書き方に、ジョンソンはこれまでと作風を変えたようだと単行本の訳者あとがきに書いた。

いま思うと、十年前の私は少し考えが浅かったようだ。この本はたしかにスノーとホワイトヘッドを中心とした「ブロード・ストリート物語」になっていて、ジョンソン自身もそんな物語風の書き方を楽しんではいただろうが、著作のベースにあったのは、まぎれもなく「現代社会を科学的に読み解く思想」だ。

先ほども述べたように、疫学は当初、疫病の流行様態を研究する学問としてはじまった。だが疫学で用いられる手法は、現在ならデータサイエンスやデータマイニングと呼ばれる。ビッグデータという用語が一般に使われるようになるのは二〇一〇年代に入ってからなので、本書にはビッグデータという言葉こそ出てこないが、ジョンソンがその概念をこの本の主要なテーマに据えていたのは間違いない。ジョン・スノーは彼一人の力で疫学の父になったわけではない。もちろん、スノーとホワイトヘッドが丹念に集めたデータは重要だったが、その前に、ロンドン戸籍本署長官のウィリアム・ファーが一八四〇年代から記録をつけていた死亡週報という大規模なデータが存在していたことを忘れてはならない。

細菌の存在がまだ知られておらず、人々の嗅覚と信仰心だけで伝染病を理解しようとしていた時代に、ジョン・スノーはそうしたノイズを排してデータから浮かび上がるものだけをすくい上げた。これは二十一世紀の現在なら、人工知能（ＡＩ）が得意とする分野だ。

では、ＡＩが人類の歴史書を書いたらどんな本になるだろうか、というテーマでジョンソンが二〇一五年に発表したのが *How We Got to Now* だ。日本語版は、『世界をつくった6つの革命の物語　新・人類進化史』（大田直子訳、朝日新聞出版、二〇一六年）

として刊行されている。なお、河出書房新社では著者名をスティーヴン・ジョンソンとしたが、朝日新聞出版ではスティーブン・ジョンソンとなっているので著者名で検索するときには注意してほしい。

人間が書く歴史書は、人間がどこをどう征服したかや、いかなる取り決め（法律や宗教）を制定したかに焦点をあてがちだ。だが、AIが歴史書を書いたなら、人類の暮らしを飛躍的に容易にしたイノベーションや、多分野への波及効果をもたらした発明に焦点をあてるだろう。そうした想定でジョンソンが書いた『世界をつくった6つの革命の物語』は、たいへんユニークな科学史本となっている。その後、アメリカで二〇一六年に刊行されたジョンソンの最新作 *Wonderland* の日本語版『世界を変えた6つの「気晴らし」の物語 新・人類進化史』の出版も決まっているそうである。

二〇一七年十月

of John Snow. New York: Oxford University Press, 2003.

White, G. L. "Epidemiologic Adventure: The Broad Street Pump." *South. Med. J.* 92 (1999): 961-62.

Whitehead, Henry. *The Cholera in Berwick Street*, 2nd ed. London: Hope & Co., 1854.

———. "The Broad Street Pump: An Episode in the Cholera Epidemic of 1854." *Macmillan's Magazine*, 1865: 113-22.

———. "The Influence of Impure Water on the Spread of Cholera." *Macmillan's Magazine*, 1866: 182-90.

Williams, Raymond. *The Country and the City*. New York: Oxford University Press, 1973.（『田舎と都会』晶文社、1985）

Zimmer, Carl. *Parasite Rex: Inside the Bizarre World of Nature's Most Dangerous Creatures*. New York: Free Press, 2000.（『パラサイト・レックス』光文社、2001）

Zinsser, Hans. *Rats, Lice, and History*. New York: Black Dog & Leventhal, 1996 (orig. pub. 1934)

Gazette 9 (1854c): 321-22.

———. "On the Communication of Cholera by Impure Thames Water." *Medical Times and Gazette* 9 (1854d): 365-66.

———. *On the Mode of Communication of Cholera*. 2nd ed. London: Churchill; 1855a.

———. "Further Remarks on the Mode of Communication of Cholera; Including Some Comments on the Recent Reports on Cholera by the General Board of Health." *Medical Times and Gazette* 11 (1855b): 31-35, 84-88.

———. "On the Supposed Influence of Offensive Trades on Mortality." *Lancet* 2 (1856): 95-97.

———. "On Continuous Molecular Changes, More Particularly in Their Relation to Epidemic Diseases." London: Churchill, 1853. In *Snow on Cholera*, ed. Wade Hampton Frost. New York: Hafner, 1965.

Snow, John, and Richard H. Ellis. *The Case Books of Dr. John Snow*. London: Wellcome Institute for the History of Medicine, 1994.

Snow, John, Wade Hampton Frost, and Benjamin Ward Richardson. *Snow on Cholera: Being a Reprint of Two Papers*. New York: The Commonwealth Fund, 1965,

Specter, Michael. "Nature' s Bioterrorist." *The New Yorker*, February 28, 2005: 50-62.

Standage, Tom. *A History of the World in Six Glasses*. New York: Holtzbrinck, 2005. (『世界を変えた6つの飲み物』インターシフト／合同出版、2007)

Stanwell-Smith, R. "The Making of an Epidemiologist." *Communicable Disease and Public Health*, 2002: 269-70.

Sullivan, John. "Surgery Before Anesthesia." *ASA Newsletter* 60.

Summers, Judith. *Soho: A History of London's Most Colourful Neighbourhood*. London: Bloomsbury, 1989.

Tufte, Edward R. *The Visual Display of Quantitative Information*. Cheshire, CT: Graphics Press, 1983.

———. *Envisioning Information*. Cheshire, CT: Graphics Press, 1990.

———. *Visual Explanations: Images and Quantities, Evidence and Narrative*. Cheshire, CT: Graphics Press, 1997.

United Kingdom General Board of Health. "Report of the Committee for Scientific Inquiries in Relation to the Cholera-Epidemic of 1854." London: HMSO, 1855.

Vandenbroucke, J. P. "Snow and the Broad Street Pump: A Rediscovery." *Lancet*, November 11, 2000, pp. 64-68.

Vandenbroucke, J. P., H. M. Eelkman Rooda, and H. Beukers. "Who Made John Snow a Hero?" *American Journal of Epidemiology* 133, no. 10 (1991): 967-73.

Vinten-Johansen, Peter, et al. *Cholera, Chloroform, and the Science of Medicine: A Life*

Owen, David. "Green Manhattan." *The New Yorker*, October 18, 2004.
Paneth, Nigel. "Assessing the Contributions of John Snow to Epidemiology: 150 Years After Removal of the Broad Street Pump Handle." *Epidemiology* 15 (2004): 514-16.
Picard, Liza. *Victorian London: The Life of a City, 1840-1870*. New York: St. Martin's, 2006.
Porter, Roy. *London: A Social History*. Cambridge: Harvard University Press, 1995.
Rathje, William L., and Cullen Murphy. *Rubbish! The Archaeology of Garbage*. Tucson: University of Arizona Press, 2001.
Rawnsley, Hardwicke D. *Henry Whitehead. 1825-1896: A Memorial Sketch*. Glasgow, 1898.
Richardson, Benjamin W. "The Life of John Snow." In John Snow, *On Chloroform and Other Anaesthetics*, ed. B. W. Richardson. London, 1858.
Ridley, Matt. *Genome: The Autobiography of a Species in 23 Chapters*. New York: Harper Collins, 1999.（『ゲノムが語る23の物語』紀伊國屋書店、2000）
Rogers, Richard. *Cities for a Small Planet*. Boulder, CO: Westview, 1998.（『都市、この小さな惑星の』鹿島出版会、2002）
Rosenberg, Charles E. *The Cholera Years: The United States in 1832, 1849, and 1866*. Chicago: University of Chicago Press, 1987.
———. *Explaining Epidemics and Other Studies in the History of Medicine*. New York: Cambridge University Press, 1992.
Royet, Jean-P., et al. "fMRI of Emotional Responses to Odors: Influence of Hedonic Valence and Judgment, Handedness, and Gender." *Neuroimage* 20 (2003): 713-28.
Schonfeld, Erick. "Segway Creator Unveils His Next Act." *Business* 2.0, February 16, 2006.
Sedgwick, W. T. *Principles of Sanitary Science and the Public Health with Special Reference to the Causation and Prevention of Infectious Diseases*. New York, 1902.
Shephard, David A. E. *John Snow: Anaesthetist to a Queen and Epidemiologist to a Nation: A Biography*. Cornwall, Prince Edward Island: York Point, 1995.
Smith, George Davey. "Commentary: Behind the Broad Street Pump: Aetiology, Epidemiology and Prevention of Cholera in Mid-19th Century Britain." *International Journal of Epidemiology* 31 (2002): 920-32.
Snow, John. "The Principles on Which the Treatment of Cholera Should Be Based." *Medical Times and Gazette* 8 (1854a): 180-82.
———. "Communication of Cholera by Thames Water." *Medical Times and Gazette* 9 (1854b): 247-48.
———. "The Cholera Near Golden-square, and at Deptford." *Medical Times and*

Hohenberg, Paul M., and Lynn Hollen Lees. *The Making of Urban Europe, 1000-1994*. Cambridge, MA: Harvard University Press, 1995.

Iberall, Arthur S. "A Physics for Studies of Civilization." *Self-Organizing Systems: The Emergence of Order*, ed. F. Eugene Yates. New York and London: Plenum Press, 1987.

Jacobs, Jane. *The Economy of Cities*. New York: Random House, 1969.

———. *The Death and Life of Great American Cities*. New York: Vintage, 1992.（『アメリカ大都市の死と生』鹿島出版会、1977）

———. *The Nature of Economies*. New York: Modern Library, 2000.（『経済の本質』日本経済新聞社、2001）

Kelly, John. *The Great Mortality: An Intimate History of the Black Death, the Most Devastating Plague of All Time*. New York: Harper Collins, 2005.

Koch, Tom. *Cartographies of Disease: Maps, Mapping, and Medicine*. Redlands, CA: ESRI Press, 2005.

Kostof, Spiro. *The City Shaped: Urban Patterns and Meanings Through History*. Boston: Little, Brown, 1991.

Lilienfeld, A. M., and D. E. Lilienfeld. "John Snow, the Broad Street Pump and Modern Epidemiology." *International Journal of Epidemiology*, 1984.

Lilienfeld, D. E. "John Snow: The First Hired Gun?" *American Journal of Epidemiology* 152（2000）: 4-9.

McLeod, K. S. "Our Sense of Snow: The Myth of John Snow in Medical Geography." *Social Science in Medicine* 50（2000）: 923-35.

McNeill, William Hardy. *Plagues and Peoples*. New York: Anchor Press, 1976.

Marcus, Steven. *Engels, Manchester, and the Working Class*. New York: Norton, 1985.

Margulis, Lynn, with Dorion Sagan. *Microcosmos: Four Billion Years of Evolution from Our Microbial Ancestors*. Berkeley: University of California Press, 1997.（『ミクロコスモス』東京化学同人、1989）

Mayhew, Henry. *London Labour and the London Poor*. New York: Penguin, 1985.

Mekalanos, J. J., E. J. Rubin, and M. K. Waldor. "Cholera: Molecular Basis for Emergence and Pathogenesis." *FEMS Immunol. Med. Microbiol.* 18（1997）: 241-48.

Mumford, Lewis. *The City in History: Its Origins, Its Transformations and Its Prospects*. New York and London: Harcourt Brace Jovanovich, 1961.

Neuwirth, Robert. *Shadow Cities: A Billion Squatters, a New Urban World*. New York: Routledge, 2005.

Nightingale, Florence. *Notes on Nursing: What It Is, and What It Is Not*. Philadelphia: Lippincott, 1992.（『看護覚え書』邦訳多数）

De Landa, Manuel. *A Thousand Years of Nonlinear History*. New York: Zone, 1997.

Dickens, Charles. *Bleak House*. London: Penguin, 1996.（『荒涼館』ちくま文庫、1989）

———. *Our Mutual Friend*. New York: Penguin, 1997.（『我らが共通の友』ちくま文庫、1997）

Engels, Friedrich. *The Condition of the Working Class in England*. Palo Alto, CA: Stanford University Press, 1968.（『イギリスにおける労働者階級の状態』新日本出版社、2000）

Eyler, J. M., "The Changing Assessments of John Snow's and William Farr's Cholera Studies," *Sozial- und Präventivmedizin* 46 (2001), pp. 225-32.

Farr, William. "Report on the Cholera Epidemic of 1866 in England." In U.K. Parliament, Sessional Papers, 1867-1868, vol. 37.

Faruque, S. M., M. J. Albert, and J.J. Mekalanos. "Epidemiology, Genetics, and Ecology of Toxigenic *Vibrio cholerae*." *Microbiology and Molecular Biology Reviews* 62 (1998): 1301-14.

Faruque, Shah M., et al. "Self-Limiting Nature of Seasonal Cholera Epidemics: Role of Host-Mediated Amplification of Phage." *Proceedings of the National Academy of Science U.S.A.* 102 (2005): 6119-24.

Finer, S. E. *The Life and Times of Sir Edwin Chadwick*. New York: Barnes & Noble, 1970.

Garrett, Laurie. *The Coming Plague: Newly Emerging Diseases in a World out of Balance*. New York: Farrar, Straus & Giroux, 1994.（『カミング・プレイグ』河出書房新社、2000）

———. *Betrayal of Trust: The Collapse of Global Health*. New York: Oxford University Press, 2001.（『崩壊の予兆』河出書房新社、2003）

Gould, Stephen Jay. *Full House: The Spread of Excellence from Plato to Darwin*. New York: Harmony, 1996.（『フルハウス』ハヤカワ文庫、2003）

Halliday, Stephen. *The Great Stink of London: Sir Joseph Bazalgette and the Cleansing of the Victorian Metropolis*. Phoenix Mill, England: Sutton, 1999.

———. "William Farr: Campaigning Statistician." *Journal of Medical Biography* 8 (2000): 220-27.

Häse, C. C., and J. J. Mekalanos. "TcpP Protein Is a Positive Regulator of Virulence Gene Expression in *Vibrio cholerae*." *Proceedings of the National Academy of Science U.S.A.* 95 (1998): 730-34.

Hippocrates. *Hippocrates on Airs, Waters, and Places*. Translated by Emile Littré and Janus Cornarius and Johannes Antonides van der Linden and Francis Adams. London,1881.

書誌

Ackroyd, Peter. *London: The Biography*. New York: Anchor, 2000.

Barry, John M. *The Great Influenza: The Epic Story of the Deadliest Plague in History*. New York: Penguin, 2005.（『グレート・インフルエンザ』共同通信社、2005）

Benjamin, Walter. *Illuminations*. New York: Schocken, 1986.

Bingham, P., N. O.Verlander, and M. J. Cheal. "John Snow, William Farr and the 1849 Outbreak of Cholera That Affected London: A Reworking of the Data Highlights the Importance of the Water Supply." *Public Health* 118 (2004): 387-94.

Brand, Stewart. "City Planet." http://www.strategy-business.com/press/16635507/06109.

Brody, H., et al. "John Snow Revisited: Getting a Handle on the Broad Street Pump." *Pharos Alpha Omega Alpha Honor Med. Soc.* 62 (1999): 2-8.

Buechner, Jay S., Herbert Constantine, and Annie Gjelsvik. "John Snow and the Broad Street Pump: 150 Years of Epidemiology." *Medicine & Health Rhode Island* 87 (2004): 314-15.

Cadbury, Deborah. *Dreams of Iron and Steel: Seven Wonders of the Nineteenth Century, from the Building of the London Sewers to the Panama Canal*. New York: Fourth Estate, 2004.

Chadwick, Edwin. *Report on the Sanitary Condition of the Labouring Population of Great Britain: A Supplementary Report on the Results of a Special Inquiry into the Practice of Interment in Towns*. London, 1843.

The Challenge of Slums: Global Report on Human Settlements, 2003. Sterling, VA: Earthscan, 2003.

Cholera Inquiry Committee. *Report on the Cholera Outbreak in the Parish of St. James, Westminster, during the Autumn of 1854*. London, 1855.

Committee for Scientific Inquiries. *Report of the Committee for Scientific Inquiries in Relation to the Cholera-Epidemic of 1854*. London: HMSO, 1855.

Cooper, Edmund. "Report on an Enquiry and Examination into the State of the Drainage of the Houses Situate in That Part of the Parish of St. James, Westminster ..." September 22, 1854.

Creaton, Heather. *Victorian Diaries: The Daily Lives of Victorian Men and Women*. London: Mitchell Beazley, 2001.

トロールがむずかしいアフリカの基準に照らしても異常な速度で拡散していると、同団オペレーション・コーディネーターのステファン・ゲッゲバウアーは語る。同団はアンゴラに8か所の診療所を設営し、さらに診療所の数を増やす予定でいる」 "Angola Is Hit by Outbreak of Cholera," *New York Times*, April 20, 2006

む。結節町ネットワークはARPANET（アーパネット）やその子孫のシステムとは異なり、狙われた町以外は基本的に影響を受けないからだ。ツインタワーへの攻撃のようなものがあればもちろん多大な損害は生じるだろうが、ターゲットにされるような象徴的な結節はない。さらに、こうしたモデルの町に住む人は、田舎に住んでいるという気持ちにならない。歩道文化や濃密な空間から生まれるエネルギーや創造力は保たれる、いや、むしろ促進されるからだ。

(7) 二〇〇四年九月、タイの衛生当局は　"Asian Shots Are Proposed as Flu Fighter," New York Times, October 13, 2005.

(8) CTXファージというウイルスだ　Mekalanos et al., pp.241-48.

(9) だが、探知するだけでは防御にはならない　放射性物質の探知方法の最新技術と、それを核兵器テロから大都市を守るために用いる方法については、拙著小論 "Stopping Loose Nukes," *Wired*, November 2002 に詳しい。

(10) 非対称戦争の情勢がこのまま続けば　暗い未来を防ぐために私たちにできることは、地球上に現在備蓄されている核兵器を、廃絶とまでは言わないまでも削減することだ。アメリカだけで武器庫におよそ1万基の核兵器を保有している。この現状は、相互確証破壊が無意味な非対称戦争の時代には狂気としか言いようがない（もちろん冷戦もまた、別の理由で狂気ではあるが）。もし、核保有国すべてが備蓄核兵器の数を1国あたり10基に制限することに合意すれば、世界の核兵器は現在の2万基から100基未満になり、危険人物の手に渡るリスクを大幅に減らすことができる。それでも1億人を殺傷し、環境にはかり知れないダメージをあたえるだけの核は残ってしまうが、少なくとも大いなる前進となる。この難題を乗り越えるのは簡単なことではないが、人類にこの種のことを成し遂げる力があることは歴史が証明している。私たちは天然痘を自然界から根絶したではないか。裸眼で見えない微小なウイルス相手にそれを達成できたのだから、トラクター・トレーラーの大きさの核兵器相手にそれができないはずがない。ところが私たちは、理想論だけでテロを相手にはできない、もっと現実を直視ししなければならないと、さんざん聞かされてきた。直面する脅威に現実的に対応するには、選択的な戦争や独断的な盗聴も必要なのだ、と。しかし、戦争や盗聴の議論と、1万基の核兵器保有の議論はまったく別物である。核兵器維持に数十億ドル使うほうが幸せになる、それが全部爆発したら地球上の全生命は死に絶えるのだから、という主張のほうがよほど非現実的な理想主義ではないだろうか。私たち人類は、枕の下に銃を置いて寝ているようなものかもしれない。手の届くところに武器があることで安心していても、それはいつかは暴発するのだ。

(11) アンゴラの人びとが苦しんでいる　「国境なき医師団によると、アンゴラではここ10年で最悪のコレラ集団発生が起きていて、たった2か月で554人が死亡、12,052人が発症している。今回のコレラは、コレラが多く発生しコン

(5)「人類が環境にあたえてきたもっとも破壊的な」 Owen, p. 47. オーエンは、自分たち一家がマンハッタンからコネティカット州の田舎に引っ越したときのことをこう語っている。「私たちは移転とともに環境破壊に加担してしまった。ニューヨークにいたときの我が家の電力消費は年に4000キロワット時だったのに、いまでは2003年の1年間で3万キロワット時も使っている――この家にはエアコンもないというのに。私たちは引っ越す直前に1台の車を買い、引っ越して来るやもう1台買って、10年後に3台目を買った（田舎暮らしでは、車が2台ないとやっていけない。たとえば1台目の車を修理に出したとき、それを引き取りに行く足がないことになる。3台目の車はじつを言うと中年の危機にさしかかったときに衝動買いしたものだが、すぐにも生活必需品になった）。私も妻も自宅で仕事をしているが、年に3万マイルも車を走らせている。たいていは日常的な用事のために車を使う。というより、自宅でできる仕事以外のことをするためには車に乗らなければならないのだ。たとえばレンタルビデオを観ようとしたら、10マイル先のビデオショップまで行って借り出し、後日返却するという2往復に、ガソリンを2ガロンも使うことになる。ニューヨーク暮らしをしていたときは、アパートメントの周囲から漏れ出てくる熱のおかげで、自分たちの部屋を温める必要がなかった。いまでは我が家の真新しい省エネタイプの暖房炉が作る熱は、築200年の屋根から冬の星空に放散するのみである」

(6) さて、私たちは都市から離れることを選ぶだろうか？　この問題にたいする第3の道は、人口密度を保ちながら分散させるという中世時代の居住形態を採用することだろう。この形態はいまも北イタリアの丘上都市に見ることができる。有限の面積に人間をぎゅっとつめこんだ複数の高密度の「結節」が、ブドウ畑や農場といった広面積の低密度区域に分断されながら点々と連なるという形態だ。これはいわゆるエッジ・シティ構想とは異なる。中世の町は現代の都市中心部ほど過密ではないし経済的に多様でもないが、無秩序に拡大するということがなかった。たいていは町を取り囲む壁があり、それが成長の上限となったのだ。9・11テロ後の都市はこうした方向で築かれるかもしれない。人口5万〜10万が上限の「結節町」がぱらぱらと分布して、結節と結節のあいだは風致地区や自然保護区、スポーツ施設、気候が許せばブドウ畑など低密度の土地が広がる、というような。このモデルはオルムステッドが開拓した緑地都市計画の裏返し版と言えるだろう。巨大都市の真ん中をくりぬいてセントラル・パークを造るのではなく、都市の周囲に自然の空間を配置するのだ。中世時代に都市の住民を守ったのは城壁だったが、新モデルでは都市の周囲に広がる空地が住民を守ってくれる。現在人口200万の都市を、20の結節町に分けて住まわせることを想像してみよう。この形態であれば、たとえテロリストがある結節町に天然痘をもちこんだとしても、犠牲者は数百万ではなく数万です

ート・ストリートかチャンスリー・レーンかということよりも、行きつけのコーヒーハウスがグレーシアンかレインボウかということを尋ねるものだった。複数のコーヒーハウスの常連になっている人もいるが、どこを行きつけにするかはその人の関心によって決まった。たとえば商人なら、財界人の集まるコーヒーハウスと、バルト海、西インド諸島、東インド会社の海運業者が集まるコーヒーハウスを行き来した。関心の幅が広いことで有名なイギリス人科学者ロバート・フックは、本人の日記によると1670年代に約60軒ものロンドンのコーヒーハウスに通っていた。コーヒーハウスでは常連たちのあいだで噂やニュース、ゴシップなどが飛びかった。戦争勃発や国家元首の死去など重大ニュースが起きたときは、コーヒーハウスから別のコーヒーハウスへと飛んでいった」 Standage, p. 155.

(17)「ブロード・ストリートのコレラ大発生時」 Rawnsley, p. 76 にある引用文。

(18)「どんな職業においても最高の仕事」 Rawnsley, p. 206.

エピローグ

(1) たとえば出産に際してなんらかの　統計数字は「世界人口状況1966」から引用した。http://www.unfpa.org/swp/1996/ を参照のこと。

(2)「電気も燃料も食料も」 Toby Hemenway, "Cities, Peak Oil, and Sustainability." http://www.patternliteracy.com/urban2.html を参照のこと。

(3) 六十億を超えた世界人口で地球全体の　地球の自然環境を踏みにじる面積、いわゆるエコロジー・フットプリントは、当然のことながら人口の多い都市ほど大きい。たとえばロンドンの人口を持続的に維持するためのフットプリントは、イギリス連合王国全体ほどの大きさになる。こうした例を引き合いに出して都市化に反対する環境保護派が一部にいる。だが、人びとが問題視してきたのは、都市化そのものではなく、公害などを引き起こす工業化のほうだった。今日のロンドンのフットプリントがイギリス連合王国の面積ほどあるといっても、もしロンドンの現在の全住人が地方に散らばって住んだなら、その人口全体のフットプリントはイギリス連合王国の面積の何倍にも広がるだろう。人間は、公害対策に目を光らせているかぎり、都市に集まって暮らすほうが環境保護に貢献できることになる。国連の『地球環境展望』にはこのように書かれている。「都市のエコロジー・フットプリントは、その都市の住民1人あたりのフットプリントが地方住民のそれより小さいことを考えれば、ある程度まで容認できる。都市は人間を集めて、それ以外の土地を踏みにじることをなくし、インフラやサービスに規模と近接性の経済を提供する……地球全体への1人あたりの環境破壊を抑えながら多数の人口を支えることのできる都市には、持続可能な発展が期待できる」

(4)「早すぎる死にたいする果てしない戦い」 Jacobs 1969, pp. 447-8.

……ドクター・W・バッドは、小生がコレラの論文の初版を1849年に発表した数週間後に同様の主題による小論を発表いたし、その中で小生の見方を取り入れております。よってこの説の提案者は小生であることを改めてご認識くださるようお願いいたします」 *Lancet*, February 16, 1856, p. 184.

(6)「ドクター・スノーはなぜあのような」 *Lancet*, June 23, 1855, p. 635.

(7)「残念なるかな……」 Halliday 1999, p. 82 にある引用文。

(8)「ドクター・ジョン・スノー。六月十六日正午」 *Lancet*, June 26, 1858, p. 635.

(9)「複雑で厄介な仕事だった」 Halliday 1999, p.183 にある引用文。

(10) 死者の九十三パーセントは　イースト・ロンドン水道会社による集団感染については情報のほとんどを、Halliday 1999, pp. 137-43 から引き出した。

(11)「科学委員会の最終報告書は」 Parliamentary Papers, 1867-1868, vol. 37, pp. 79-82.

(12) シカゴ川の流れを変える土木事業　http://www.sewerhistory.org/chronos/new_amer_roots.htm を参照のこと。

(13) イスタンブールのスルタネイリ　Neuwirth, pp. 1-11.

(14) ジオセンティネルと呼ばれる組織は　http://www.istm.org/geosentinel/main.html を参照のこと。

(15)「町や郊外といった規模の地域には」 Jacobs 1969, pp. 146-47. 現在の経済学の流行語に「ロングテール」というのがある。オンライン・ビジネスはマス・マーケットの大ヒットを狙うのではなく、気まぐれな消費者を細く長い尻尾（ロングテール）のように狙うことができるというのだ。従来の経済学なら、ひとつのアルバムを100万枚売るのがいつもいいことだとされてきた。だがデジタル時代になると、1,000種類のアルバムをそれぞれ100枚ずつ売っても利益が出せる。都市情報マッピング・システムは、ロングテール理論にさらに興味深い結果を提供する。ウェブスペースで多岐にわたるニーズが満たされるようになると、そのニーズは現実空間にも求められるようになるので、ロングテール経済は郊外よりも都会に人を引き寄せる。たとえばあなたはスカンジナビアのドゥーワップ・グループの最新アルバムをダウンロードしたとしよう。そのとき地理は無関係だ。あなたがワイオミング州のど真ん中にいようがマンハッタンにいようが音楽は届く。しかし、あなたが他のスカンジナビアン・ドゥーワップ愛好家と集いたいと思ったときには、マンハッタンやロンドンに住んでいるほうが断然有利だ。ロングテールは私たちの志向を、大ヒット商品やスーパースターといった集中化から多様化へと分散させるが、やはり大都市へと向かわせる。

(16) 都市の昔からの典型的な風景に広場やコーヒーハウスが 「コーヒーハウスはロンドン子の憩いの場で、紳士と知り合いになったときには住まいがフリ

pp. 138-64.

(6)「デュフール・プレイス——住宅、九軒」 Whitehead 1854, p. 4.

(7)「夫と妻が数日のうちに」 Whitehead 1854, p. 6.

(8)「神の方法は平等で」 Whitehead 1854, p. 14.

(9)「この種の調査は別々に」 Cholera Inquiry Committee, p. v.

(10) どれほど飲料水媒介説を否定しようと　ホワイトヘッドはスノーの説への反応を1865年の回想録にこう書き記している。「はじめてその話を聞いたとき、私はこの医者に向かって、もっとしっかり調べればそれが間違いだと証明できると言った。たとえば、ブロード・ストリートの水をずっと飲みながら回復した者が数人いることが反証になる、と。私は自分がこの界隈の住人をよく知っていること、毎日何時間も住民と過ごしていることを理由に、必要な調査に乗り出すことにした。そして聞きこみを続けるうち、調査はどんどん精巧なものになっていった。ポンプの柄を取り外したことにたいする私の意見は、調査の最初と最後とではずいぶん変わってしまったことを白状しなければならない」 Whitehead 1865, p. 116.

(11) コレラを引き起こす何がしかの媒介物　Whitehead 1865, p. 116.

(12)「口では言いあらわせないほど」 Whitehead 1865, p. 121.

(13)「あなたも私もそんな未来には」 Rawnsley, p. 206.

(14)「肯定的証拠と否定的証拠の」 Cholera Inquiry Committee, p. 55.

(15)「限定された区域内で発生」 Committee for Scientific Inquiries, p. 51.

(16)「被害を受けた教区には」 Committee for Scientific Inquiries, p. 52.

(17)「大気圧」 Committee for Scientific Inquiries, p. iv.

(18)「その水には明らかに毒物が含まれて」 Committee for Scientific Inquiries, p. 52.

感染地図

(1) もしペストの墓穴から　Koch, pp. 106-8.

(2) 重要なのは地図作成の技法ではなく　Koch, pp. 75-101. Vinten - Johansen らの著書にもスノーの地図遺産について秀逸な解説が載った章がある。

(3) 空間だけでなく時間も　Koch, p. 100.

(4) 複写の複写の複写が教科書に　オリジナルの複製画が1911年のセジウィックの教科書に載っている。ブロード・ストリート・マップをめぐる複雑な歴史の研究については、Koch, pp. 129-53を参照のこと。

(5) スノーは、すかさず医学誌に投稿し 「拝啓——2日付ランセット誌にございましたJ・K・シャトルワース様の興味深い記事をようやく拝読いたしました。彼にはコレラの伝播にかんする小生の結論に敬意を表していただきましたが、この理論の提案者を誤ってドクター・W・バッドだと述べておりました

井戸を閉鎖せよ

(1) 教区役員会は簡単な話し合いのあと　このときのようすをスノー自身は口数少なく記している。「9月7日木曜の夜、セント・ジェームズ教区の役員たちに面会し、彼らに状況を説明した。私が語ったことを受けて、ポンプの柄は翌日に取り外された」。この最後の文章は、ジョン・スノー協会の会員たちが身につけるピンに刻まれている。 Snow 1855a

(2)「天候が好転したおかげで」 *Globe*, September 8, 1854, p. 3.

(3)「疫病の進行を食い止めるべく」 *Globe*, September 9, 1854, p. 3.

(4) こうしたことはポンプの柄を　ポンプの柄を取り外したという行為自体が疫病を終わらせたという俗説を作って世に広めた人物はおそらく、「ポンプの柄は取り外され、疫病は食い止められた。彼は勝ち誇ってそう宣言した」と書いた Richardson だろう。ブロード・ストリート物語の大衆版は基本的に Richardson のこの文章に沿っていて、私が調べたところほぼ半数が、スノーは犯人を突き止めて恐怖をただちに終わらせたという話になっている。

実際には、スノーはポンプの柄を取り外すことでポンプとコレラの関係を立証してみせたわけではなく、各家庭をまわって集めたデータの統計的分析をとおしてポンプとコレラの関係を立証したのだが。また、この界隈での水源は他にもあり、ブロード・ストリートのポンプは単にもっとも人気のある水源だったにすぎない。事実、他の水源の存在はスノーの主張に不可欠だった。ポンプの柄を取り外すことは、このコレラ禍の全体像にほとんど影響をあたえなかったといっても過言ではない。コレラの新規発症患者はポンプの柄が取り外される前にすでに減っていて、そのときには井戸水は危険ではなくなっていたと考えるのが妥当だ。ブロード・ストリート・コレラ禍の最終的な統計によれば、ポンプの柄を取り外すことはわずかな役割しか果たさなかった。死者の数の減り方がいちばん大きかったのは9月4日から5日にかけてで、2度目に大きな減少が見られたのは9月10日から12日にかけてである。死んだ時期ではなく発病した時期では9月3日の日曜が突出しており、その後は安定して横ばいだった。新規発病者の数は、12日になってようやく統計的標準レベルに戻った。コレラ菌を摂取してから最初の症状が出るまでの潜伏期間を24〜48時間とすると、ブロード・ストリートのポンプの閉鎖は、疫病の残り火を鎮火したかのように見える。火事になった建物が焼け落ちて地面で燃えさしになっているときに、消防隊がやってきたというような状況だ。疫病はスノーの介入で収束したとはいえ、それはいずれ収束する段階にあった。とはいえ、この章の最後にあるように、ポンプの柄を取り外していなければトマス・ルイスが新たなコレラ菌をばら撒くことになっていた可能性がある。

(5)「――当該地区の換気上の構造的特異性」 Committee for Scientific Inquiries,

くみを研究したことで、瘴気説が言うような気体の蒸散だけで特定の疫病が発生するはずはないと確信したのであろう。さらに砒素ロウソクの研究からも、特定の毒を吸いこんだ場合には、発熱など一般的な症状ではなくその毒による特定の影響があらわれることを知っていた。古い世代の医学者たちは気体拡散の法則を机上の空論と片づけてまともに取り合わなかったが、麻酔ガスを研究対象にしたスノーは気体の化学と物理学が実用的であることを見抜いたのだ。実用性を見抜いたからこそ、そうでなければ危険なガスを、手術を受ける患者に安全に正確に処方することができた」 Vinten-Johansen et al., p. 202.

(3)「不快な産業と呼ばれているものは」 Lilienfeld, p. 5.

(4) そう、消化器だ。 「コレラの病理を考えることは、病気が伝播する方法を暗示してくれる。発熱その他、体の全般的な不調からはじまるものであれば、その病気の毒が消化器から入ったのか肺から入ったのか、あるいは別のところから入ったのか経路はつかめないが、コレラについて私自身が観察したこと、また他者の文献から学んだことによれば、この病気は明らかに消化器への影響からはじまっている。この病気は体の全般的な不調といった症状を呈することはほとんどなく、そのため患者は自分が危険にさらされていると思わず、医者に助言を求めることもないまま病状を悪化させてしまう。ごく一部にめまいや失神、衰弱感が激しい下痢に先行する場合もあるが、こうした症状は大量に排出されてしまう粘膜の喪失による副次的なものであろう」 Snow 1855a, pp. 6-9.

(5) 痔の切除をする患者と抜歯をする患者に スノーの症例記録には、彼がその週に実施した医療活動が漏れなく記されている。「2日土曜。ブラックヒース近くのミスター・ダフィンズの診療所にて3歳の少女にクロロホルムを処方。その間にミスター・Dは患者の親指と中足骨を切断。4日月曜。ミスター・カートライトが歯を抜く婦人にクロロホルムを処方。6日水曜。エッジウェア・ロードのリンネル商、ミスター・ジェンナーにクロロホルムを処方。ミスター・サーモンはその間に患者の痔を糸で縛って切除。患者はそれまでの失血により顔色がひどく悪く、頻脈。クロロホルムによる失神も機能低下もなし。ハノーヴァー・スクエア16番地にてクロロホルムを処方。その間にミスター・A・ロジャーズが2本の歯を抜く。7日木曜。ミスター・エドワードのコヴェント・ガーデンの患者である紳士にキング・ストリートにてクロロホルムを処方。その間にミスター・パートリッジが痔の手術を執刀。悪心なし。8日金曜。ウィグモア・ストリート46番地にてクロロホルムを処方。ミスター・サーモンが痔瘻の手術を執刀。悪心なし」 Snow and Ellis, pp. 342-43.

(6) しかしもっともありそうなシナリオは このシナリオを提示してくれたハーヴァード大学のジョン・メカラノスに感謝する。

(7)「スノーをよく知る人はみな」 Richardson, p. xix.

(8) セント・バーソロミュー病院は *Lancet*, September 16, 1854, p. 244.

(9)「テムズ川はいまや巨大な汚水溜めに」 Halliday 1999, p. 35.
(10)「悪疫の孤島に一歩足を踏み入れるや」 "A Visit to the Cholera Districts of Bermondsey," London *Morning Chronicle*, September 24, 1849
(11)「コレラはどこから来て」 London *Times*, September 13, 1854, p. 6.
(12)「腐った酵母」「観察された現象を含んでいない」 London *Times*, September 13, 1849, p. 6.
(13)「看護の第一原則」 Florence Nightingale, *Notes on Nursing* (New York: Dover, 1969), p. 12.
(14)「もし、空気検査計で毎朝」 Nightingale, p. 17.
(15)「地下の下水道にこもる蒸気」 Mayhew, p. 152.
(16)「医学を正しく研究したいと思う者は」 Hippocrates, p. 4.
(17)「世界各地で、現時点の空気が」 Whitehead 1854, p. 13.
(18) 二〇〇三年の脳画像研究により　Royet et al., pp. 724-26.
(19) 下水狩りたちが六十歳を過ぎても　Koch は当時の瘴気説を弁護する統計と地図製作の研究について、たとえばファーの高度と疫病の相関研究などを詳しく調べている。Koch によると、そうした研究の大半は、たとえ間違った仮説を支持するものであっても、内面的には十分な一貫性があるという。「瘴気説は間違っていたが、その主張に使われていた逆相関は正しかった。アクランドやファーが関連性の意味を取り違えたのは、研究者の過ちでもなければ彼らが作成した地図のせいでもない。病気の原因にたいする考え方と、都市にたいする認識、疾病研究用に集めたデータの前提条件が異なっていたからだ。科学と知見がかぎられていた時代に科学者を責めてもしかたがない」Koch, p. 126.
(20)「穏やかな天候なのに」 Vinten-Johansen et al., p. 174 にある引用文。

証拠固め

(1) スノーはファーのリストから　ここのところは歴史の記録でいまひとつはっきりしない箇所である。スノーのブロード・ストリート聞きこみ調査は2段階に分かれている。疫病大流行の最中におこなった短期調査と、疫病が収まって数週間後に開始した長期調査である。後期の調査には地域の外科医や内科医から聞き出した間接情報も含まれている。ライオン醸造所と救貧院の情報は実際には後期の調査で明らかになったものかもしれないのだが、従業員数やポンプからの距離の短さを考えると、疫病の最中に訪問している可能性が高い。彼自身の文献には、「ポンプの近くのブロード・ストリートには醸造所があるが、ここの従業員でコレラで死んだという者は記録されていないため、私は経営者のハギンズ両氏を訪ねた」としか書かれていない。この文章は9月2日直後の戸籍本署の死亡週報を手に入れたときの説明の中に出てくる。
(2) ある意味、彼は全生涯を　「おそらく彼は、麻酔ガスを吸ってその性質とし

(5)「一八四一年から四六年の報告書によると」 メイヒューはこのテーマにたいし、当時としてはかなり先進的な言葉を使って哲学論を展開している。「さて、自然界ではすべてが循環している。永続的に変わりながらも、かならずもとの場所に戻るのである。我らの体は絶えず分解し、再組成していて、呼吸という行為もまた分解の一種なのだ。動物は植物を食べて生きているが、動物の排泄物は植物の食べ物となっている。我らの肺から出る炭酸は、我らが吸いこむと毒になるが植物にとっては必須の栄養ガスである。すべての創造物はすばらしく経済的にできており、高等生物の生命維持に不向きなものは下等生物の体力と精力のもとになるよう定められてきた。我らが汚物を排泄することは、下等生物への栄養を提供することに等しい。植物は自然界の死肉漁りであるだけでなく、自然界の浄化役を果たしている。植物は地球上の汚物を片づけ、大気を消毒し、高等生物が呼吸できる環境に整えてくれる。植物が存在しなければ、動物も存在することはできない。植物は、そもそも人間と獣の居住地である地球に適応しただけでなく、今日にいたるまで我らが住める環境を維持してくれている。つまり、植物は我らの対照物であり続けたということだ。我らが生きる工程は植物が破壊される工程であり、我らが吸い入れる気体は植物の腐敗臭である。我らが肺から吐き出すものを植物は吸収し、我らが身体から排出するものを植物の根は吸い上げる……したがって、統制のとれた状態において、人間の汚物を植物の生育地に効果的に迅速に運ぶ方法を考えることが重要である。我が国の健康と富はそれにかかっている。もし、これまで小麦1株しか栽培していなかったところで2株栽培するようになれば、社会に大きな便益がある。我らに不要なものは取り除かれ、我らの吸う空気は浄化され、我らが飲む水もこれまでどおり美味にちがいない。その方法は地域社会に2倍の食料を供給するだけでなく、我らが享受できる健康も2倍にしてくれるだろう。こうしたしくみについては、我らは最近やっと理解するようになったばかりである。我らはこれまで汚物を取り除くことしか考えてこなかった。それを利用するなど思いもしなかったのだ。我らの排泄物が他の生き物の栄養物になることを科学が教えてくれたいま、やっとこれまで無用無価値とみなしていたものを自然界の資源や富とみなせるようになってきた」 Mayhew, p. 160.

(6) 彼はまた、この理論の「水中バージョン」 ウィリアム・ホープという別の夢想家が、排泄物温泉のような下水農場を空想した。「ロンドンの美は、無駄使いされていたエネルギーを季節の終わりごとに補充することで戻るだろう……おそらく農民から農業の講義に耳を傾け、農民の作ったミルクを飲み、健全さを取り戻した風を吸う贅沢を味わうことになるだろう」 Halliday 1999, p. 133.

(7)「町議会、評議会、委員会」 Nuisances Act, September 4, 1848, p. 1.

(8) さらに下水道そのものが詰まるようになり Halliday 1999, pp. 30-34.

(13) ある機械工は自分の　Picard, p. 82.
(14) 飲料水媒介型の病気から逃れた　Standage, p. 201.
(15) ジョン・スノーは生涯コレラの謎を　コレラ菌の発見およびパチーニの略伝については、UCLA のジョン・スノー・アーカイヴ http://www.ph.ucla.edu/EPl/snow/firstdiscoveredcholera.html を参照のこと。
(16) 一八四〇年代半ばには、彼の資料には「ファーは王立医師会と薬剤師協会の首脳陣に働きかけ、全国の医師ならびに薬剤師に、診察した患者全例に死因となった正式病名をつけて地域の戸籍署に報告するよう勧告する文書を発行させた。ファーはそこから統計を集めた。彼はさらに、死者を病気の種類ごとに集計する目的で、地域の戸籍署への届出の際には、死因となった病名を27種類の分類から選ばせるようにした。こうして、赤痢は単なる下痢と区別されるようになった。彼はまた、病気の呼び名が地域によってちがうことに配慮し、同義語や方言も併記した。地域の戸籍吏に必要な免状は戸籍本署長官の名で作成し、船舶の船長にも責任範囲を定めた指示書を送った」　Halliday 2000, p. 223.
(17)「水源の良し悪しの効果を測るには」　Vinten-Johansen et al., p. 160 にある引用文。著者らはこの教育的なコメントをつぎのような言い回しで述べている。「スノーが最初の論文を批判されたときとおなじベーコン派の用語をファーが使ったことは、この時代の医学者の一部にとって仮説演繹法が重要だったことを示している。実験室でなら、疑問となっている要因以外の条件をすべて同一にした2つの標本を使って〈決定的実験〉をおこなうことが可能である。実験の結果はその下に横たわる理論が正しいかどうか明白に伝えてくれるだろう。だが、ロンドンは実験室ではない」
(18) 大量のアルコールを消化するには　Ridley, p. 192.
(19) 前者は泡に、後者は酔いに　Margulis, p. 75.
(20) S & V はぎりぎりまで移設工事を　探偵のように首都の水源を調べるというスノーの〈壮大な実験〉は、ブロード・ストリート大疫病の調査よりも印象的で意義深い。詳しくは、Vinten-Johansen et al., pp. 254-82 を参照のこと。
(21)「この実験……は最大規模で」　Snow, 1855a, p. 75.
(22)「月曜の夜のブロード・ストリートでは」　Observer, September 3, 1854, p. 5.

あらゆる「におい」は病気である

(1)「民衆の守護者たちは」　London *Times*, September 6, 1854, p. 5.
(2) これはチャドウィックの人生における　チャドウィックの生涯についてはFiner を参照のこと。
(3)「あらゆるにおいは病気である」　Halliday 1999, p. 127 にある引用文。
(4) 二十軒に一軒が地下に人糞を　Halliday 1999, p. 133.

(14)「この件で『決定的実験』となるのは」 *London Medical Gazette* 9 (1849), p. 466.

肥大化する怪物都市

(1) 手紙が届くのに六時間もかかろうものなら　ロンドン中心部では、郵便は早いときで1時間で相手に届いた。住人は平日には1日12回の定期的な配達を待っていた。 Picard, p. 68.
(2)「シルヴァー・ストリートと」 *Observer*, September 3, 1854, p. 5.
(3) 一八四二年の調査によれば　Picard, p. 180.
(4)「ジョーは生きている、すなわち」 Dickens 1996, p. 475.
(5)「あらゆる方角に向かう道という道は」 Rosenberg 1987, p. 28にある引用文。
(6)「無限にある硫黄と」 Porter, p. 162にある引用文。
(7)「流入する住民のために家々は」 Porter, p. 164.
(8) アリのコロニーは無計画でありながら　ボトムアップ型組織とアリのコロニーの集団知、都市の集団的発達の関係については、2001年の拙著 *Emergence*(『創発』ソフトバンククリエイティブ、2004年)に詳しい。ワーズワースの引用を拡大するとこうなる。「目覚めよ、汝は平原に立つ巨大なアリ塚／多忙を極める世界！　この身の前に過ぎ行くは／汝は絶え間なく流れる人間と動く物体！／日々出現のたびに胸を打たれる／高められ、あるいは畏敬に昇華された驚きに／見知らぬ者も老いも若きもすばやく踊る／色も光も形さえも……」
(9)「あちこちに水平に延びて」 Porter, p. 186にある引用文。
(10) 一八五四年のロンドン子は砂糖入りの　紅茶(およびその他の飲料)の社会的歴史的影響については、スタンデージ著 *A History of the World in Six Glasses*(『世界を変えた6つの飲み物』インターシフト／合同出版、2007年)を参照のこと。
(11) 水の分子の集まりは　Iberall 1987, pp. 531-33.
(12) 石炭と人力という二つのエネルギー「都市化の拡大を推し進めた主要因が世界市場向けの製品を作っている蒸気動力による工場なら、それに大きく手を貸したのが1830年以降の鉄道輸送システムだ。動力は石炭埋蔵地帯に集中していた。石炭が採れる場所か、石炭を安価な輸送手段で得られる場所では、工場は季節ごとの動力不足による操業停止を起こすことなく一年中安定して製品を生み出すことができた。時間契約と時間給に基づく商業制度の中では、この安定性はきわめて重要であった。石炭と鉄はこうして、まずは運河により、つぎは1830年以降の鉄道によって、多くの関連産業と付属産業を磁石のように引きつけていった。採掘現場と直接つながることが都市化の第一条件だった。ついこのあいだまで、鉄道で運ばれる主要な積み荷は熱と動力用の石炭だったのだ」 Mumford, p. 457.

(6)「残忍なナイフが胸に突き立てられて」「効果的な麻酔が登場するまでは、緊急を要しない外科手術が実施されることはめったになかった。1821年から1846年にかけてのマサチューセッツ総合病院の記録によると、実施された手術件数は333件で、1か月に1～2件しかなかった。外科手術は最後の手段、あるいは一か八かの手段だった。あるボストンの老医は麻酔のない時代に実施した手術を回想し、あれはスペインの異端尋問とおなじだったと述べた。〈あのときの叫びと悲鳴は何年もたったいまも頭にこびりついている……病院の上級外科医ジョン・コリンズ・ウォレンが執刀した手術では、末期舌癌になった若い患者の舌をナイフでさっと切り取り、切断面を焼灼するために熱い鉄を押しつけた。口の中の痛みと熱に半狂乱となった若者は拘束具を瞬間的に振りきって逃げ出したが、追いかけられて結局、焼灼を受けた。彼の下唇は焼けただれた〉」 Sullivan 1996

(7) 彼はペンを取り　スノーの初の伝記を著したRichardsonによると、スノーは「カルノイック、酸、炭素酸化物、シアン、炭化水素酸、二塩化エチレン、アンモニア、窒素、アミロヴィニック・エーテル、パフ・ボール・スモーク、アリル、エチルのシアン化合物、アミルの塩化物、アミレンにより生じる炭水化物」などの物質を研究していた。さらに、「実験により効果がありそうな物質を見つけると、彼はそれを人間に試した。最初の被験者はおそらく彼自身であっただろう」とも記している。 Richardson, p. xxviii.

(8)「四月七日木曜日」 Snow and Ellis, p. 271.

(9)「帰納の統合は、ある分野の」 Wilson, p. 8にある引用文。

(10) 彼の思考は分子から細胞へ　Vinten - Johansen らはこの点についてこう述べている。「スノーはシステム・ネットワーク型の思考をした。彼は線形の因果関係を追いかけることはめったになく、相互作用する網状の因果関係を追いかけた。彼は人体および人間の生活環境を、可変要素が入り組んだ複雑なシステムとみなしており、そのひとつひとつを別々に研究すれば客観的な科学上の問題を解く手がかりになると考えた。ただし、つねに適切な状況で観察すること、および、研究のために分離した可変要素はもとの場所に戻して自然な環境で再検証することの重要性を認識していた」 Vinten-Johansen et al., p. 95.

(11)「この毒は風や土、大気の状態」 "History of the Rise, Progress, Ravages etc. of the Blue Cholera of India," *Lancet*, 1831, pp. 241-84.

(12) 二年後に収束するまでに　ブロード・ストリート以前のコレラ――およびそれらについてのスノーの研究――の詳細についてのほとんどは、スノー著 *On the Mode of Communication of Cholera* の各種の版より引き出した。

(13) カビや瘴気説の可能性といった誤り　J. M. Eyler, "The Changing Assessments of John Snow's and William Farr's Cholera Studies," *Sozial- und Präventivmedizin* 46 (2001), pp. 225-32.

にあるスノーの報告書および、*On the Mode and Communication of Cholera* 改訂版より引き出した。

(2) **その後死ぬまで、彼は基本的に** コレラ調査までのスノーの人生についての詳細は、つぎの4つの資料から引き出した。スノーの死後すぐに発表されたRichardson の "The Life of John Snow"、Shephard の伝記 *John Snow: Anaesthetist to a Queen and Epidemiologist to a Nation* 、Vinten - Johansen らによる *Cholera, Chloroform, and the Science of Medicine* 、UCLA のジョン・スノー・アーカイヴ（http://www.ph.ucla.edu/epi/snow.html）

(3) **それよりさらに上には医学博士** 「ロンドンの教育病院のどこかで臨床経験を積めば、それなりの身分と経歴のある男なら上流階級に名を売ることができる。裕福な患者を相手にする民間病院や療養施設は少なからぬ内科医の心を引きつける。そんな彼らにとって大学の学位——とりわけオックスフォードかケンブリッジの修士号または博士号——は、学界での名声だけでなく社会的な名声のために重要だった。上流階級相手に診療をするつもりなら、紳士であるだけでなく専門技能も身につけた医者だと思われなくてはならない。この種の診療をするには、医学知識だけでなく、ラテン語やギリシャ語の知識も必要なのだ」 Shephard, p. 21.

(4) **初の論文は死体の保存に** 「スノーの砒素ロウソク研究は、彼が医学に科学的手法を取り入れていたことを示す好例である。またこの研究は、のちに麻酔研究やコレラ研究でも応用されることになる実験手法のモデルとなった。彼が職業人生の初期段階で組み立てた実験は、砒素ロウソクが燃やされていた医学校の解剖室内およびその部屋に運びこまれる死体内に循環する物質を追いかけることであった。彼はこの時点ですでに化学分析や動物実験を通じて、のちに伝播様式と呼ぶようになる、特定の毒がどのように体内に入ってどうとどまるのかという謎を追究していた」 Vinten-Johansen et al., p. 73.

(5) **「スノー氏におきましてはその精力を」** 「ランセット誌編集長ワクリーの文章には、この若造は年長者のあら探しをして自分の名を立てようとしているだけだ、というスノーへの軽い蔑みがこめられているのかもしれない。スノーの投稿を、間違った記事をそのまま載せている雑誌への批判と感じた編集長がむっとして反撃したようにも読める。あるいは、人生経験の浅い若者にたいし、年長である編集者が親切にも人生訓を説いているようにも読める。ワクリーの意図が何であれ、彼のコメントはスノーにたいして明らかに不当である。スノーが編集長あてに送った最初の投稿には砒素実験の詳細が書かれており、またランセット誌は、スノーが自分の研究を何本も発表したウェストミンスター医師会の会合についての取材記事も出しているのだ。スノーは立腹したようだ。というのも彼の投稿は、ロンドン・メディカル・ガゼット誌には友好的に受け入れられたからだ」 Vinten-Johansen et al., p. 89.

(14)「私たちはかつてないほどすばらしい」 Picard, p. 215にある引用文。大博覧会のほうがブロード・ストリート大疫病よりもずっと有名ではあるが、この2つのできごとには似かよった象徴性がある。大博覧会は流動性と多様性をともなうグローバル文化の出現であり、ブロード・ストリートは将来性とリスクをともなう大都市文化の出現であった。20世紀は大都市が他の大都市とグローバルにつながる世紀となったわけだが、その点で、大博覧会とブロード・ストリートはそれぞれ別の形でそのことを実現する道を切り開いたのだ。

(15)「世界中の細菌は遺伝子プールに」 Margulis, p. 30.

(16) トマス・ラッタというイギリス人医師は　Shephard, p. 158.

(17)「特許薬メーカーは商標と宣伝」「たとえばドクター・キッドが販売する不老不死の薬は〈あらゆる病気に効く……足の不自由な人がこの治療法を数回試すと松葉杖が不要になり歩けるようになった……リウマチ、神経痛、胃、心臓、肝臓、腎臓、血液、皮膚の病気は魔法のように消える〉と謳っている。こうした宣伝を載せる新聞は何の疑問もいだかないどころか、むしろ広告収入が入ると歓迎し、それが新聞産業を大きく成長させた……筋肉痛に効くとされているセント・ジャコブズ・オイルのメーカーは1881年に50万ドルの宣伝費を使っていた。1895年まで年に100万ドル以上を投じていた広告主もあった」 Standage, p. 234.

(18)「熱とコレラには」 London *Morning Chronicle*, September 7, 1854.

(19)「拝啓。近頃、ヒマシ油の」 London *Morning Chronicle*, August 25, 1854.

(20)「貴紙のコラムに小生が」 London *Times*, August 18, 1854, p. 9.

(21)「拝啓。ドクター・ジョンソンの」 London *Times*, September 21, 1854, p. 7.

(22)「大勢の医者が新聞に」 *Punch*, 27 (September 2, 1854), p. 86.

(23)「危難の八月からようやく」 London *Morning Chronicle*, September 1, 1854, p. 4.

(24) セント・ルークス教会副牧師の　ここで紹介しているヘンリー・ホワイトヘッドの体験と思いはほぼすべてホワイトヘッド自身が著したつぎの4つの重複する文献から引き出した。大疫病収束後すぐに出した最初の小論、*The Cholera in Berwick Street*；コレラ調査委員会に翌年提出した彼の公式報告；1865年に *Macmillan's Magazine* に発表した大疫病の回想録；1898年刊行の H. D. Rawnsley 著の伝記の中にある、ホワイトヘッドが1873年にロンドンを発つ前夜の夕食会で述べた長い挨拶文の原稿。

(25) 一人を除いて全員死んだ　Whitehead 1854, p. 5.

探偵、現る

(1) ところが、ここの界隈に詳しい一人の男が　ブロード・ストリート大疫病についてのジョン・スノーの調査の詳細は、1855年コレラ調査委員会報告書

(2)「リージェント・ストリートを通っているときには」 Rawnsley, p. 32.
(3) 巻き上げ機で屋根裏部屋に運ばれ Picard, p. 2.
(4) そこにはその紳士とやらがやってきたときに Rawnsley, p. 34.
(5) 一日中きつい労役をさせられていた 救貧院は数世紀前からさまざまな形で存在していたが、1834年の救貧法改正により施設の数が急増し、当時の生活困窮者にあたえられる「罰」の度合いも増した。「新法の下で、救貧院の脅しは……体が使い物になる貧困者への抑止力として使われた。これは、救貧院という不快な場所に入ってもかまわないというほど絶望的な人にのみ貧民救済をあたえるという、救貧院入所検査の復活とともに神聖視された原則だった。健常な男が救貧院に入る場合には、彼の家族も全員入らなければならなかった。救貧院の中での生活は……できるかぎり不快になるよう保たれていた。男、女、子ども、虚弱者、健常者は分けて収容され、粥かパンとチーズという最低限の単調な食べ物だけをあたえられた。収容者は全員、粗末なユニホームを着用し、共同部屋で眠った。監視つきの入浴は週に1度。体が使い物になる者は石割りや古いロープの分解などの肉体労働を、高齢者と虚弱者は談話室か病室でただ座ってすごし、面会者と会うことはほとんど許されなかった。両親は……子どもとの面会を週に1度、日曜の午後の1時間ほどだけ許されていた」 http://www.workhouses.org.uk/ を参照のこと。
(6)「騒音と熱気、傲慢さと偏屈とうぬぼれが」 Charles Dickens, *Little Dorrit* (London: Wordsworth, 1996), p. 778.
(7)「激症のコレラが吹き荒れた」 London *Times*, September 12, 1849, p. 2.
(8) 一八四八年から四九年にかけての Koch, p. 42.
(9)「体液が急速に噴出して」 London *Times*, September 13, 1849, p. 6.
(10)「顔の皮膚は縮み、目はくぼみ」 Shephard, p. 158.
(11) 細菌は、ヘビ毒のようなごく一部の特殊な 「口蹄疫やペスト、ワインの腐敗などは微生物が病原であると証明したルイ・パスツールは、最初から微生物を悪者扱いしていた。人間対細菌という文脈は医学を戦場に追いこみ、細菌は破壊すべきバイキンと見られるようになった。細菌はただの生物で、人体にとって必要なものだという認識は最近になって生まれたものだ。健康は微生物を破壊しても保てるものではないと気づいた私たちは、微生物の世界を再評価するようになった」 Margulis, p. 95.
(12) ということはコップ一杯の水の中には コレラ菌の大きさや可視性、複製速度についての情報の大半はハーヴァード大学のジョン・メカラノスへのインタビューにより得た。疾病対策センターのウェブサイト http://www.cdc.gov/ncidod/dbmd/diseaseinfo/cholera_g.htm にて、コレラについての概論にアクセスできる。
(13)「陸上生活に完全に適応した動物は」 Margulis, p. 183.

オテクノロジーは発酵、光合成、酸素呼吸、大気からの窒素ガス除去などの作用を生み出すと同時に、飢餓や汚染、大型生物の誕生以前の生物の絶滅といった世界各地の危機をもたらした」 Margulis, p. 28.

(9) この時代のロンドンを描写した文献で *Punch*, 27 (September 2, 1854), p. 102 にも首都の悪臭を描写した詩がある。

あらゆる街路に口を開けた下水が
あらゆる中庭に不純物の溝が
川は悪臭を放ちながら流れ
あらゆる水辺には悪臭がはりつき
骨茹で屋とボイラー屋と腸抜き屋は
土壌を毒し、空気を汚す
だが、あえてそれを防ごうとする者はいない
人間の富である健康とは、一体何であろうか？

(10) 糞尿に溺れて死んだという　Halliday 1999, p. 119.
(11)「両家の地下室はすべて」 Halliday 1999, p. 40.
(12)「小さな家一軒ほどの高さの人糞の山」 Picard, p. 60.
(13)「ロンドンの件の通りを歩いた」 Mayhew, London *Morning Chronicle*, September 24, 1849.
(14) 訪れた客は万博会場で　Halliday 1999, p. 42.
(15)「貧者の死体は畜生の屍骸と」 Engels, p. 55.
(16)「腐肉に膝までつかり」 Picard, p. 297.
(17)「塀で囲まれた教区墓地は」 Dickens 1996, p. 165.
(18)「野蛮の記録をともなわない」 Benjamin, p. 256.
(19) ロンドンの容赦ない住宅不足　Summers, pp. 15-17.
(20) 彼の兄も道をはさんだ向かいの　Summers, p. 121.
(21)「ロンドンのゴールデン・スクエアが」 Charles Dickens, *Nicholas Nickleby* (London: Penguin, 1999), pp. 162-63.
(22)「その屋根裏部屋は」 Summers, p. 91にある引用文。
(23) トマス・ルイスという警官と　Vinten-Johansen et al., p. 283.
(24) 疫病と政情不安はおなじ周期で　急進的な民主主義者ジェームズ・ケイ - シャトルワースは、コレラを社会問題の表出だと述べている。「狭い小路、雑然とした中庭、過密居住環境では、貧民と悪疫が都市中心部の社会的不満と政治的混乱のまわりに集まる。そして病気の膿は、社会の心臓部に静かに少しずつたまっていく」 Vinten-Johansen et al., p. 170にある引用文。

目はくぼみ、唇は濃い青色に

(1)「世の中、少数意見のほうが」 Rawnsley, p. 4.

原注

下肥屋

(1) そばには「泥ひばり」がひかえている Mayhew, p. 150.

(2) 川から上に目をやると 「集められた犬の糞は革製品屋や皮なめし屋以外に、ヤギ皮からモロッコ革とキッド革を作る工場や、モロッコやキッドのまがい物として売られるローン革とラム革を作る工場でも使われていた。ヤギ皮はかなりの量を輸入していた。こうした革材料は、高品質の靴や手袋、製本用の材料から、それらの廉価版までさまざまな需要があった。犬の糞はハトの糞と同様、仔牛の皮のような薄い材料のなめしの際には、石灰と樹皮の混合剤とともに穴に入れて使う。モロッコとローンを精練する際には、犬の糞は作業員の手で擦りこまれる。これは皮を「きれいに (pure)」するためだ、と皮なめし屋から説明された。犬の糞が pure と呼ばれるのはそれが語源なのだそうである。糞には収れん作用とアルカリ性、そして、職人の言葉を借りれば「研磨効果」があるという。糞を皮または外皮に擦りこみ、乾かしてから糞を取り除くのだが、そのとき水分もいっしょに取り除かれる。水分を完全に取り除くことができないと、品質が落ちる」 Mayhew, p. 143.

(3)「死した者が属する世界とは、いかに？」 Dickens 1997, p. 7.

(4)「骨拾いは七時間から九時間かけて」 Mayhew, p. 139.

(5)「全製造過程でいちばんやりたくない仕事」 Mayhew, p. 143.

(6)「都会の廃棄物を除去することは」 Mayhew, p. 159.「ロンドンの廃棄物の除去はちょっとした仕事ではすまない。やるとすれば、1,750マイルの街路と道路を洗浄し、30万個のごみ箱のごみを集め、（公衆衛生局の報告によれば）同数の汚水溜めを空にし、300万本の煙突を掃除しなければならない」 Mayhew, p. 162.

(7) ローマのコロッセオも Rathje and Murphy, p. 192.

(8) 細菌が一夜にしていなくなってしまったら 「細菌の存在とその進化が果たす役割はひじょうに重要である。そのため地球上の生物の分類は、一般的に考えられている植物と動物という分け方よりも、原核生物（細菌など細胞核をもたない細胞でできている生物）と真核生物（その他の生物）という分け方のほうが現実に即している。地球誕生から20億年間かけて、原核生物は地表と大気を絶え間なく変化させた。原核生物はすべての生物の基本的な化学作用を作り出した。人類にはとても真似のできない偉業である。この太古の高度なバイ

This edition published by arrangement with Riverhead Books, an imprint of Penguin Publishing Group, a division of Penguin RandomHouse LLC through Tuttle-Mori Agency, Inc., Tokyo.

感染地図《かんせんちず》
歴史《れきし》を変《か》えた未知《みち》の病原体《びょうげんたい》

二〇一七年一二月二〇日 初版発行
二〇二〇年 三 月三〇日 2刷発行

著 者 S・ジョンソン
訳 者 矢野真千子《やのまちこ》
発行者 小野寺優
発行所 株式会社河出書房新社
〒一五一−〇〇五一
東京都渋谷区千駄ヶ谷二−三二−二
電話〇三−三四〇四−八六一一（編集）
〇三−三四〇四−一二〇一（営業）
http://www.kawade.co.jp/

ロゴ・表紙デザイン 粟津潔
本文フォーマット 佐々木暁
本文組版 KAWADE DTP WORKS
印刷・製本 凸版印刷株式会社

Printed in Japan ISBN978-4-309-46458-9

人間はどこまで耐えられるのか

フランセス・アッシュクロフト　矢羽野薫〔訳〕　46303-2

死ぬか生きるかの極限状況を科学する！　どのくらい高く登れるか、どのくらい深く潜れるか、暑さと寒さ、速さなど、肉体的な「人間の限界」を著者自身も体を張って果敢に調べ抜いた驚異の生理学。

古代文明と気候大変動　人類の運命を変えた二万年史

ブライアン・フェイガン　東郷えりか〔訳〕　46307-0

人類の歴史は、めまぐるしく変動する気候への適応の歴史である。二万年におよぶ世界各地の古代文明はどのように生まれ、どのように滅びたのか。気候学の最新成果を駆使して描く、壮大な文明の興亡史。

歴史を変えた気候大変動

ブライアン・フェイガン　東郷えりか／桃井緑美子〔訳〕　46316-2

歴史を揺り動かした五百年前の気候大変動とは何だったのか？　人口大移動や農業革命、産業革命と深く結びついた「小さな氷河期」を、民衆はどのように生き延びたのか？　気候学と歴史学の双方から迫る！

ヴァギナ　女性器の文化史

キャサリン・ブラックリッジ　藤田真利子〔訳〕　46351-3

男であれ女であれ、生まれてきたその場所をもっとよく知るための、必読書！　イギリスの女性研究者が幅広い文献・資料をもとに描き出した革命的な一冊。図版多数収録。

精子戦争　性行動の謎を解く

ロビン・ベイカー　秋川百合〔訳〕　46328-5

精子と卵子、受精についての詳細な調査によって得られた著者の革命的な理論は、全世界の生物学者を驚かせた。日常の性行動を解釈し直し、性に対する常識をまったく新しい観点から捉えた衝撃作！

FBI捜査官が教える「しぐさ」の心理学

ジョー・ナヴァロ／マーヴィン・カーリンズ　西田美緒子〔訳〕　46380-3

体の中で一番正直なのは、顔ではなく脚と足だった！　「人間ウソ発見器」の異名をとる元敏腕FBI捜査官が、人々が見落としている感情や考えを表すしぐさの意味とそのメカニズムを徹底的に解き明かす。

生物学個人授業

岡田節人／南伸坊　41308-2

「体細胞と生殖細胞の違いは？」「DNAって？」「プラナリアの寿命は千年？」……生物学の大家・岡田先生と生徒のシンボーさんが、奔放かつ自由に謎に迫る。なにかと話題の生物学は、やっぱりスリリング！

解剖学個人授業

養老孟司／南伸坊　41314-3

「目玉にも筋肉がある？」「大腸と小腸、実は同じ!!」「脳にとって冗談とは？」「人はなぜ解剖するの？」……人体の不思議に始まり解剖学の基礎、最先端までをオモシロわかりやすく学べる名・講義録！

宇宙と人間　七つのなぞ

湯川秀樹　41280-1

宇宙、生命、物質、人間の心などに関する「なぞ」は古来、人々を惹きつけてやまない。本書は日本初のノーベル賞物理学者である著者が、人類の壮大なテーマを平易に語る。科学への真摯な情熱が伝わる名著。

科学を生きる

湯川秀樹　池内了〔編〕　41372-3

“物理学界の詩人”とうたわれ、平易な言葉で自然の姿から現代物理学の物質観までを詩情豊かに綴った湯川秀樹。「詩と科学」「思考とイメージ」など文人の素質にあふれた魅力を堪能できる28篇を収録。

科学以前の心

中谷宇吉郎　福岡伸一〔編〕　41212-2

雪の科学者にして名随筆家・中谷宇吉郎のエッセイを生物学者・福岡伸一氏が集成。雪に日食、温泉と料理、映画や古寺名刹、原子力やコンピュータ。精密な知性とみずみずしい感性が織りなす珠玉の二十五篇。

スパイスの科学

武政三男　41357-0

スパイスの第一人者が贈る、魅惑の味の世界。ホワイトシチューやケーキに、隠し味で少量のナツメグを……いつもの料理が大変身。プロの技を、実例たっぷりに調理科学の視点でまとめたスパイス本の決定版！

レクィエムの歴史

井上太郎　41211-5

死者のためのミサ曲として生まれ、時代の死生観を鏡のように映しながら、魂の救済を祈り続けてきた音楽、レクィエム。中世ヨーロッパから現代日本まで、千年を超えるその歴史を初めて網羅した画期的名著。

ハプスブルク帝国

加藤雅彦　40813-2

アルプスの小城主から興り、日没なき世界帝国を築いて二十世紀初頭に至るまで、およそ六百年間も続いたヨーロッパ史最大の王朝。その独特な多民族国家の盛衰に富んだ全史を多数の図版とともに描く決定版。

インドカレー伝

リジー・コリンガム　東郷えりか〔訳〕　46419-0

ヴァスコ・ダ・ガマによるインド航路の開拓と欧米列強の進出、ムガル帝国の初代皇帝バーブルによる侵略という二つの事件が、インドの食文化に大きな影響を及ぼした！　カレーの起源をめぐる壮大な旅！

英国王妃物語

森護　47274-4

歴代英国王の妃の生涯を紹介しながら、王や愛人たちとの人間模様、政治や歴史との関わりなど、多彩なエピソードを織りまぜ“王妃たちの英国史”の知られざる面白さを紹介する。

古代ローマ人の24時間　よみがえる帝都ローマの民衆生活

アルベルト・アンジェラ　関口英子〔訳〕　46371-1

映画「テルマエ・ロマエ」の人物たちも過ごしたはずのリアルな日常――。二千年前にタイムスリップ！　臨場感たっぷりに再現された古代ローマの驚きの〈一日〉を体験できるベストセラー本。

中世幻想世界への招待

池上俊一　41172-9

奇想天外、荒唐無稽な伝説や物語に満ちた中世ヨーロッパの世界。なぜ当時の人々は、これらの文学に熱狂したのか。狼男、妖精、聖人伝説など……その豊穣なイメージの世界への扉を開く。

ユダヤ人の歴史

レイモンド・P・シェインドリン　入江規夫〔訳〕　46376-6

ユダヤ人の、世界中にまたがって繰り広げられてきた広範な歴史を、簡潔に理解するための入門書。各時代の有力なユダヤ人社会を体系的に見通し、その変容を追う。多数の図版と年譜、索引、コラム付き。

アフリカの白い呪術師

ライアル・ワトソン　村田惠子〔訳〕　46165-6

十六歳でアフリカの奥地へと移り住んだイギリス人ボーシャは、白人ながら霊媒・占い師の修行を受け、神秘に満ちた伝統に迎え入れられた。人類の進化を一人で再現した男の驚異の実話！

見えない都市

イタロ・カルヴィーノ　米川良夫〔訳〕　46229-5

現代イタリア文学を代表し世界的に注目され続けている著者の名作。マルコ・ポーロがフビライ汗の寵臣となって、様々な空想都市（巨大都市、無形都市など）の奇妙で不思議な報告を描く幻想小説の極致。

柔かい月

イタロ・カルヴィーノ　脇功〔訳〕　46232-5

変幻自在な語り部 Qfwfg 氏が、あるときは地球の起源の目撃者、あるときは生物の進化過程の生殖細胞となって、宇宙史と生命史の奇想天外な物語を繰り広げる。幻想と科学的認識が高密度で結晶した傑作。

なぜ古典を読むのか

イタロ・カルヴィーノ　須賀敦子〔訳〕　46372-8

卓越した文学案内人カルヴィーノによる最高の世界文学ガイド。ホメロス、スタンダール、ディケンズ、トルストイ、ヘミングウェイ、ボルヘス等の古典的名作を斬新な切り口で紹介。須賀敦子の名訳で。

マンハッタン少年日記

ジム・キャロル　梅沢葉子〔訳〕　46279-0

伝説の詩人でロックンローラーのジム・キャロルが十三歳から書き始めた日記をまとめた作品。一九六〇年代ＮＹで一人の少年が出会った様々な体験をみずみずしい筆致で綴り、ケルアックやバロウズにも衝撃を与えた。

チリの地震 クライスト短篇集

H・V・クライスト　種村季弘〔訳〕　46358-2

十七世紀、チリの大地震が引き裂かれたまま死にゆこうとしていた若い男女の運命を変えた。息をつかせぬ衝撃的な名作集。カフカが愛しドゥルーズが影響をうけた夭折の作家、復活。佐々木中氏、推薦。

解剖医ジョン・ハンターの数奇な生涯

ウェンディ・ムーア　矢野真千子〔訳〕　46389-6

『ドリトル先生』や『ジキル博士とハイド氏』のモデルにして近代外科医学の父ハンターは、群を抜いた奇人であった。遺体の盗掘や売買、膨大な標本……その波瀾の生涯を描く傑作！　山形浩生解説。

信仰が人を殺すとき 上

ジョン・クラカワー　佐宗鈴夫〔訳〕　46396-4

「背筋が凍るほどすさまじい傑作」と言われたノンフィクション傑作を文庫化！　一九八四年ユタ州で起きた母子惨殺事件の背景に潜む宗教の闇。「彼らを殺せ」と神が命じた――信仰、そして人間とはなにか？

信仰が人を殺すとき 下

ジョン・クラカワー　佐宗鈴夫〔訳〕　46397-1

「神」の御名のもと、弟の妻とその幼い娘を殺した熱心な信徒、ラファティ兄弟。その背景のモルモン教原理主義をとおし、人間の普遍的感情である信仰の問題をドラマチックに描く傑作。

類推の山

ルネ・ドーマル　巖谷國士〔訳〕　46156-4

これまで知られたどの山よりもはるかに高く、光の過剰ゆえに不可視のまま世界の中心にそびえている時空の原点――類推の山。真の精神の旅を、新しい希望とともに描き出したシュルレアリスム小説の傑作。

なしくずしの死 上・下

L-F・セリーヌ　高坂和彦〔訳〕　46219-6 46220-2

反抗と罵りと怒りを爆発させ、人生のあらゆる問いに対して〈ノン！〉を浴びせる、狂憤に満ちた「悪魔の書」。その恐るべきアナーキーな破壊的文体で、二十世紀の最も重要な衝撃作のひとつとなった。

ブレストの乱暴者

ジャン・ジュネ　澁澤龍彥〔訳〕　46224-0

霧が立ちこめる港町ブレストを舞台に、言葉の魔術師ジャン・ジュネが描く、愛と裏切りの物語。“分身・殺人・同性愛”をテーマに、サルトルやデリダを驚愕させた現代文学の極北が、澁澤龍彥の名訳で今、甦る!!

花のノートルダム

ジャン・ジュネ　鈴木創士〔訳〕　46313-1

神話的な殺人者・花のノートルダムをはじめ汚辱に塗れた「ごろつき」たちの生と死を燦然たる文体によって奇蹟に変えた希代の名作にして作家ジュネの獄中からのデビュー作が全く新しい訳文によって甦る。

帰ってきたヒトラー　上

ティムール・ヴェルメシュ　森内薫〔訳〕　46422-0

2015年にドイツで封切られ240万人を動員した本書の映画がついに日本公開！　本国で250万部を売り上げ、42言語に翻訳されたベストセラーの文庫化。現代に甦ったヒトラーが巻き起こす喜劇とは？

帰ってきたヒトラー　下

ティムール・ヴェルメシュ　森内薫〔訳〕　46423-7

ヒトラーが突如、現代に甦った！　抱腹絶倒、危険な笑いで賛否両論を巻き起こした問題作。本書原作の映画がついに日本公開！　本国で250万部を売り上げ、42言語に翻訳されたベストセラーの文庫化。

死都ゴモラ　世界の裏側を支配する暗黒帝国

ロベルト・サヴィアーノ　大久保昭男〔訳〕　46363-6

凶悪な国際新興マフィアの戦慄的な実態を初めて暴き、強烈な文体で告発するノンフィクション小説！　イタリアで百万部超の大ベストセラー！佐藤優氏推薦。映画「ゴモラ」の原作。

服従の心理

スタンレー・ミルグラム　山形浩生〔訳〕　46369-8

権威が命令すれば、人は殺人さえ行うのか？　人間の隠された本性を科学的に実証し、世界を震撼させた通称〈アイヒマン実験〉——その衝撃の実験報告。心理学史上に輝く名著の新訳決定版。

日本語のかたち

外山滋比古 41209-2

「思考の整理学」の著者による、ことばの姿形から考察する、数々の慧眼が光る出色の日本語論。スタイルの思想などから「形式」を復権する、日本人が失ったものを求めて。

異体字の世界 旧字・俗字・略字の漢字百科〈最新版〉

小池和夫 41244-3

常用漢字の変遷、人名用漢字の混乱、ケータイからスマホへ進化し続ける漢字の現在を、異形の文字から解き明かした増補改訂新版。あまりにも不思議な、驚きのアナザーワールドへようこそ！

日本の伝統美を訪ねて

白洲正子 40968-9

工芸、日本人のこころ、十一面観音、着物、骨董、髪、西行と芭蕉、弱法師、能、日本人の美意識、言葉の命……をめぐる名手たちとの対話。さまざまな日本の美しさを探る。

山に生きる人びと

宮本常一 41115-6

サンカやマタギや木地師など、かつて山に暮らした漂泊民の実態を探訪・調査した、宮本常一の代表作初文庫化。もう一つの「忘れられた日本人」とも。没後三十年記念。

民俗のふるさと

宮本常一 41138-5

日本人の魂を形成した、村と町。それらの関係、成り立ちと変貌を、ていねいなフィールド調査から克明に描く。失われた故郷を求めて結実する、宮本民俗学の最高傑作。

生きていく民俗 生業の推移

宮本常一 41163-7

人間と職業との関わりは、現代に到るまでどういうふうに移り変わってきたか。人が働き、暮らし、生きていく姿を徹底したフィールド調査の中で追った、民俗学決定版。

著訳者名の後の数字はISBNコードです。頭に「978-4-309」を付け、お近くの書店にてご注文下さい。